YIYUAN
ZONGHE GUANLIXUE

主 编 李振明 王守岗 赵兴锋 熊 威 周 丽 杨 琼

医院综合管理学

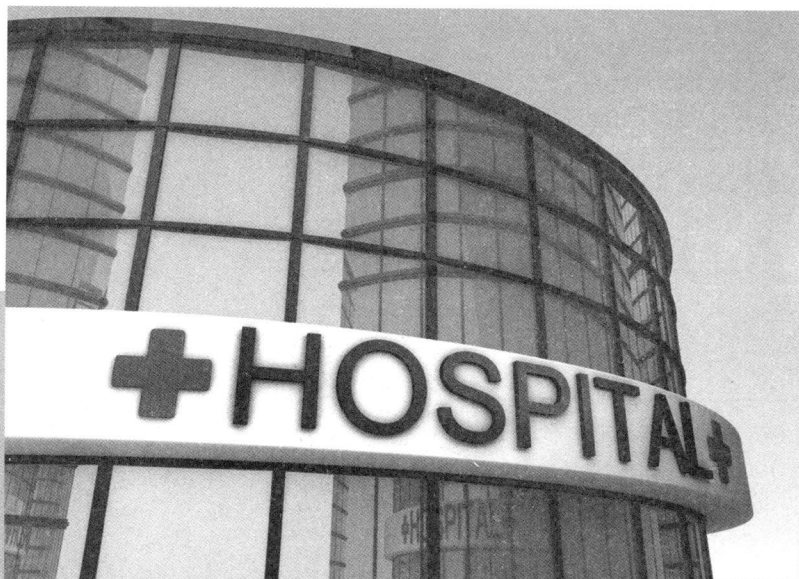

黑龙江科学技术出版社

U0733819

图书在版编目（CIP）数据

医院综合管理学 / 李振明等主编. -- 哈尔滨：黑
龙江科学技术出版社, 2018.2
ISBN 978-7-5388-9642-8

Ⅰ. ①医… Ⅱ. ①李… Ⅲ. ①医院—管理学 Ⅳ.
①R197.32

中国版本图书馆CIP数据核字(2018)第062213号

医院综合管理学
YIYUAN ZONGHE GUANLIXUE

主　　编	李振明　王守岗　赵兴锋　熊　威　周　丽　杨　琼	
副 主 编	孙祖莹　胡光云　刘　萍　王　锐	
	杨　婷　陈　帅　田　鑫　刘晓艳	
责任编辑	李欣育	
装帧设计	雅卓图书	
出　　版	黑龙江科学技术出版社	
	地址：哈尔滨市南岗区公安街70-2号　邮编：150001	
	电话：（0451）53642106　传真：（0451）53642143	
	网址：www.lkcbs.cn www.lkpub.cn	
发　　行	全国新华书店	
印　　刷	济南大地图文快印有限公司	
开　　本	880 mm × 1 230 mm　　1/16	
印　　张	13	
字　　数	406 千字	
版　　次	2018年2月第1版	
印　　次	2018年2月第1次印刷	
书　　号	ISBN 978-7-5388-9642-8	
定　　价	88.00元	

前　言

随着社会经济的发展，中国医疗卫生事业体制改革的逐步深入，医疗产业迎来了历史性的发展机遇，成为了中国最具发展潜力的行业之一，具有巨大的发展空间。目前中国传统医疗机构的竞争日趋激烈，民营医院和医疗服务机构逐渐进入市场，消费者最终就会像对待其他行业一样对医疗产业提出高水平和多样化的服务要求。因此，对于医疗机构，管理人员的职责愈发凸显其重要性。随着医院管理要求的提高，必须改变医院管理队伍的现状，管理人员应逐步走向职业化、专业化。为进一步提升医院管理水平，让医疗机构管理人士能够得到系统及专业的训练，本书作者针对国内医疗机构的实际情况和特定环境，编写了本书。

本书编写的宗旨是系统介绍近年来我国医院管理实践中应用广泛或正在逐步引入的医院管理理论与方法，内容涉及了医院管理学相关的基础内容、医院科教管理、临床科室管理、医院感染管理、公共卫生管理、病案管理等内容。本书编写力求理论与实践的结合，以满足我国卫生管理专业的学员、医院管理者、卫生行政管理者和医院管理教学与研究者的学习和运用需求。

虽然众编委已反复校对、多次审核，但书中难免有疏漏之处，殷切希望使用本书的广大提出宝贵意见，以便再版时进一步完善。

编　者
2018 年 2 月

目　录

第一章

管理学与医院管理学

第一节　管理学概述

管理是人类社会活动的重要组成部分之一，是一切有组织的社会劳动必不可少的活动过程。解决有限资源与相互竞争的多种目标之间的矛盾是管理的基本任务。如何将有限的资源在相互竞争的多种目标之间合理分配，如何有效组织、控制和协调资源，如何领导和激励生产实践活动中最重要的人力资源，这些都是管理者面对的重要问题。

一、管理的概念

从字面上讲，管理就是管辖和处理的意思。管理作为一个科学概念，到目前为止还没有一个统一的为大多数人所接受的定义。国内外专家学者由于研究管理时的出发点不同，他们对管理所下的定义也就不同，但都从某个侧面反映了管理的不同内涵。强调工作任务的人认为，管理是由一个或多个人来协调其他人的活动，以便收到个人单独活动所不能收到的效果。强调管理者个人领导艺术的人认为，管理就是领导，基于组织中的一切有目的的活动都是在不同层次的领导者的领导下进行的，组织活动是否有效，取决于这些领导者个人领导活动的有效性。强调决策作用的人认为，管理就是决策。

还有许多专家学者对管理下了很多定义，如哈罗德·孔茨在其《管理学》一书中指出，管理就是设计和保持一种良好环境，使人在群体里高效率地完成既定目标；斯蒂芬·P·罗宾斯认为，管理是指同别人一起，或通过别人使活动完成得更有效的过程；丹尼尔·A·雷恩认为，管理是指管理者为有效地达到组织目标，对组织资源和组织活动有意识、有组织、不断地进行的协调活动。

管理要解决的本质问题是有限资源与组织目标之间的矛盾。管理通常是指在特定环境下，通过计划、组织、控制、激励和领导等活动，协调人力、物力、财力和信息等资源，以期更好地实现组织目标的过程。这包含以下四层含义：管理采取的措施是计划、组织、控制、激励和领导这五项基本活动，又称为管理的五大基本职能；通过五项基本活动，对人、财、物、信息、时间等组织资源进行有效的协调与整合；管理作为一种有目的的活动，必须为有效实现组织目标服务，以使整个组织活动更加富有成效，这也是管理活动的根本目的；管理活动是在一定的环境中进行的，环境既给管理创造了一定的条件和机会，同时也对管理形成一定的约束和威胁，有效的管理必须充分考虑组织内外的特定条件。

管理具有必然性。管理是共同劳动的产物，在社会化大生产条件下得到强化和发展，广泛适用于社会的一切领域，已成为现代社会极为重要的社会功能。随着生产力的发展和人类社会的进步，资源与目标之间的矛盾越来越复杂，管理的重要性也更加突出，管理越来越成为经济社会发展的关键因素。当今世界，各国经济社会发展水平的高低很大程度上取决于其管理水平的高低。

管理具有两重性。一种是与生产力相联系的管理的自然属性，另一种是与生产关系相联系的管理的社会属性。管理的自然属性是指通过组织生产力、协作劳动，使生产过程联系为一个统一整体所必需的活动，并取决于生产力发展水平和劳动社会化程度。同时管理又是管理者维护和巩固生产关系，实现特定生产或业务活动目的的一种职能，这是管理的社会属性，取决于社会关系的性质和社会制度。

管理具有不确定性。影响管理效果的因素往往很多，而许多因素是无法完全预知的。其中最难以精确把握的就是人的因素，包括人的思想、个性和人际关系等，都是管理的主要对象，但同时又都是不确定和模糊的。所以类似这种无法预知的因素造成管理结果的不确定性。

管理具有系统性。组织作为一个整体是由各要素的有机结合而构成的。在进行管理时，经常需要考虑各要素之间的关系，以及单个要素变化对其他要素和整个组织的影响，以全局和联系的方式来思考和解决问题。

管理既是科学又是艺术。管理是一门科学，它具有科学的特点，即客观性、实践性、理论系统性、真理性和发展性，管理的科学性在于其强调客观规律，研究对象和管理规律均客观存在。管理也是一门艺术，能够像艺术一样，熟练地运用知识并且通过巧妙的技能来达到某种效果，具有实践、创新、原则性和灵活性等特点，符合艺术的特点。

二、管理学理论

管理的观念与实践已经存在了数千年，但管理形成一门学科才有一百多年的历史，以 19 世纪末 20 世纪初泰勒的科学管理理论的产生为标志，可简单划分为古典管理理论、中期管理理论和现代管理理论等阶段。

（一）古典管理理论

自从有了人类历史就有了管理，管理思想是随着生产力的发展而发展起来的。在古典管理理论出现之前，管理者完全凭自己的经验进行管理，没有管理规范与系统制度，被称为经验管理或传统管理。在 19 世纪末至 20 世纪初，随着生产力的发展，管理理论开始创立与发展，以泰勒的科学管理和法约尔一般管理为代表。

科学管理理论。其创始人泰勒 1856 年出生在美国费城一个富裕家庭，主要代表著作有 1895 年的《计件工资制》、1903 年的《车间管理》和 1911 年的《科学管理原理》。《科学管理原理》奠定了科学管理理论的基础，标志着科学管理思想的正式形成，泰勒也因此被西方管理学界称为"科学管理之父"。泰勒的主要思想和贡献是：管理的中心问题是提高劳动生产率，工时研究与劳动方法的标准化，科学的挑选与培训工人，实行差别计件工资制，管理职能与作业职能分离，强调科学管理的核心是"一场彻底的心理革命"。

一般管理理论。在以泰勒为代表的一些人在美国倡导科学管理的时候，欧洲也出现了一些古典的管理理论及其代表人物，其中影响最大的要属法约尔及其一般管理理论。法约尔将企业的全部活动概括为六种：技术性工作、商业性工作、财务性工作、会计性工作、安全性工作、管理性工作。法约尔在 1916 年出版了《工业管理与一般管理》一书，提出了一般管理理论。法约尔的主要管理思想与贡献是：对企业经营活动的概括，最早提出管理的职能，系统地总结管理的一般原则，对等级制度与沟通的研究，重视管理者的素质与训练。

（二）中期管理理论

人际关系理论。尽管泰勒的科学管理理论与法约尔的一般管理理论在 20 世纪初对提高企业的劳动生产率产生了很大作用，但是仅通过此种理论和方法解决提高生产率的问题是有难度的。一个以专门研究人的因素来达到调动人的积极性的学派——人际关系学派应运而生，为以后的行为科学学派奠定了基础，也是由科学管理过渡到现代管理的跳板。该学派的代表人物是美国哈佛大学的心理学教授梅奥，代表作为《工业文明的人类问题》。人际关系理论是从著名的霍桑试验开始的，试验结果表明，生产率提高的原因不在于工作条件的变化，而在于人的因素；生产不仅受物理、生理因素的影响，更受社会环境、社会心理因素的影响。梅奥认为企业中的人首先是"社会人"，即人是社会动物，而不是早期科学管理理论所描述的"经济人"；生产效率主要取决于职工的工作态度和人们的相互关系；重视"非正式组织"的存在与作用。

系统组织理论。其创始人巴纳德 1886 年出生，1906 年进入哈佛大学经济系学习，是对中期管理思想有卓越贡献的学者之一，是社会系统学派的创始人。该理论认为，社会的各个组织都是一个合作的系统，都是社会这个大协作系统的某个部分或方面；组织不论大小，其存在和发展都必须具备三个条件：即明确的目标、协作的意愿和良好的沟通；同时必须符合组织效力和组织效率这两个基本原则，所谓组织效力是指组织实现其、目标的能力或实现目标的程度，所谓组织效率是指组织在实现其目标的过程中满足其成员个人目标的能力或程度。

（三）现代管理理论

现代管理理论产生与发展的时期为20世纪40年代末到70年代，这是管理思想最活跃、管理理论发展最快的时期，也是管理理论步入成熟的时期。第二次世界大战以后，世界政治趋于稳定，生产社会化程度的日益提高，现代科学技术日新月异的发展，人们对管理理论普遍重视，出现许多新的管理理论和学说，并形成众多学派，称为"管理理论丛林"，其代表性学派如下：

管理过程学派。以亨利、厄威克、古利克、孔茨、奥唐奈等为代表，该学派认为，无论是什么性质的组织，管理人员的职能是共同的。法约尔认为管理有五种职能，包括计划、组织、人员配备、指挥和控制，它们构成一个完整的管理过程。管理职能具有普遍性，即各级管理人员都执行着管理职能，但侧重点不同。

行为科学学派。是在人际关系理论的基础上发展起来的，代表人物和代表作有：马斯洛及《激励与个人》，赫兹伯格及《工作的推动力》，麦格雷戈及《企业的人性方面》。该学派认为管理是经由他人达到组织目标，管理中最重要的因素是对人的管理，所以要研究如何调动人的积极性，并创造一种能使下级充分发挥力量的工作环境，在此基础上指导他们的工作。

决策理论学派。从社会系统学派发展而来，主要代表人物是曾获诺贝尔经济学奖的赫伯特·西蒙，其代表作为《管理决策新科学》。该学派认为，管理就是决策。管理活动全部过程都是决策的过程，管理是以决策为特征的；决策是管理人员的主要任务，管理人员应该集中研究决策问题。

除上述代表性学派外，现代管理科学理论还包括伯法的数理学派、伍德沃德的权变理论学派、德鲁克和戴尔的经验主义学派、卡斯特和卢森特的系统管理学派等。20世纪80年代后，随着社会经济的迅速发展，特别是信息技术的发展与知识经济的出现，世界形势发生了极为深刻的变化。面对信息化、全球化、经济一体化等新的形势，管理出现了一些全新的发展，这些理论代表了管理理论的新趋势，包括有企业文化、战略管理思想、企业流程再造、学习型组织和虚拟企业等。同时，现代管理也出现了战略化、信息化、人性化和弹性化等趋势。

（李振明）

第二节　医院管理学概述

一、医院管理及医院管理学的概念

（一）医院管理的概念

医院管理是指根据医院的环境和特点，运用现代管理理论和方法，通过计划、组织、控制、激励和领导等活动，使医院的人力、物力、财力、信息、时间等资源得到有效配置，以期更好地实现医院整体目标的过程。医院管理活动的目的是要在有限的医疗卫生资源条件下，以充分实现医院的最佳社会效益和经济效益，发挥医院的整体效能并创造出最大的健康效益。医院管理的主要任务是认真贯彻执行国家的卫生方针政策，增进医院发展活力，充分调动医院及医务人员的积极性，不断提高医院服务质量和效率，更好地为人民健康服务，为构建社会主义和谐社会服务。

（二）医院管理学的概念

医院管理学是运用现代管理科学的理论和方法，研究并阐明医院管理活动的规律及其影响因素的应用学科。医院管理学是管理学的一个分支和理论性、实践性、综合性较强的学科，既与医学科学相联系，又与其他社会科学及自然科学紧密相连，是医学和社会科学的交叉学科。医院管理学与管理学、组织行为学、社会学、公共政策学、经济学、卫生事业管理学、卫生经济学、卫生法学、卫生统计学、流行病学等许多学科有着十分密切的关系。

二、医院管理研究的主要任务与研究对象

（一）医院管理研究的主要任务

医院管理研究的目的是发现医院管理活动的客观规律，完善和发展医院管理科学理论，指导医院管理活动实践。医院管理研究的主要任务是研究医院系统的管理现象和运行规律，医院系统在社会系统中的地位、功能和制约条件，医院管理体制，监督、补偿、治理和运行等机制，医院内部组织领导、经营管理、质量控制和资金、人力、物流、信息等要素的组织协调等。

医院管理研究是卫生政策与管理研究的重要领域，是研究医院管理现象及其发展规律的科学，综合运用政策学、经济学、管理学的原理和方法，研究影响医院发展的宏观管理体制、运行机制和提高医院内部管理水平、运营效率的理论和方法，其目的是要促进医院实现组织目标、提高医院工作效率和效果。

（二）医院管理学的研究对象

医院管理学的研究对象主要是医院涉及的要素、医院系统及各子系统的管理现象和规律，系统之间的关系、定位、作用和制约机制，医院运行的过程以及影响其运行的内外环境，同时也要研究医院系统在社会大系统中的地位、作用和制约条件。

三、医院管理学的研究内容和学科体系

（一）医院管理学的研究内容

医院管理学的研究内容主要包括，医院管理的基本理论和方法，与医院管理紧密相关的卫生发展战略与卫生政策、卫生服务体系、卫生资源及筹资体系等卫生管理内容，医院人力资源管理、质量管理、信息管理、财务管理、经营管理、后勤保障管理、绩效管理等内部运行管理内容。也有将医院管理研究分为理论研究、宏观政策研究、服务体系研究、微观运行管理研究等内容。理论研究包括医院管理思想、管理原则、医院管理研究方法论、研究对象、学科体系、医院管理职能等。宏观政策研究包括运用系统论思想，研究医院在卫生体系中的地位、作用及运行规律，管理体制、运行机制、监管机制，以探索医院整体发展思路和战略目标等宏观战略研究；法律法规、政策、税收、支付等政策环境，群众卫生服务需要、需求等社会环境，经济环境，竞争环境等环境研究。服务体系研究包括医疗服务体系、区域医疗规划及资源配置、城乡医疗服务网、医院分级管理等。微观运行管理研究主要包括，运用管理学基本理论，研究医院管理的各个环节，领导、计划、决策、控制、效率（人员、设备的利用）、医院业务流程管理等；组织人事管理、经营管理、质量管理、财务管理、信息管理、后勤管理等。

（二）医院管理学的学科体系

医院管理学的研究内容非常广泛，有必要对其学科体系进行划分，明确该学科的研究对象、研究范畴及其之间的有机联系，促进医院管理学的学科建设和发展。关于医院管理学的学科体系目前国内外还没有形成完全一致的看法，有以医院科室和部门设置为基础进行分类的，如医疗科室管理、医技科室管理、护理管理、病案管理等；也有划分为业务管理、行政管理、经济管理等；这些分类方法概念不够清晰，难以形成理论体系。为了突出医院管理的理论性、整体性、层次性、实践性及实用性等特点，多数医院管理研究者将其分为综合理论和应用管理两大部分。

1. 综合理论部分　综合理论部分也称为医院管理学总论，主要研究医院管理的基本原理与医院概论等基本理论问题，包括医院管理学的概念、研究对象、学科体系与发展，医院管理职能和方法、医院管理的政策等。

医院概论主要从社会角度来研究医院这个特定系统的一般规律，主要包括医院的发展历史、定义和

类型、性质、地位、工作特点、任务和功能、医院管理的方针政策、医院发展趋势、医疗法规等。

此外，还要研究医院体系的管理，包括医院管理体制、治理机制、补偿机制、运行机制和监管机制，医院服务体系的布局与发展规划、医院资源的筹集与使用（如医疗保障制度、医院支付方式改革等）、城乡医疗服务网建设和医院之间协作等。

2. 应用管理部分 应用管理部分也可以称为医院管理学各论，主要研究医院管理这个系统中既相互联系又有区别的各个要素及其之间的关系等。这些要素管理主要有组织及人力资源管理、质量管理（医疗管理、技术管理、质量改进、安全管理）、信息管理、财务与经营管理（即经济管理）、科教管理、后勤管理（包括物资设备、后勤保障）等。由这些要素形成各个专业的管理，有些专业管理又可以分为若干子系统。

（1）组织管理：为了实现医院目标，将医院的人员群体按照一定的功能分工划分成相应的组织机构并有机结合，使其按一定的方式与规则进行活动的集合体。医院组织机构设置是医院进行各项活动的基本条件，医院组织管理也是整个医院管理的基础。

（2）人力资源管理：人力资源是任何组织中的第一资源，在医院中则更为重要。医院人力资源管理包括人员的录用、培养、使用等相关的体制和激励约束机制、人员的编配、职权的划分、医德医风建设等。

（3）质量管理：对医院活动全过程进行组织、计划、协调和控制，从而提高技术水平、医疗质量和技术经济效果，包括医疗服务的及时性、有效性、安全性，患者的满意度，医疗工作效率，医疗技术经济效果等内容，可以具体划分为医疗管理、技术管理、质量改进和安全管理。

（4）信息管理：信息处理、信息系统的建立和情报资料的管理，例如医院统计、病案管理、资料管理等。它作为一项专业管理，贯穿在各项专业及其相互联系中。

（5）财务管理：进行经济核算和成本核算，降低医疗成本，避免浪费。管好用好资金，合理地组织收入和支出，以较少的财力和物力发挥较大的医疗技术经济效果，保证医疗业务的开展以及发展业务的需要。

（6）经营管理：从医院经济实体性的角度，将医院经济活动与医疗服务活动相结合，社会效益与经济效益相统一基础上的经济管理过程。医院经营主业是医疗业务，同时有科研、教学、预防保健服务、医药器材物品生产与加工，以及其他生产经营活动。

（7）科教管理：将现代管理学原理、方法应用于医院的科技活动以及教学中，调动临床科技人员和医院有关部门的积极性，实现在科技活动中各要素的最佳组合并发挥最大效能。内容包括医院科研规划及实施管理、科研制度管理、科研人才管理、科研经费管理、临床医学、教育管理、住院医师规范化培训、继续医学教育管理等。

（8）后勤管理：围绕医院的中心任务，对医院的能源供给、环境卫生、保养维修、车辆调度、生活服务、药品器材、医疗设备等进行计划、组织、协调和控制，以保障医院工作的顺利进行，可以划分为总务保障管理、物资管理和设备管理。

医院管理系统各部分可以有各自的目标，但医院作为一个整体系统则有一个总的目标，医院各个子系统的运行和各项专业的管理都必须围绕医院总体目标的实现而进行。医院各项专业管理各有特点，但又密切联系，在实际管理工作中相互交叉、难以分割。不同历史时期，医院管理学研究的内容也各有侧重。在新的形势下，"以人为本"的服务观与"以患者为中心"的医疗观已成为医院管理研究的主旋律。如何完善医疗服务体系，改革医院管理体制和治理、运行、补偿和监管机制，转变医院发展模式，加强医院内部管理，减轻患者负担等已经成为当前医院管理研究的重要内容。而关于医院质量管理、医院经营管理、医学科技与教育、职业道德建设、医院管理理论等的研究，则是医院管理学研究的长久课题。

四、医院管理学的研究方法

目前我国医院管理正处于从经验管理向科学管理的转变之中，医院管理实践中产生许多新的问题，迫切需要从医院管理学学科发展的角度进一步研究，这就必然需要了解医院管理学的一般研究方法，属于方法论中一般科学方法论和具体科学方法论的范畴。医院管理学是一门交叉学科，其研究方法多为借鉴管理学、社会学、经济学和医学等学科的理论和方法，结合医院管理的特点和规律，研究解决医院管理中的问题。主要方法可以分为定性研究和定量研究。

（一）定性研究方法

定性研究方法是社会学常用的一种探索性研究方法，多运用在关于事物性质的研究。通常是根据研究者的认识和经验确定研究对象是否具有某种性质或某一现象变化的过程及原因。定性研究方法主要是通过特定的技术或方式获得人们的一些主观性信息，对特定问题的研究具有相当深度，通常是定量研究的先前步骤。常用的定性研究方法有：

1. 观察法　观察法是社会学研究的最基本方法之一，它不同于日常生活中的一般观察，而是一种有意识的系统行为。定性观察法是指在自然状态下对研究对象的行为和谈话进行系统、详细的观察，并记录其一言一行。

2. 访谈法　访谈法是指研究者在一定的规则下，按照事先确定的目的和内容，面对面地询问被访者并通过与其交谈获取有关信息的方法。可以分为非结构式访谈、半结构式访谈和结构式访谈，通常与观察法结合使用。

3. 专题小组讨论法　专题小组讨论法也称焦点小组讨论法，是由一个经过训练的主持人以一种无结构的自然形式召集一小组同类人员（通常不超过 12 人），对某一研究专题在主持人协调下展开讨论，从而获得对讨论问题的深入了解的一种定性研究方法。该方法常用于收集目标人群中较深层次的信息，定性了解人们对某问题的看法和建议等。经常作为定量调查的补充。

4. 选题小组讨论法　选题小组讨论法是一种程序化的小组讨论过程，召集 6～10 人来讨论某个特定问题的有关方面及原因，并对其进行收集判断，以确定优先方案，该方法既提供了表达个性和权威的机会，也照顾到了大多数人的意见，常用于社会需求评估。

5. 文献分析方法　文献分析方法是通过查阅有关文献资料或记录，在较短时间内尽快了解某个研究问题相关情况的一种方法，是开展各种研究通常必不可少的一种重要方法。

6. 德尔菲法　德尔菲法是一种预测和决策的方法，通过匿名方式，让专家独立地针对一个问题进行思考，并采用信函方式与研究者建立信息联系。研究者对信函信息汇总整理并将主要，结果反馈给各位专家，供专家再次分析判断，反复多次后，专家意见趋于一致。该方法通常用于预测领域，也可广泛应用于各种评价指标体系的建立和具体指标的确定过程。

7. 新发展的研究方法　主要有头脑风暴法、SWOT 分析法、利益相关者分析法、情景分析法等。

（二）定量研究方法

定量研究是指运用概率论及统计学原理对社会现象的数量特征、数量关系及变化等方面的关系进行研究，并能用定量数据表示结论的一种研究方法。该方法使人们对社会现象的认识趋向精确化，与定性研究相结合以进一步准确把握事物发展的内在规律。

常用方法有：系统分析法、预测分析法、投入产出分析法、统计分析法和层次分析法等。

（李振明）

第三节 医院管理学的方法论与基本原则

一、医院管理学的方法论

方法论是指认识世界和改造世界的一般方法，在不同层次上有哲学方法论、一般科学方法论、具体科学方法论之分。关于认识世界、改造世界、探索实现主观世界与客观世界相一致的最一般的方法理论是哲学方法论；研究各门学科，带有一定普遍意义，适用于许多有关领域的方法理论是一般科学方法论；研究某一具体学科，涉及某一具体领域的方法理论是具体科学方法论。三者是互相依存、互相影响、互相补充的对立统一关系。哲学方法论在一定意义上带有决定性作用，它是各门科学方法论的概括和总结，是最为普遍的方法论，对一般科学方法论和具体科学方法论有着指导意义。

每一门学科都有其方法论，也就是总的指导思想和原则。研究我国医院管理，其方法论应该包括，必须从我国的国情和医院发展的实际出发，掌握有关社会科学、现代管理科学和医学科学等知识，并以此为基础，运用一般科学研究的基本方法，如定性调查的方法、统计和实验等定量的方法、综合分析的方法等。同时要研究现代管理科学在医院管理中的应用，紧密结合国情和实际，借鉴国外一切先进的科学管理理论和经验。重视我国医院管理的实践经验，全面理解医院作为社会事业重要组成部分的性质，坚持社会效益第一的原则和促进人民健康的根本宗旨，合理运用医院管理的相关理论和方法。

二、医院管理学的基本原则

医院管理学作为一门科学，其发展既要遵循哲学层面的普遍客观规律，也要遵循管理科学的一般规律，还要紧密结合本学科领域的特点。医院管理学的发展应坚持以下原则：

（一）遵循医院管理客观规律

马克思主义认为，规律是事物、现象或过程之间的必然关系。规律具有本质性的内部联系，也是现象间的必然关系，是现象中的普遍东西。管理作为一门科学，存在不以人们意志为转移的客观规律。医院管理者的责任就是要正确认识并把握医院管理的客观规律，运用科学管理方法，使医院良好运行并实现其发展目标。切忌脱离客观实际、主观随意。

（二）坚持发展的观点

一切客观事物都处在不断运动、发展、变化之中，因此医院管理必须与不断发展变化着的客观实际相适应。医院管理的对象是发展、运动着的，新情况、新问题不断出现，发展观点强调管理上的动态性、灵活性和创造性。要始终坚持发展的观点，改革创新，切不可满足现状，墨守成规，停滞不前，思想僵化。

（三）坚持系统的观点

所谓系统，一般是指由相互作用和相互依赖的若干组成部分相结合而成为具有特定功能的有机整体，任何系统都不是孤立的，它总是处在各个层次的系统之中，它在内部和外部都要进行物质、能量、信息的交换。所谓系统的观点，就是把所研究的事物看作是一个系统。医院正是这样一个系统，因此研究医院管理必须坚持将医院作为一个整体系统加以研究。医院作为一个系统，由人员、设备、物资、经费、信息等要素组成，并按功能划分为若干子系统及更小的子系统，形成层次结构。

（四）坚持"以人为本"的理念

人是一个系统中最主要、最活跃的要素，也是一切活动的最重要资源。重视人的因素，调动人的积极性，已成为现代管理的一条重要观点。传统管理以管理事务为主体，现代管理则发展到以人为主体的管理，即只有充分调动人的积极性、主动性、创造性，才能实现管理的目标。在医院系统中，服务提供者是医院员工，服务对象是病患中的人，这就要求在医院管理中既要充分调动医院员工的积极性、主动性和创造性，又要切实尊重患者，服务患者，真正做到"以人为本"。

（五）遵循医疗行业特点

医疗行业作为一个服务行业，有其显著特点。医院是一个劳动、知识和资金密集型兼有的组织，对生产诸要素中劳动力素质的依赖更为明显；医疗服务具有明确的区域性、连续性、协调性和可记性等特点，且调节供需矛盾的方法少、效果差、难度大和周期长；医疗服务的产出直接依赖消费者的协作，医疗服务消费者严重依赖提供者；由于医疗服务的需求弹性较小，医疗服务的价格和服务的效用、意愿之间的关系并不紧密。医院提供的服务是直接面对消费者的即时性供给，具有明显的不确定性、专业性、垄断性和不可替代性，同时责任重大、客观上要求无误和完整，还有部分福利性的特点。医疗服务的需求者具有明确的目的性，即以较少的花费治愈疾病；但其寻求服务的过程则是盲目的、被动的和不确定的；同时医疗服务要求公益性和公平性，往往表现为第三方付费。

医疗服务具有其他服务性行业难以比拟的复杂性，医院管理者要认真研究。

（六）坚持一切从实际出发

医院管理研究在我国还是一门新兴学科，其理论体系、研究方法还很不完善，大多是直接学习和借鉴其他一些学科的理论和方法，尚未形成独立的学科体系。在这样一个阶段，我们必须加强医院管理理论的研究，同时又要认真总结我国医院改革发展的经验和教训，紧密结合医药卫生体制改革的实际，坚持理论研究与医院实践相结合。在研究方法上，要坚持定性与定量研究相结合，针对研究问题，采取适宜研究方法。在推进医院改革发展中，要坚持借鉴国际经验与开拓创新相结合，既要从中国国情出发、坚持走中国特色的创新之路，又要学习借鉴国际的先进经验，同时避免其已走过的弯路。

（李振明）

第四节　医院管理的职能

所谓职能是指人、机构或事物应有的作用。管理职能是管理系统功能的体现，是管理系统运行过程的表现形式。管理者的管理行为，主要表现为管理职能，每个管理者工作时都在执行这些职能中的一个或几个。医院管理的职能主要是管理职能在医院工作实践中的运用，通常包括计划职能、组织职能、控制与协调职能、激励职能、领导职能等。现结合医院管理的具体内容，逐一做出说明。

一、计划职能

计划是管理的首要职能。计划是对未来方案的一种说明，包括目标、实现目标的方法与途径、实现目标的时间、由谁完成目标等内容，是管理工作中必不可少的重要内容。计划贯穿于整个管理工作中，具有如下特点：目的性，即计划工作为目标服务；第一性，管理过程中的其他职能都只有在计划工作确定了目标后才能进行；普遍性，计划工作在各级管理人员的工作中是普遍存在的；效率性，计划要讲究经济效益；重要性，计划是管理者指挥的依据，进行控制的基础。

计划工作也是医院管理的首要职能，主要包括确定医院目标、实现目标的途径和方法等，而目标又可分为医院的整体目标和部门的分目标。按照计划所涉及的时间分类，可以分为长期计划、中期计划和短期计划。长期计划是战略性计划，它规定医院在较长时期的目标，是对医院发展具有长期指导意义的计划；短期计划通常是指年度计划，它是根据中长期计划规定的目标和当前的实际情况，对计划年度的各项活动所做出的总体安排。中期计划介于长期计划和短期计划之间，是指今后一段时间内，医院的发展步调、重点任务等。

按照计划内容来分，可分为整体计划和部门计划。整体计划是对整个医院都具有指导意义的计划，如医院总体发展规划。部门计划是医院科室和部门的工作计划，如医疗计划、药品计划、财务计划、人员调配计划、物资供应计划、设备购置计划、基建维修计划等。

计划工作是一种特定的管理行为，是医院各级管理者所要完成的一项劳动，是一种预测未来、设计目标、决定政策、选择方案的连续程序。所以在制订计划和目标时，要进行调查研究和预测，并在此分析比较的基础上，做出最优的选择。

二、组织职能

组织是为达到某些特定目标，经由分工和合作及不同层次的权利和责任制度而构成的人的集合。实现计划目标，要建立有效的、连续性的工作系统。这个系统包括体制、机构的建立和设置，工作人员的选择和配备，规定职务、权限和责任，建立工作制度和规范，同时建立有效的指挥系统，使单位的工作有机地组织起来，协调地发展。组织有以下基本含义：目标是组织存在的前提，组织是实现目标的工具，分工合作是组织运转并发挥效率的基本手段，组织必须具有不同层次的权利和责任制度，组织这一工作系统必须是协调的。

医院组织是指为了实现医院目标，以一定的机构形式，将编制的人员群体进行有机的组合，并按一定的方式与规则进行活动的集合体。医院组织是组成医院的基本机构，是医院进行各项活动的基本条件，也是整个医院管理的基础。医院组织设置的原则主要考虑以下几点：管理宽度原则，一个领导者有效指挥下属的人数是有限的；统一指挥原则，一个人只能接受一个上级的命令和指挥；责权一致原则，赋予责任的同时，必须赋予相应的权力；分工协作的原则，按照不同专业和性质进行合理分工，各部门也要协调和配合；机构精简原则，保证机构正常运转情况下配置少而精的管理人员。

医院组织机构的设置，要从医院的工作性质和任务规模出发，适应自身的职能需要。组织工作就是为了实现医院的共同目标，需要建立有效的、连续性的工作系统，而建立这个系统所采取的行动过程。医院组织工作的一般程序为确定医院目标、设置组织结构、合理配置资源、授予相应权责利、协调沟通各方关系等。

三、控制与协调职能

控制是指组织在动态变化过程中，为确保实现既定的目标，而进行的检查、监督、纠偏等管理活动。控制就是检查工作是否按既定的计划、标准和方法进行，若有偏差要分析原因，发出指示，并做出改进，以确保组织目标的实现。它既是一次管理循环过程的重点，又是新一轮管理循环活动的起点。按照控制活动的性质分，可分为预防性控制、更正性控制；按照控制点的位置分，可以分为预先控制、过程控制、事后控制；按照信息的性质分，可以分为反馈控制、前馈控制；按照采用的手段分，可以分为直接控制、间接控制。

医院不论是惯性运作还是各项工作计划的执行，都必须在有控制的条件下进行。医院内的控制通常可以分为三种，一是事前控制，又称前馈控制，是指通过情况观察、规律掌握、信息收集整理、趋势预测等活动，正确预计未来可能出现的问题，在其发生之前采取措施进行防范，将可能发生的偏差消除在萌芽状态，如制定实施各种规章制度，开展医疗安全、药品安全、预防医院感染等活动。二是过程控制，又称事中控制，是指在某项经济活动或者工作过程中，管理者在现场对正在进行的活动或者行为给予指导、监督，以保证活动和行为按照规定的程序和要求进行，如诊疗过程、护理过程等。三是事后控制，又称后馈控制，是指将实行计划的结果与预定计划目标相比较，找出偏差，并分析产生偏差的原因，采取纠正措施，以保证下一周期管理活动的良性循环，如医疗事故处理等。

医院进行控制的方式主要有利用医院信息系统，进行各类绩效考核等。控制是一种有目的的主动行为。医院的各级管理人员都有控制的职责，不仅对自己的工作负责，而且必须对医院整体计划和目标的实现负责。控制工作离不了信息的反馈，在现代化医院中建立医院信息系统将会成为管理者进行控制工作，保证管理工作沿着医院的目标前进的一种重要手段。

协调就是使组织的一切工作都能和谐地配合，并有利于组织取得成功。协调就是正确处理组织内外各种关系，为组织正常运转创造良好的条件和环境，促进组织目标的实现。包括组织内部的协调、组织与外部环境的协调、对冲突的协调等。协调也可以说是实现控制的一种重要手段，与控制相比有更好的管理弹性。

四、激励职能

激励是指人类活动的一种内心状态，它是具有加强和激发动机，推动并引导行为使之朝向预定目标的作用。激励有助于激发和调动职工的积极性，这种状态可以促使职工的智力和体力能量充分地释放出来，产生一系列积极的行为；有助于将职工的个人目标与组织目标统一起来，使职工把个人目标统一于组织的整体目标，激发职工为完成工作任务作出贡献，从而促使个人目标与组织目标的共同实现；有助于增强组织的凝聚力，促进内部各组成部分的协调统一。

医院管理者要对职工进行培训和教育，充分激励职工的积极性、创造性，不断提高业务水平，更好地实现目标。正确的激励应遵循以下原则：目标结合的原则，将医院组织目标与个人目标较好的结合，使个人目标的实现离不开实现组织目标所做的努力；物质激励与精神激励相结合的原则，既要做好工资、奖金等基本物质保障的外在激励，也要做好满足职工自尊心和自我实现的内在发展激励；正负激励相结合的原则，即运用好奖励和惩罚两种手段进行激励约束。

目前医院激励职工的手段与方法包括：①物质激励：在物质激励中，突出的是职工的工资和奖金，通过金钱的激励作用满足职工的最基本需要。②职工参与管理：参与管理是指在不同程度上让职工和下级参与组织决策和各级管理工作的研究和讨论，能使职工体验到自己的利益同组织利益密切相关而产生责任感。职工代表大会是目前医院职工参与管理的主要形式之一。③工作成就感：使工作具有挑战性和富有意义，满足职工成就感的内在需求，也是激励的一种有效方法。④医院文化建设：通过建设富有特色的医院文化，增强职工的凝聚力和归属感，从精神上激励职工产生自尊和责任感。

五、领导职能

领导是在一定的社会组织或群体内，为实现组织预定目标，领导者运用法定权力和自身影响力影响被领导者的行为，并将其导向组织目标的过程。领导的基本职责，是为一定的社会组织或团体确立目标、制定战略、进行决策、编制规划和组织实施等。

领导职能是领导者依据客观需要开展一切必要的领导活动的职责和功能，医院领导的基本职能包括规划、决策、组织、协调和控制等。有效的领导工作对于确保医院高效运行并实现其目标至关重要。在医院经营管理活动的各个方面都贯穿着一系列的领导和决策活动。例如：办院方针、工作规划、质量控制、人事安排、干部培训、财务预算、设备更新等都要做出合理的决定。从我国医院管理现状来看，领导者在现代医院管理中的作用越来越大，地位也越来越重要。领导的本质是妥善处理好各种人际关系，其目的是形成以主要领导者为核心、团结一致为实现医院发展目标而共同奋斗的一股合力。

我国医院的领导体制也在不断变化之中。自1991年以来，我国公立医院的领导体制多实行院长负责制，也有少部分为党委领导下的院长负责制；而在一些股份制医院、民营医院、合资医院则有不少实行的是董事会领导下的院长负责制。院长负责制是目前我国医院领导体制的主体形式，在该体制下医院院长对医院行政、业务工作全权负责，党委行使保证监督的职能，职工通过职工代表大会参与医院的民主管理与民主监督。公立医院院长受政府或其下属机构委托全权管理医院，对行政、业务工作全面负责，统一领导。当前，新一轮的医药卫生体制改革正在全面深化的过程中，我国医院的领导和管理体制也必将会随之发生相应的改变。

（王守岗）

第二章

医政管理与医疗服务监管

第一节　医政管理与医疗服务监管概述

一、医政管理的基本概念

医政管理是指政府卫生行政部门依照法律法规及有关规定对医疗机构、医疗技术人员、医疗服务及其相关领域实施行政准入并进行管理活动的过程；医疗服务监管是指政府卫生行政部门制定医疗机构、医疗服务、医疗质量监督管理的绩效考核评价体系并对医疗机构医疗服务实施监督管理的过程。

医政管理与医疗服务监管的行政主体是政府各级卫生行政部门，医政管理与医疗服务监管密切相关，2013 年国家卫生和计划生育委员会将原卫生部的医政司和医管司合并组成医政医管司，相应各省、市、自治区卫生厅（局）设医政医管处，各市（地）卫生局设医政科，各县（旗）、县级市、市辖区卫生局设医政股（科）。

医政管理与医疗服务监管的实质就是医疗卫生工作的政务管理，以下统称为医政管理。与医院管理不同，医政管理是政府卫生行政机关对医疗卫生机构和医疗服务的管理，体现国家政策、法律和公共政策的强制性，属于公共行政管理。而医院管理是应用现代管理手段，使医院的人力、物力、财力等资源得到有效配置，达到医疗服务的最佳社会效益与经济效益，属于经营管理和公共事业管理。

二、医政管理的内容

医政管理内容主要体现在以下四个方面：对各级各类医疗机构的管理和评价；对各类医疗卫生人员的管理；对各项医疗工作的管理；对与医疗相关的各种卫生组织及其活动的行政管理。

医政管理对象是为社会提供医疗预防保健服务的各级各类医疗机构、采供血机构及其从业人员和执业活动。

医政管理任务是为广大人民群众提供质量优良、价格合理的医疗预防保健服务。

三、医政管理的职能范围

政府各级卫生行政部门行使医政管理的职能，主要包括：

（1）拟订医疗机构、医疗技术应用、医疗质量、医疗安全、医疗服务、采供血机构管理等有关政策规范、标准并组织实施。

（2）拟订医务人员执业标准和服务规范并组织实施。

（3）指导医院药事、临床实验室管理等工作，参与药品、医疗器械临床试验管理工作。

（4）拟订医疗机构和医疗服务全行业管理办法并监督实施，监督指导医疗机构评审评价，建立医疗机构医疗质量评价和监督体系，组织开展医疗质量、安全、服务监督和评价等工作。

（5）拟订公立医院运行监管、绩效评价和考核制度，建立健全以公益性为核心的公立医院监督制度，承担推进公立医院管理体制改革工作。

（6）其他相关医疗政务的综合管理。

（王守岗）

第二节　卫生行业许可和准入管理

一、医疗机构准入管理

1994 年 2 月，国务院颁布《医疗机构管理条例》（以下简称《条例》），同年 8 月，原卫生部（现国家卫生和计划生育管理委员会）根据《条例》制定了《医疗机构管理条例实施细则》（以下简称《细则》），9 月发布《医疗机构设置规划》及《医疗机构基本标准（试行）》，严格医疗机构准入管理。2006 年 11 月和 2008 年 7 月对《细则》做了部分修订。依据《条例》和《细则》的规定，医疗机构是指经登记取得《医疗机构执业许可证》的机构。

（一）医疗机构的类别

医疗机构包括以下几类：

（1）综合医院、中医医院、中西医结合医院、民族医医院、专科医院、康复医院。

（2）妇幼保健院。

（3）社区卫生服务中心、社区卫生服务站。

（4）中心卫生院、乡（镇）卫生院、街道卫生院。

（5）疗养院。

（6）综合门诊部、专科门诊部、中医门诊部、中西医结合门诊部、民族医门诊部。

（7）诊所、中医诊所、民族医诊所、卫生所、医务室、卫生保健所、卫生站。

（8）村卫生室（所）。

（9）急救中心、急救站。

（10）临床检验中心。

（11）专科疾病防治院、专科疾病防治所、专科疾病防治站。

（12）护理院、护理站。

（13）其他诊疗机构。

（二）医疗机构设置规划

依据《医疗机构设置规划》，医疗机构的设置以千人口床位数（千人口中医床位数）、千人口医师数（千人口中医师数）等主要指标为依据进行宏观调控，遵循公平性、整体效益、可及性、分级、公有制主导、中西医并重等主要原则建立以下医疗服务体系框架：

（1）按三级医疗预防保健网和分级医疗的要求，一、二、三级医院的设置应层次清楚、结构合理、功能明确，建立适合我国国情的分级医疗和双向转诊体系总体框架，以利于发挥整体功能。

（2）大力发展中间性医疗服务和设施（包括医院内康复医学科、社区康复、家庭病床、护理站、护理院、老年病和慢性病医疗机构等），充分发挥基层医疗机构的作用，合理分流患者，以促进急性病医院（或院内急性病部）的发展。

（3）建立健全急救医疗服务体系：急救医疗服务体系应由急救中心、急救站和医院急诊科（室）组成，合理布局，缩短服务半径，形成急救服务网络。

（4）其他医疗机构纳入三级医疗网与三级网密切配合、协调。

（5）建立中医、中西医结合、民族医医疗机构服务体系。

根据以上设置规划要求，单位或者个人申请设置医疗机构，应当提交下列文件：

（1）设置申请书。

（2）设置可行性研究报告。

（3）选址报告和建筑设计平面图。

县级以上地方人民政府卫生行政部门根据医疗机构设置规划，自受理设置申请之日起 30 日内，做出批准或者不批准的书面答复；批准设置的，发给设置医疗机构批准书。

（三）医疗机构的登记

1. 医疗机构执业登记 医疗机构执业，必须进行登记，领取《医疗机构执业许可证》（以下简称《许可证》）。申请医疗机构执业登记，应当具备下列条件：

（1）有设置医疗机构批准书。

（2）符合医疗机构的基本标准。

（3）有适合的名称、组织机构和场所。

（4）有与其开展的业务相适应的经费、设施、设备和专业卫生技术人员。

（5）有相应的规章制度。

（6）能够独立承担民事责任。

申请医疗机构执业登记须填写《医疗机构申请执业登记注册书》，并向登记机关提交下列材料：

（1）《设置医疗机构批准书》或者《设置医疗机构备案回执》。

（2）医疗机构用房产权证明或者使用证明。

（3）医疗机构建筑设计平面图。

（4）验资证明、资产评估报告。

（5）医疗机构规章制度。

（6）医疗机构法定代表人或者主要负责人以及各科室负责人名录和有关资格证书、执业证书复印件。

（7）省、自治区、直辖市卫生行政部门规定提供的其他材料。

申请门诊部、诊所、卫生所、医务室、卫生保健所和卫生站登记的，还应当提交附设药房（柜）的药品种类清单、卫生技术人员名录及其有关资格证书、执业证书复印件以及省、自治区、直辖市卫生行政部门规定提交的其他材料。

县级以上地方人民政府卫生行政部门自受理执业登记申请之日起 45 日内进行审核。审核合格的，予以登记，发给《许可证》。

2. 医疗机构校验 床位不满 100 张的医疗机构，其《许可证》每年校验 1 次；床位在 100 张以上的医疗机构，其《许可证》每 3 年校验 1 次。医疗机构应当于校验期满前 3 个月向登记机关申请办理校验手续。逾期不校验仍从事诊疗活动的，由县级以上人民政府卫生行政部门责令其限期补办校验手续；拒不校验的，吊销其《许可证》。具体校验手续参见卫生部 2009 年 6 月颁发的《医疗机构校验管理办法（试行）》。

3. 医疗机构变更及注销登记 医疗机构改变名称、场所、主要负责人、诊疗科目、床位的，必须向原登记机关办理变更登记。医疗机构歇业，必须向原登记机关办理注销登记；医疗机构非因改建、扩建、迁建原因停业超过 1 年的，视为歇业；经登记机关核准后，收缴《许可证》。

4. 医疗机构评审 根据《条例》规定，国家实行医疗机构评审制度，由专家组成的评审委员会按照医疗机构评审办法和评审标准，对医疗机构的执业活动、医疗服务质量等进行综合评价。1989 年 11 月原卫生部印发《有关实施医院分级管理的通知》和《综合医院分级管理标准（试行草案）》，1995 年发布《医疗机构评审办法》，初步规范了我国医院评审工作实施行为。1998 年 8 月，原卫生部印发《卫生部关于医院评审工作的通知》，暂停医院评审工作，第一周期医院评审工作结束。新医改方案中明确要求探索建立医院评审评价制度，2011 年 9 月原卫生部发布《医院评审暂行办法》（以下简称《办法》）。医院评审是指医院按照《办法》要求，根据医疗机构基本标准和医院评审标准，开展自我评价，持续改进医院工作，并接受卫生行政部门对其规划级别的功能任务完成情况进行评价，以确定医院等级的过程。《办法》规定新建医院在取得《许可证》，执业满 3 年后方可申请首次评审。医院评审周期为 4

年。医院在等级证书有效期满前 3 个月可以向有评审权的卫生行政部门提出评审申请，提交材料。

（1）医院评审申请书。

（2）医院自评报告。

（3）评审周期内接受卫生行政部门及其他有关部门检查、指导结果及整改情况。

（4）评审周期内各年度出院患者病案首页信息及其他反映医疗质量安全、医院效率及诊疗水平等的数据信息。

（5）省级卫生行政部门规定提交的其他材料。

5. 医疗机构工商登记　医疗机构的工商登记是一种经营资格的行政许可。2000 年 9 月原卫生部、财政部、国家计委联合发布《关于城镇医疗机构分类管理的实施意见》，医疗机构进行设置审批、登记注册和校验时，卫生行政部门会同有关部门根据医疗机构投资来源、经营性质等有关分类界定的规定予以核定，在执业登记中注明"非营利性"或"营利性"。营利性医疗机构是指医疗服务所得收益可用于投资者经济回报的医疗机构。取得《许可证》的营利性医疗机构，按有关法律法规还需到工商行政管理、税务等有关部门办理相关登记手续。

（四）医疗机构审批管理

为进一步规范和加强医疗机构审批管理，2008 年 7 月发布《卫生部关于医疗机构审批管理的若干规定》，内容有：严格医疗机构设置审批管理；规范医疗机构登记管理；规范医疗机构审批程序；加强医疗机构档案和信息化管理；严肃查处违规审批医疗机构的行为。各级卫生行政部门根据管理规定严格医疗机构等医疗服务要素的准入审批，切实加强对医疗机构执业活动的日常监管。

二、医疗卫生专业技术人员准入管理

医疗卫生专业技术人员是指受过高等或中等医疗卫生教育或培训，掌握医疗专业知识，经卫生行政部门审查合格，从事医疗、预防、药剂、医技、卫生技术管理等专业的专业技术人员。国家卫生行政主管部门对每一种卫生专业技术人员都从执业角度做了规定，这里主要介绍医师和护士的准入管理。

（一）医师准入管理

医师是指取得执业（助理）医师资格，经注册在医疗、预防、保健机构（包括计划生育技术服务机构）中执业的专业医务人员。我国医师类别有临床医师、中医师、口腔医师、公共卫生医师。每类医师又分为执业医师和执业助理医师两个级别。

1998 年 6 月中华人民共和国第九届全国人民代表大会常务委员会通过《中华人民共和国执业医师法》，配套文件有 1999 年《医师资格考试暂行办法》《医师执业注册暂行办法》，2000 年《医师资格考试报名资格暂行规定》《医师资格考试考务管理暂行规定》，2003 年《乡村医师从业管理条例》，2006 年《传统医学师承和确有专长人员医师资格考核考试办法》以及《医师资格考试报名资格规定（2006 版）》。

国家实行医师资格考试制度，考试方式分为实践技能考试和医学综合笔试。考试成绩合格的，授予执业医师资格或执业助理医师资格，由省级卫生行政部门颁发原卫生部统一印制的《医师资格证书》。

国家实行医师执业注册制度，取得《医师资格证书》后，向卫生行政部门申请注册。经注册取得《医师执业证书》后，方可按照注册的执业地点、执业类别、执业范围，从事相应的医疗、预防、保健活动。获得执业（助理）医师资格后 2 年内未注册者，申请注册时，还应提交在省级以上卫生行政部门指定的机构接受 3 至 6 个月的培训并经考核合格的证明。

已注册执业的医师需要定期考核，原卫生部 2007 年 7 月发布《医师定期考核管理办法》，2010 年发布《关于进一步做好医师定期考核管理工作的通知》。医师定期考核每两年为一个周期，考核包括业务水平测评、工作成绩和职业道德评定。卫生行政部门将考核结果记入《医师执业证书》的"执业记录"栏，并录入医师执业注册信息库。对考核不合格的医师，卫生行政部门可以责令其暂停执业活动 3 个月至 6 个月，并接受培训和继续医学教育；暂停执业活动期满，由考核机构再次进行考核。

另外，对于外国及港澳台医师行医也有相应的执业注册规定。1992年原卫生部发布《外国医师来华短期行医暂行管理办法》规定外国医师来华短期行医必须向卫生行政部门申请注册，审核合格者发给《外国医师短期行医许可证》，有效期不超过一年。2009年发布《台湾地区医师在大陆短期行医管理规定》《香港、澳门特别行政区医师在内地短期行医管理规定》，规定港澳台医师在内地从事不超过3年的短期行医，应进行执业注册，取得《港澳医师短期行医执业证书》或《台湾医师短期行医执业证书》，执业类别可以为临床、中医、口腔三个类别之一。

（二）护士准入管理

护士是指按照相关法律规定取得《中华人民共和国护士执业证书》并经注册在医疗、预防、保健机构（包括计划生育技术服务机构）中从事护理工作的护理专业技术人员。

1993年3月原卫生部发布的《中华人民共和国护士管理办法》对护士的考试、注册、执业等做了具体规定，建立了我国的护士执业资格考试制度和护士执业许可制度。2008年1月中华人民共和国国务院发布《护士条例》，同年5月原卫生部发布《护士执业注册管理办法》，2010年7月原卫生部、人力资源社会保障部联合发布《护士执业资格考试办法》。

国家护士执业资格考试原则上每年举行一次，包括专业实务和实践能力两个科目。考试一次性通过两个科目为考试成绩合格，考试成绩合格者才可申请护士执业注册。

护士执业，应当经执业注册取得护士执业证书。护士执业注册申请，应当自通过护士执业资格考试之日起3年内提出；逾期提出申请的，还应当在符合卫生主管部门规定条件的医疗卫生机构接受3个月临床护理培训并考核合格。护士执业注册有效期为5年，应在有效期雇满前30日，向原注册部门申请延续注册。

三、医疗技术应用准入管理及手术分级管理

（一）医疗技术应用准入管理

医疗技术，是指医疗机构及其医务人员以诊断和治疗疾病为目的，对疾病做出判断和消除疾病、缓解病情、减轻痛苦、改善功能、延长生命、帮助患者恢复健康而采取的诊断、治疗措施。2009年3月原卫生部发布《医疗技术临床应用管理办法》，明确了国家建立医疗技术临床应用准入和管理制度，对医疗技术实行分类、分级管理。

医疗技术分为三类：

第一类医疗技术是指安全性、有效性确切，医疗机构通过常规管理在临床应用中能确保其安全性、有效性的技术。

第二类医疗技术是指安全性、有效性确切，涉及一定伦理问题或者风险较高，卫生行政部门应当加以控制管理的医疗技术。

第三类医疗技术是指具有下列情形之一，需要卫生行政部门加以严格控制管理的医疗技术：

（1）涉及重大伦理问题。

（2）高风险。

（3）安全性、有效性尚需经规范的临床试验研究进一步验证。

（4）需要使用稀缺资源。

（5）原卫生部规定的其他需要特殊管理的医疗技术。

原卫生部负责第三类医疗技术的临床应用管理工作，省级卫生行政部门负责第二类医疗技术临床应用管理工作，第一类医疗技术临床应用由医疗机构根据功能、任务、技术能力实施严格管理。

医疗机构开展通过临床应用能力技术审核的医疗技术，经相应的卫生行政部门审定后30日内到核发其《医疗机构执业许可证》的卫生行政部门办理诊疗科目项下的医疗技术登记。经登记后方可在临床应用。

（二）手术分级管理

为加强医疗机构手术分级管理，规范医疗机构手术行为，2012年8月原卫生部发布《医疗机构手

术分级管理办法（试行）》（以下简称《办法》）。《办法》中手术是指医疗机构及其医务人员使用手术器械在人体局部进行操作，以去除病变组织、修复损伤、移植组织或器官、植入医疗器械、缓解病痛、改善机体功能或形态等为目的的诊断或者治疗措施。医疗机构应当开展与其级别和诊疗科目相适应的手术，根据风险性和难易程度不同，手术分为四级：

一级手术是指风险较低、过程简单、技术难度低的手术。

二级手术是指有一定风险、过程复杂程度一般、有一定技术难度的手术。

三级手术是指风险较高、过程较复杂、难度较大的手术。

四级手术是指风险高、过程复杂、难度大的手术。

《办法》规定医疗机构按照《医疗技术临床应用管理办法》规定，获得第二类、第三类医疗技术临床应用资格后，方可开展相应手术。

《办法》还规定三级医院重点开展三、四级手术；二级医院重点开展二、三级手术；一级医院、乡镇卫生院可以开展一、二级手术，重点开展一级手术。社区卫生服务中心、社区卫生服务站、卫生保健所、门诊部（口腔科除外）、诊所（口腔科除外）、卫生所（室）、医务室等其他医疗机构，除为挽救患者生命而实施的急救性外科止血、小伤口处置或其他省级卫生行政部门有明确规定的项目外，原则上不得开展手术。遇有急危重症患者确需行急诊手术以挽救生命时，医疗机构可以越级开展手术，并做好以下工作：

（1）维护患者合法权益，履行知情同意的相关程序。

（2）请上级医院进行急会诊。

（3）手术结束后 24 小时内，向核发其《医疗机构执业许可证》的卫生行政部门备案。

四、大型医疗设备配置准入管理

大型医用设备是指在医疗卫生工作中所应用的具有高技术水平、大型、精密、贵重的仪器设备。1995 年 7 月原卫生部发布《大型医用设备配置与应用管理暂行办法》，配套有《卫生部关于 X 射线计算机体层摄影装置 CT 等大型医用设备配置与应用管理实施细则》。2004 年 12 月原卫生部、发展改革委和财政部联合发布《大型医用设备配置与使用管理办法》，规定大型医用设备规划配置，并向社会公布；实行大型医用设备配置专家评审制度，组织专家开展大型医用设备规划配置评审；大型医用设备上岗人员要接受岗位培训，取得相应的上岗资质。大型医用设备管理品目分为甲、乙两类，甲类由国务院卫生行政部门管理，乙类由省级卫生行政部门管理。医疗机构获得《大型医用设备配置许可证》后，方可购置大型医用设备。

另外，对于首次从境外引进或国内研发制造，经药品监督管理部门注册，单台（套）市场售价在500 万元人民币以上，但尚未列入国家大型医用设备管理品目的医学装备，2013 年原卫生部又制定了《新型大型医用设备配置管理规定》，规定新型大型医用设备应当经过配置评估后，方可进入医疗机构使用；新型大型医用设备配置试用期为设备安装调试完成后 1 年；配置试用评估期间，停止受理配置申请，配置评估结束后制定并公布大型医用设备配置规划。

（王守岗）

第三节　医疗质量控制与管理

一、医疗质量管理概述

狭义的医疗质量，主要是指医疗服务的及时性、有效性和安全性，又称诊疗质量；广义的医疗质量，不仅涵盖诊疗质量的内容，还强调患者的满意度、医疗工作效率、医疗技术经济效果以及医疗的连续性和系统性，又称医疗服务质量。

（一）医疗质量管理主要内容

医疗质量管理包括的主要内容有：诊断是否正确、及时、全面；治疗是否及时、有效、彻底；诊疗时间的长短；有无因医、护、技和管理措施不当给患者带来不必要的痛苦、损害、感染和差错事故；医疗工作效率的高低；医疗技术使用的合理程度；医疗资源的利用效率及其经济效益；患者生存质量的测量；患者的满意度等。

（二）医疗质量管理的特点

1. 敏感性　由于医疗质量管理是以事后检查为主要手段的管理方法，所以医务人员容易产生回避与抵触情绪；患者因为缺乏医疗服务知识、盲目担心医院诊治不周，引起不必要的纠纷，亦会对此产生敏感情绪。

2. 复杂性　由于不同病种、病情及医疗技术本身的复杂性给质量分析判定及管理造成难度，提示质量管理需要高度的科学性和严谨性。

3. 自主性　医疗服务的对象是人，不同于一般产品，标准化程度、控制程度有限，医疗人员的主观能动性，自主的质量意识和水平难以统一。

（三）医疗质量管理基本原则

（1）患者至上，质量第一，费用合理的原则。

（2）预防为主，不断提高质量的原则。

（3）系统管理的原则，强调过程，全部门和全员的质量管理。

（4）标准化和数据化的原则。

（5）科学性与实用性相统一的原则。

（四）医疗质量评价

对医疗质量评价可以从以下几个方面进行：

1. 安全性　医疗服务安全是第一要素。只有建立在安全基础上的医疗服务，患者才有可能进行医疗服务消费。

2. 有效性　患者到医疗服务机构就医，是由于需要解决病痛，医疗机构应当最大限度地提供有效的医疗服务，使患者的病痛得到解释、缓解或解决。

3. 价廉性　能得到同样效果的医疗服务，以价廉者为质优。

4. 便捷性　医疗服务机构应当以最快捷的方式向患者提供服务，方便患者。患者有常见疾病能就近诊疗，急救能得到及时处置，方便和快捷要统一。

5. 效益性　就医疗服务机构而言，效益表现在经济效益和社会效益两个方面。如果投入与产出成正比，则该项服务有效益，有可持续性。

6. 舒适性　患者不仅自己的问题得到较好的解决，同时在整个就医过程中感觉很舒适，在精神上有满足感、价值感。

7. 忠诚性　患者通过就医过程的感受，对该医疗服务机构提供的医疗服务质量深信不疑，且乐于向周围群众做正面的宣传，更好地树立该医疗机构的形象。

其中前四项是一般的质量要求，应当达到；如果某项医疗服务不仅达到了前四项要求，还达到了后三项要求，那么该医疗服务质量可判定为优质。

二、医疗质量管理方法

（一）全面质量管理

全面质量管理就是以质量为中心，以全员参与为基础，使顾客满意和本组织所有成员及社会受益的管理。

1. 全面质量管理的特点

（1）全面性：质量的含义不仅包括产品和服务质量，而且还包括技术功能、价格、时间性等方面的特征，具有全面性。是全过程的质量管理，全员参与的质量管理，管理方法具有多样化的特点。

（2）服务性：服务性就是顾客至上，"以患者为中心"，把患者的要求看作是质量的最高标准。

（3）预防性：认真贯彻预防为主的原则，重视产品（服务）设计，在设计上加以改进，消除隐患。对生产过程进行控制，尽量把不合格品（医疗差错、事故隐患）消灭在它的形成过程中。事后检验也很重要，可以起到把关的作用，同时把检验信息反馈到有关部门可以起到预防的作用。

（4）科学性：运用各种统计方法和工具进行分析，用事实和数据反映质量问题，在强调数据化原则时，也不忽视质量中的非定量因素，综合运用定性和定量手段，准确判断质量水平。

2. 全面质量管理的过程　全面质量管理采用一套科学的办事程序即 PDCA 循环法，该法分为四个阶段。

（1）第一个阶段称为计划阶段：又叫 P 阶段（plan），这个阶段的主要内容是通过市场调查、用户访问、国家计划指示等，摸清用户对产品质量的要求，确定质量政策、质量目标和质量计划等。具体包括分析现状，找出存在的质量问题；分析产生质量问题的各种原因或影响因素；找出影响质量的主要因素；针对影响质量的主要因素，提出计划，制订措施。

（2）第二个阶段为执行阶段：又称 D 阶段（do），这个阶段是实施 D 阶段所规定的内容，如根据质量标准进行产品设计、试制、试验、其中包括计划执行前的人员培训。

（3）第三个阶段为检查阶段：又称 C 阶段（check），这个阶段主要是在计划执行过程中或执行之后，检查执行情况，是否符合计划的预期结果。

（4）第四个阶段为处理阶段：又称 A 阶段（action），主要是根据检查结果，采取相应的措施，成功的经验加以肯定，并予以标准化，或制定作业指导书，便于以后工作时遵循。对于没有解决的问题，应提给下一个 PDCA 循环中去解决。

在应用 PDCA 时，需要收集和整理大量的资料并进行系统分析。最常用的七种统计方法是排列图、因果图、直方图、分层法、相关图、控制图及统计分析表。

（二）ISO 9000 族标准

ISO 9000 族标准是国际标准化组织质量管理和质量保证技术委员会于 1987 年首次发布的关于质量管理和质量保证的系列标准，并定期修订再版。

1. ISO 9000 族标准质量管理原则

（1）顾客第一：组织依存于顾客，因此，组织应当理解顾客当前和未来的需求，满足顾客要求并争取超越顾客期望。

（2）领导作用：领导者确立组织统一的宗旨及方向，他们应当创造并保持使员工能充分参与实现组织目标的内部环境。

（3）员工参与：各级人员都是组织之本，只有他们的充分参与，才能使他们的才干为组织带来效益。

（4）过程方法：将活动和相关的资源作为过程进行管理，可以更高效地得到期望的结果。

（5）管理的系统性：将相互关联的过程作为系统加以识别、理解和管理、有助于组织提高实现目标的有效性和效率。

（6）持续改进：改进是指为改善产品质量以及提高过程的有效性和效率所开展的活动，当改进是渐进的且是一种循环的活动时，就是持续改进。

（7）以事实为决策的依据：有效决策是建立在数据和信息分析的基础上的。

（8）供方互利原则：组织与供方是相互依存的，互利的关系可增强双方创造价值的能力。

2. ISO 9000 族标准构成　ISO 9000 族标准包括四个核心标准及其他支持性标准和文件。四个核心标准包括 ISO 9000《质量管理体系——基础和术语》、ISO 9001《质量管理体系——要求》、ISO 9004《质量管理体系——业绩改进指南》、ISO 19011《质量和/或环境管理体系审核指南》；支持性标准和文件有包括 ISO 10012《测量控制系统》、ISO/TR 10006《质量管理——项目管理质量指南》、ISO/TR 10007《质量管理——技术状态管理指南》、ISO/TR 10013《质量管理体系文件指南》、ISO/TR 10014

《质量经济性管理指南》、ISO/TR 10015《质量管理——培训指南》等。

3. ISO 9000 族标准在卫生服务质量管理中的应用特点

（1）组织结构及服务过程的特点：不同级别卫生服务机构的组织结构不同，要求质量管理接口严密和一体化管理，并根据不同的卫生服务过程分别策划、分解和编制控制程序。

（2）顾客的特点：顾客是患者，质量管理体系应考虑患者的特殊性，包括医疗需求的特殊性、医患关系的特殊性和满意度监测的特殊性等。

（3）服务及服务实现的特点：主要表现在策划的多层次以及实现过程的个体化、多样化和过程控制的复杂性，体现了卫生工作较高的专业化要求。

（4）"合同评审"的特殊性：卫生服务机构"合同评审"的特点是多元化、多次性，以及法律证据获得的严肃性，如病历、诊断证明书、知情同意书等。

（5）预防措施的特点：质量管理体系的预防措施标准除了一般过程中的预防措施要求外，还必须分别建立感染预防措施标准和风险防范预案。

（6）安全控制的特殊重要性：不安全的卫生服务危及人的健康和生命，是医疗服务的客观存在，也是质量管理首先要控制的问题。

（三）循证医学

循证医学即遵循证据的医学，包括慎重、准确、合理地使用当今最有效的临床依据，对患者采取正确的医疗措施；也包括利用对患者的随诊结果对医疗服务质量和医疗措施的投入效益进行评估。

1. 循证医学的证据质量分级　循证医学的证据质量分级有以下几种划分方法：

（1）美国预防医学工作组的分级方法

Ⅰ级证据：自至少一个设计良好的随机对照临床试验中获得的证据。

Ⅱ-1级证据：自设计良好的非随机对照试验中获得的证据。

Ⅱ-2级证据：来自设计良好的队列研究或病例对照研究（最好是多中心研究）的证据。

Ⅱ-3级证据：自多个带有或不带有干预的时间序列研究得出的证据。非对照试验中得出的差异极为明显的结果有时也可作为这一等级的证据。

Ⅲ级证据：来自临床经验、描述性研究或专家委员会报告的权威意见。

（2）英国的国家医疗保健服务部的分级体系

A级证据：具有一致性的、在不同群体中得到验证的随机对照临床研究、队列研究、全或无结论式研究、临床决策规则。

B级证据：具有一致性的回顾性队列研究、前瞻性队列研究、生态性研究、结果研究、病例对照研究，或是A级证据的外推得出的结论。

C级证据：病例序列研究或B级证据外推得出的结论。

D级证据：没有关键性评价的专家意见，或是基于基础医学研究得出的证据。

总的来说，指导临床决策的证据质量是由临床数据的质量以及这些数据的临床"导向性"综合确定的。尽管上述证据分级系统之间有差异，但其目的相同：使临床研究信息的应用者明确哪些研究更有可能是最有效的。

2. 循证医学的方法

（1）系统评价：系统评价基本过程是以某一具体卫生问题为基础，系统全面地收集全球所有已发表和未发表的研究结果，采用临床流行病学文献评价的原则和方法，筛选出符合质量标准的文献，进一步定性或定量合成，得出综合可靠的结论。同时，随着新的研究结果的出现及时更新。

（2）Meta分析：Meta分析是一种统计方法，用来比较和综合针对同一科学问题所取得的研究成果。Meta分析实质上就是汇总相同研究目的的多个研究结果，并分析评价其合并效应量的一系列过程。

3. 循证医学在卫生服务质量管理中的应用　循证医学在卫生服务质量管理中的应用包括对影响卫生服务质量要素的管理和质量评价标准的循证制定，目前主要集中在质量要素的管理中，如循证诊断、循证治疗、循证护理、药品和技术设备的循证管理、循证预防、循证预后估计等。

（四）JCI 标准

JCI 是国际医疗卫生机构认证联合委员会用于对美国以外的医疗机构进行认证的附属机构。JCI 认证是一个严谨的体系，其理念是最大限度地实现可达到的标准，以患者为中心，建立相应的政策、制度和流程以鼓励持续不断的质量改进并符合当地的文化。JCI 标准涵盖 368 个标准（其中 200 个核心标准，168 个非核心标准），每个标准之下又包含几个衡量要素，共有 1 033 小项。JCI 标准具有如下特点：

（1）广泛的国际性。

（2）标准的基本理念是基于持续改善患者安全和医疗质量。

（3）编排以患者为中心，围绕医疗机构为患者提供服务的功能进行组织，评审过程收集整个机构在遵守标准方面的信息，评审结论则是基于在整个机构中发现的对标准的总体遵守程度。

（4）评审过程的设计能够适应所在国的法律、文化或宗教等因素。

（5）现场评审工作对日常医疗工作干扰小。

（6）以患者为中心的评审过程，采用"追踪法"进行检查，具体体现在评审过程更加关注患者在医疗机构的经历。

（五）卫生服务质量差异分析法

服务质量的差异分析可以帮助管理人员发现质量问题产生的原因，以便采取相应的措施，缩小或消除这些差异，使得服务的质量符合顾客的期望，提高服务满意度。服务质量主要有以下五类差异：管理人员对顾客期望的理解存在差异；管理人员确定的质量标准与管理人员对顾客期望的理解之间存在差异；管理人员确定的服务质量标准与服务人员实际提供的服务质量之间存在差异；服务人员实际提供的服务与机构宣传的服务质量之间存在差异；顾客感知的服务质量或实际经历的质量与期望质量不同。

（六）其他质量管理方法和工具

质量管理方法还有分类法（分层法）、排列图法、因果分析图法、相关图法、控制图法、六西格玛管理、决策程序图法等。

三、医疗质量控制体系

在"质量控制"这一短语中，"质量"一词并不具有绝对意义上的"最好"的一般含义，质量是指"最适合于一定顾客的要求"；"控制"一词表示一种管理手段，包括四个步骤即制定质量标准，评价标准的执行情况，偏离标准时采了纠正措施，安排改善标准的计划。

（一）三级质量控制

医疗质量控制分为三级质量控制：

1. 基础质量控制（前馈控制）　指满足医疗工作要求的各要素所进行的质量管理，包括人员、技术、设备、物资和信息等方面，以素质教育、管理制度、岗位职责的落实为重点。

2. 环节质量控制（实时控制）　对各环节的具体工作实践所进行的质量管理，是全员管理，以病例为单元，以诊疗规范、技术常规的执行为重点。

3. 终末质量控制（反馈控制）　主要是参考各种评审、评价指南及标准，以数据为依据综合评价医疗终末效果的优劣，以质量控制指标的统计分析及质量缺陷整改为重点。

（二）医疗质量控制办法

1. 质控网络　卫生行政部门逐步建立和完善适合我国国情的医疗质量管理与控制体系，国家卫生和计划生育管理委员会负责制定医疗质量控制中心管理办法，并负责指导全国医疗质量管理与控制工作；各级卫生行政部门负责对医疗质量控制中心的建设和管理，建立区域质控网络，并根据法律、法规、规章、诊疗技术规范、指南，制定本行政区域质控程序和标准；医院设置专门质控机构，建立和完善院科两级医疗质量控制体系。

2. 质量考评　卫生行政部门及医疗机构自身定期和不定期进行质量考评。考评结果与机构、科室、个人利益挂钩。

3. 单病种质量控制与临床路径管理　确立控制病种，统一控制指标，建立考评制度。2009 年 12 月原卫生部发布《临床路径管理试点工作方案》，临床路径管理体系已在全国推广实践中。

4. 行政督查　各级卫生行政部门列入常规性工作计划，并按照医疗机构分级管理权限组织实施。经常性检查和突击检查相结合，指导医疗机构进行医疗质量管理，保证医疗质量和安全。

5. 行政处罚　对医疗机构质量方面存在的问题，依据有关法规进行行政处罚，树立正确的医疗质量观，依法保护医患双方的合法权益。

6. 质量评价　充分应用同行评价、质量认证、医院评审、绩效评估等手段，对医疗机构的服务质量进行评价，以促进医疗质量的提高。

7. 社会公示　将医疗机构的质量指标评价结果与费用公示于众，接受群众监督，正确引导医疗消费，以达到提高医疗质量的目的。

（赵兴锋）

第四节　医疗安全管理

一、医疗安全

医疗安全是指在医疗服务过程中，通过管理手段，规范各项规章制度，提高医务人员的责任感，保证患者的人身安全不因医疗失误或过失而受到伤害，即不发生医务人员因医疗失误或过失导致患者死亡、残疾以及身体组织、生理和心理健康等方面受损的不安全事件，同时避免因发生事故和医源性医疗纠纷而使医疗机构及当事人承受风险，包括经济风险、法律责任风险以及人身伤害风险等。

为切实保障医疗安全，国家制定了各种管理规范，如《医疗机构消防安全管理》《医疗机构基础设施消防安全规范》《医疗器械临床使用安全管理规范（试行）》《食品安全风险监测管理规定（试行）》《卫生部食品安全事故应急预案（试行）》《消毒产品卫生安全评价规定》《医院感染管理办法》《手术安全核查制度》《医疗机构临床用血管理办法》《抗菌药物临床应用管理办法》《处方管理办法》等。

二、医疗纠纷

医疗纠纷是指医患双方对诊疗结果及其原因产生分歧的纠纷，纠纷的主体是医患双方，分歧的焦点是对医疗后果（主要是不良后果）产生的原因、性质和危害性的认识差距。

（一）医疗纠纷的原因

医疗纠纷的原因有医患两方面。

1. 医方原因

（1）医疗事故引起的纠纷：医院为了回避矛盾，对医疗事故不做实事求是的处理而引起。

（2）医疗差错引起的纠纷：常因患者和医生对是否是医疗事故的意见不同而引起。

（3）服务态度引起的纠纷：多因患方认为医务人员的服务态度不好而引起，特别当患者出现严重不良后果时，患方易与服务态度联系起来而发生纠纷。

（4）不良行为引起的纠纷：医务人员索要红包、开人情方等不良行为而引起。

2. 患方原因

（1）缺乏基本的医学知识。

（2）对医院规章制度不理解。

（3）极少数患方企图通过医闹来达到谋利目的。

（二）医疗纠纷的解决

医疗纠纷可以通过一定程序进行处理。首先是医疗机构和患者及家属进行协商解决；自行协商解决不成，可以通过调解来解决，调解的方式主要有：

1. 行政调解　由卫生行政部门出面召集纠纷双方，在自愿基础上协调双方的立场和要求，最终解决纠纷。

2. 律师调解　聘请律师，由律师进行调解。

3. 仲裁调解　由地位居中的民间组织依照一定的规则对纠纷进行处理并做出裁决。

4. 诉讼调解　向人民法院起诉。

三、医疗事故

（一）医疗事故的概念

根据 2002 年 4 月中华人民共和国国务院令第 351 号《医疗事故处理条例》，医疗事故是指医疗机构及其医务人员在医疗活动中，违反医疗卫生管理法律、行政法规、部门规章和诊疗护理规范、常规，过失造成患者人身损害的事故。认定医疗事故必须具备下列五个条件：

（1）医疗事故的行为人必须是经过考核和卫生行政机关批准或承认，取得相应资格的各级各类卫生技术人员。

（2）医疗事故的行为人必须有诊疗护理工作中的过失。

（3）发生在诊疗护理工作中（包括为此服务的后勤和管理）。

（4）造成患者人身损害。

（5）危害行为和危害结果之间，必须有直接的因果关系。

（二）医疗事故的等级

根据对患者人身造成的损害程度，医疗事故分为四级：

一级医疗事故：造成患者死亡、重度残疾的。

二级医疗事故：造成患者中度残疾、器官组织损伤导致严重功能障碍的。

三级医疗事故：造成患者轻度残疾、器官组织损伤导致一般功能障碍的。

四级医疗事故：造成患者明显人身损害的其他后果的。

为了更科学划分医疗事故等级，2009 年 9 月原卫生部发布《医疗事故分级标准（试行）》，列举了医疗事故中常见的造成患者人身损害的后果，该标准中医疗事故一级乙等至三级戊等对应伤残等级一至十级。

（三）医疗事故的处置

医疗机构应当设置医疗服务质量监控部门或者配备专（兼）职人员，具体负责监督本医疗机构的医务人员的医疗服务工作。医疗机构应当制定防范、处理医疗事故的预案，预防医疗事故的发生，减轻医疗事故的损害。医务人员在医疗活动中发生或者发现医疗事故、可能引起医疗事故的医疗过失行为或者发生医疗事故争议的，立即向所在科室负责人报告，科室负责人向本医疗机构负责医疗服务质量监控的部门或者专（兼）职人员报告；负责医疗服务质量监控的部门或者专（兼）职人员接到报告后，立即进行调查、核实，将有关情况如实向本医疗机构的负责人报告，并向患者通报、解释。发生医疗事故的医疗机构应当按照规定向所在地卫生行政部门报告。

发生或者发现医疗过失行为，医疗机构及其医务人员应当立即采取有效措施，避免或者减轻对患者身体健康的损害，防止损害扩大。发生医疗事故争议时，病历资料应当在医患双方在场的情况下封存和启封；疑似输液、输血、注射、药物等引起不良后果的，医患双方应当共同对现场实物进行封存和启封，需要对血液进行封存保留的，医疗机构应当通知提供该血液的采供血机构派员到场，封存的病历及现场实物由医疗机构保管。需要检验的，应当由双方共同指定的、依法具有检验资格的检验机构进行检验；双方无法共同指定时，由卫生行政部门指定。患者死亡，医患双方当事人不能确定死因或者对死因有异议的，应当进行尸检，尸检应当经死者近亲属同意并签字，尸检应当由按照国家有关规定取得相应资格的机构和病理解剖专业技术人员进行。

（四）医疗事故的技术鉴定

医疗事故技术鉴定由双方当事人共同委托负责医疗事故技术鉴定工作的医学会组织鉴定。地（市）级医学会负责组织首次医疗事故技术鉴定工作；省（自治区、直辖市）地方医学会负责组织再次鉴定工作；必要时，中华医学会可以组织疑难、复杂并在全国有重大影响的医疗事故争议的技术鉴定工作。

医学会建立专家库，专家库由具备良好业务素质和执业品德，受聘于医疗卫生机构或者医学教学、科研机构并担任相应专业高级技术职务 3 年以上的医疗卫生专业技术人员或具备高级技术任职资格的法医组成。参加医疗事故技术鉴定的相关专业的专家，由医患双方在医学会主持下从专家库中随机抽取，涉及死因、伤残等级鉴定的，应当从专家库中随机抽取法医参加专家鉴定组。双方当事人提交进行医疗事故技术鉴定所需的材料、书面陈述及答辩，专家鉴定组认真审查，综合分析患者的病情和个体差异，做出鉴定结论，并制作医疗事故技术鉴定书。

（五）医疗事故的行政处理与赔偿

卫生行政部门依据医疗事故技术鉴定结论，对发生医疗事故的医疗机构和医务人员做出行政处理以及进行医疗事故赔偿调解。医疗事故赔偿计算包括医疗费、误工费、住院伙食补助费、陪护费、残疾生活补助费、残疾用具费等项目，并考虑医疗事故等级、医疗过失行为在医疗事故损害后果中的责任程度因素、医疗事故损害后果与患者原有疾病状况之间的关系等因素确定具体赔偿数额。经调解，双方当事人就赔偿数额达成协议的，制作调解书，双方当事人履行。医疗机构发生医疗事故的，由卫生行政部门根据医疗事故等级和情节，给予警告；情节严重的，责令限期停业整顿直至由原发证部门吊销执业许可证。对负有责任的医务人员依照刑法关于医疗事故罪的规定，依法追究刑事责任；尚不够刑事处罚的，依法给予行政处分或者纪律处分，并可以责令暂停 6 个月至 1 年以下执业活动，情节严重的，吊销其执业证书。

四、医疗损害责任

2009 年 12 月由中华人民共和国第十一届全国人民代表大会会议通过并发布《中华人民共和国侵权责任法》，2010 年 7 月起实施，对医疗损害责任做了新的规定，为依法行医、依法维权、依法解决医患纠纷提供了法律依据。该法规定的医疗损害责任主要有：患者在诊疗活动中受到损害，医疗机构及其医务人员有过错的；医务人员在诊疗活动中未向患者说明病情和医疗措施；医务人员在诊疗活动中未尽到与当时的医疗水平相应的诊疗义务；医疗机构违反法律、行政法规、规章以及其他有关诊疗规范的规定，隐匿或者拒绝提供与纠纷有关的病历资料，伪造、篡改或者销毁病历资料；因药品、消毒药剂、医疗器械的缺陷，或者输入不合格的血液造成患者损害；医疗机构及其医务人员泄露患者隐私或者未经患者同意公开其病历资料造成患者损害；医疗机构及其医务人员违反诊疗规范实施不必要的检查等。同时也规定，患者有损害，但因患者或者其近亲属不配合医疗机构进行符合诊疗规范的诊疗，或医务人员在抢救生命垂危的患者等紧急情况下已经尽到合理诊疗义务，或限于当时的医疗水平难以诊疗等情形，医疗机构不承担赔偿责任。医疗机构及其医务人员的合法权益受法律保护，干扰医疗秩序，妨害医务人员工作、生活的，应当依法承担法律责任。

五、医疗质量安全事件报告

2011 年 1 月原卫生部发布《医疗质量安全事件报告暂行规定》《医疗质量安全告诫谈话制度暂行办法》，并启用医疗质量安全事件信息报告系统。医疗质量安全事件分级及报告时限如下：

一般医疗质量安全事件：造成 2 人以下轻度残疾、器官组织损伤导致一般功能障碍或其他人身损害后果。医疗机构应当自事件发现之日起 15 日内，上报有关信息。

重大医疗质量安全事件：造成 2 人以下死亡或中度以上残疾、器官组织损伤导致严重功能障碍；造成 3 人以上中度以下残疾、器官组织损伤或其他人身损害后果。医疗机构应当自事件发现之时起 12 小时内，上报有关信息。

特大医疗质量安全事件：造成 3 人以上死亡或重度残疾。医疗机构应当自事件发现之时起 2 小时内，上报有关信息。

有关卫生行政部门对医疗机构的医疗质量安全事件或者疑似医疗质量安全事件调查处理工作进行指导，必要时可组织专家开展事件的调查处理。

医疗机构发生重大、特大医疗质量安全事件的；发现医疗机构存在严重医疗质量安全隐患的，卫生行政部门在 30 个工作日内组织告诫谈话，谈话对象为医疗机构的负责人。告诫谈话结束后，谈话对象应组织落实整改意见并提交书面整改报告，卫生行政部门对整改措施的落实情况及其效果进行监督检查。

六、小结

（1）医政管理是政府卫生行政部门依照法律法规及有关规定对医疗机构、医疗技术人员、医疗服务及其相关领域实施行政准入并进行管理活动的过程。本章阐述了医政管理的内容和职能范围。明确表述了国家对卫生行业的服务要素实行准入管理，包括医疗机构准入、医疗卫生专业技术人员准入、医疗技术应用准入管理及手术分级管理、大型医疗设备配置准入管理。

（2）医疗质量管理是一个严谨而全面的系统工程，要加快建立和完善适合我国国情的医疗质量管理与控制体系。本章介绍了目前常用的医疗质量管理与控制方法。

（3）医疗安全是医疗服务的生命线，要积极防范和依法处置医疗纠纷和医疗事故，针对医疗安全管理，文中分别对医疗事故的等级、医疗事故处置及技术鉴定，医疗事故的行政处理、医疗质量安全事件报告等做了介绍。依法依规行医、保障医疗质量和医疗安全是卫生管理的重中之重。

（赵兴锋）

第三章

医院教学概论

第一节　新时期医学教育的要求

百年大计，教育为本。新中国成立60年来，我国的医学教育事业取得了瞩目成就，遵循医学教育的规律，逐步形成了医学教育的管理运行机制，建立了院校基础教育、毕业后教育和继续教育连续完整的医学教育体系，医学教育的规模、质量、效益有了显著提高。21世纪，随着医学科技的迅猛发展、疾病谱的不断变化、服务模式的重大变革以及人民群众对服务要求的日益增高，医学教育的发展面临着新形势和新问题，包括教育的理念、模式、方法等关键问题，都需要努力改进与不断完善，以适应社会发展的需求。

医学教育的根本目标是为社会培养合格、优秀的医疗卫生人才，新时期的医学教育要按照面向现代化、面向世界、面向未来的要求，适应全面建设小康社会、建设创新型国家的需要，以质量为核心，改革创新，推动医学教育事业在新的历史起点上科学发展。2007年10月，胡锦涛总书记在党的十七大上提出："要全面贯彻党的教育方针，坚持育人为本、德育为先，实施素质教育，提高教育现代化水平，培养德智体美全面发展的社会主义建设者和接班人。"

在原卫生部、教育部联合印发的《关于加强医学教育工作提高医学教育质量的若干意见》中强调医学教育的核心是提高人才培养的质量，根据新时期医学模式和我国卫生服务的发展要求将德育和职业素质培养列为医学教育人才培养的重要内容，加强道德责任感，强化人际沟通能力和人文关怀精神的培养，要用科学发展观统领教育改革与发展，将以人为本的理念贯穿于教育的全过程，要改革医学教育的培养模式、课程体系、教学方法手段，加强毕业后教育和继续医学教育。国家新的医改方案也体现出对医学教育的高度重视，加大医学教育投入，完善住院医师规范化培训制度，大力推进临床医学教育的规范化、标准化，同时，要重视发展面向农村、社区的高等医学教育，为我们新时期医学教育的发展指明了方向，为医学人才的培养明确了目标。

（赵兴锋）

第二节　医院在医学教育中的地位

医学是一门实践性很强的学科，医学教育具有社会性、实践性和服务性的特点。临床医学专业的教学由两个部分组成，即基础医学和临床医学。基础医学的教学主要在大学（或医学院）内进行，而临床医学的教学则在附属医院、教学医院内进行。临床医学教学包括临床理论授课、见习和实习，是保证和提高医学人才培养质量的重要环节和必要手段，与此同时，国内外医学教育发展趋势强调医学生早期接触临床、促进基础与临床的融合，倡导从传统的"以学科为中心"向"器官系统为中心"的转变，进一步凸显临床教学的重要性。

医院担负着医疗、科研和医学人才培养的重任，在医学教育中起着非常重要的作用，根据医院与医学院的隶属关系、医院的规模以及学科的设置，医院可以分为附属医院、教学医院和实习医院，附属医院、教学医院是最主要的教学基地，其中附属医院因学科齐全、设施先进，拥有一大批优秀的著名专家教授和高水平青年医师，在教学和研究方面具有丰富的经验和良好的基础，在医学教育中具有非常特殊的地位和作用。医师是一个需要终身学习的职业，需要在实践中不断积累、感悟，院校教育只是医学入门的基础教育，而医院是医师获取知识、培养能力、提高素质的实践场所，对其今后职业生涯的影响举足轻重。目前我国大多数医学院校并入综合性大学，国际化进程加速，面对新形势，要充分认识到医院（尤其是附属医院）在医学教育中的重要作用，把教学建设纳入附属医院发展的整体规划，要保证一支稳定、优秀的临床教学队伍，不断创新、完善医学实践教学体系，为社会培养合格、优秀的医学人才。

（熊　威）

第三节　医院教学工作的目标和特点

我国已经形成了医学院校的基础教育、毕业后教育和继续教育的医学教育体系，附属医院、教学医院承担着医学院校基础教育中的临床教学（理论授课、临床见习、实习），毕业后教育和继续医学教育必须在省市的各级医院开展，对象包括医学生、研究生、进修生、护士生、住院医师等。随着新医改方案的逐步实施，住院医师规范化培训制度将不断推进，分布在各附属医院、教学医院的培训基地将承担住院医师的规范化培训，医学生从学校毕业后，必须经过规范、系统的培训后再正式走上工作岗位，院校教育和毕业后教育的衔接必将更加紧密，因此，我们的医院教学工作在进一步强调医学生理论课教学、见习和实习基础上，还要增强对住院医师的教育和培训。

医学生完成基础医学课程后进入临床医学学习阶段，由医院承担教学工作包括理论授课、讲座、示教、查房、病案讨论等，在带教老师指导下，通过管理病床、参加医疗操作，使学生的基础理论知识与临床实践相结合，医院在保障患者合法权益的前提下，规范临床实践教学行为，在实践中提高医学生分析问题和解决问题的能力，提高临床技能，培养学生关爱患者、尊重他人、尊重生命的职业操守和团队合作精神，增强学生的道德责任感，将预防疾病、解除病痛和维护民众的健康利益作为自己的终身职业责任，从而为社会培养高素质的医学人才。

医院教学工作主要由一批博学多识、经验丰富的临床教师队伍承担，住院医师既是教学、培训的对象，也是医学生临床学习过程中的良师益友，他们同时还需要完成繁重的医疗和科研任务。医院教学工作与院校的基础医学教学相比具有以下特点：

1. 实践性是医院教学工作的一大特点，需要不断强化过程管理，完善实践教学环节　医学生在完成院校基础医学教育后，只是获得书本上的理论知识，真正临床知识、临床技能、专业素质是在上级医师的指导下，不断实践获得的，要经常接触患者，密切观察病情变化，注意患者饮食、睡眠等，定期记录病程；对危重患者应轮流守护，进行特别医疗护理，及时完成病志、病程记录以及执行各种医疗常规、进行严格的交接班制度等。尽管临床技能培训中心各种先进的模拟设施为培训提供了便利，有助于强化基本技能训练，但万不可因此忽视对患者的密切接触和观察，一定要通过床边教学、实习等环节，使学生有更多的实践机会，在实践中锻炼临床处理能力，强化临床思维，从而提高分析问题、解决问题的能力。

2. 医院教学工作具有服务性　医疗服务始终是医院的首要任务，医院教学工作主要在提供医疗服务的过程中进行，医学生在临床学习过程中需要与患者沟通交流，将患者的症状、体征、各种临床检查和化验资料加以收集和整理，教师在服务中教，学生在服务中学，培养学生的沟通能力、服务意识与奉献精神，同时，应当尊重患者的知情同意权和隐私权，不损害患者的合法权益，为此，原卫生部、教育部联合颁发了《医学教育临床实践暂行规定》，指导医院的临床教学实践活动。

3. 医学教学工作还具有社会性　医学教育的目标是培养服务社会的优秀医学人才，将来服务对象是人，须加强沟通能力、人文道德等综合素质的培养，做人、做事、做学问，使医学生首先要做一个优秀的公民，学会处理好与上级医师、同事、患者的关系，才能逐步成为一名合格的新时期医学人才。

（熊　威）

第四节　医院教学工作与医疗、科研的关系

附属医院、教学医院大多数历史悠久，具有良好的学术氛围，在学科建设、人才培养和医院管理等有着坚实的基础，医院的规模、设备和条件也优于普通医院。

医疗工作既是医院的根本任务，也是医院生存发展的基础，与此同时，教学与科研的作用亦不可或缺。从医学发展的历史可以清晰地看到，科学研究是促进 20 世纪医学飞速发展的关键，而教学是包含在医疗和科研活动过程当中，密不可分，相互促进。

医院的教学工作可促使医疗工作规范化、正规化和标准化，使各种临床资料更为完整。教学相长，在教学活动中，临床教师需要学习理论，融会贯通，不断提高自己的知识与水平，善于思考，理论与实践结合，从而促进医院的医疗水平、学科建设和人才培养，所以，教学可以促进医疗。反之亦然，医疗可以辅助教学，医院优秀的临床教师队伍、高超的医疗技术水平是做好教学工作的根本保障。

医院开展教学工作有利于临床科研工作的开展和医学人才的培养。科学研究在新世纪医学发展中的重要性日益凸显，它离不开教育和人才培养，而良好的科研基础可以显著促进医疗和教学质量的提高，乃至引领发展的方向。

总而言之，医院医疗、教学、科研工作相辅相成，作为附属医院、教学医院，这三项任务是缺一不可的，正确处理三者之间的关系，才能使医院全面协调、可持续发展。

（熊　威）

第四章

医院教学工作的组织机构和分工

第一节 医院教学工作的组织机构

1992 年，国家教育委员会、原卫生部、国家中医药管理局颁发《普通高等医学院校临床教学基地管理暂行规定》（以下称"规定"），在印发"规定"的通知中指出："我国普通高等医学教育，尤其是以培养临床医师为目标的临床医学类、口腔医学类和中医学类专业的临床教学是重要的教学环节，新中国成立以来，各高等医学院校的临床教学基地，在医科高级专门人才培养方面发挥了重要作用。"由此可见，各级医院的教学组织机构是临床教学基地建设的必要条件，它将领导和实施由医学院校下达的临床教学任务。

一、医院

根据"规定"临床教学基地分附属医院、教学医院和实习医院三种类型，医院有承担一定教学任务的职责和义务，尤其是附属医院。

（一）附属医院

高等医学院校的附属医院是学校的组成部分。附属医院是独立法人单位，但人事、行政、组织管理仍归属学校。除了医疗和科研，临床教学工作也是附属医院必须承担的一项基本任务。附属医院的设置、规模、结构及其教学工作水平，是对高等医学院校进行条件评估的重要依据之一。目前国内许多高等医学院校已并入综合性大学，医学院及附属医院的建设也被列入了大学优秀评估的重要内容。因此，综合性大学的领导以及职能部门也必须充分重视附属医院的发展。附属医院担负的医疗、教学和科研三项任务，不仅面向社会开展医疗卫生服务，而且医学教育的临床教学主要在医院内进行，还涉及各层次人才培养和医学科学的各项研究，它不能等同于学校的其他附属单位，如工厂、校办三产等。附属医院的主要教学任务是临床课程教学、临床见习、临床实习。

附属医院应具备的基本条件：

（1）综合性附属医院应有 500 张以上病床（中医院应有 300 张以上病床），科室设置应该齐全，其中内、外（中医含骨伤科）、妇、儿病床要占病床总数的 70% 以上。口腔专科医院应有 80 张以上病床和 100 台以上牙科治疗椅。

（2）具有本、专科毕业学历的医师占医师总数的 95% 以上，其中具有正、副高级职称的人员占 25% 以上。

（3）应具有必要的临床教学环境和教学建筑面积，包括教学诊室、教室、示教室、学生值班室、学生宿舍和食堂等。

按全国医院分级标准，本科院校的附属医院应达到三级甲等水平，专科学校的附属医院应达到二级甲等以上水平。附属医院病床总数应不低于在校学生人数与病床数 1∶0.5 的比例。附属医院的医疗卫生编制按病床数与职工 1∶1.7 的比例配给。学校按教职工与学生 1∶6~1∶7 的比例配置附属医院教学编制。附属医院应保证对教学病种的需要，内、外、妇、儿各病房（区）应设教学病床，专门收治教学需要病种的患者。

附属医院直属于高等医学院校领导与管理，完成教学任务；同时，接受卫生行政部门的医疗卫生方面的业务指导。附属医院的卫生事业经费（包括经费、基建费、设备费、维修费等）由学校的主管部、委或学校所属的省、自治区、直辖市的卫生主管部门下拨，并由卫生主管部门负责解决附属医院建设和发展所需的投资。附属医院的一般教学仪器设备和按接纳每名学生 $8 \sim 10m^2$ 核算的教学用建筑面积，由学校主管部门解决。

附属医院一般应实行系、院合一的管理体制。临床医学系（院）的主任（院长）、副主任（副院长）应兼任附属医院的院长、副院长，并由学校任命。附属医院应设有专门的教学管理处、室，并配备足够数量的专职教学管理干部；医学院校的临床各科及医技各科教研室应设置在附属医院内，各教研室主任兼任临床科室或医技科室主任。近几年，由于医学院与综合性大学合并，医学院、系、医院之间的管理体制在某些学校出现不同于以上介绍的情况，有待于实践后总结。

（二）教学医院

高等医学院校的教学医院是指经原卫生部、国家中医药管理局和国家教育委员会备案的并与高等医学院校建立稳定教学协作关系的地方、部门、工矿、部队所属的综合医院或专科医院，承担高等医学院校的部分临床理论教学、临床见习、临床实习和毕业实习任务。

教学医院应具备的基本条件：

（1）综合性教学医院应有 500 张以上病床（中医院应有 300 张以上病床），内、外、妇、儿各科室设置齐全，并有能适应教学需要的医技科室。专科性教学医院应具备适应教学需要的床位、设备和相应的医技科室。

（2）有一支较强的兼职教师队伍：具有本科、专科毕业学历的医师占医师总数的 70% 以上。有适应教学需要的医德、医风良好、学术水平较高的学科带头人和一定数量的技术骨干，包括承担临床课理论教学任务的具有相当于讲师以上水平的人员和直接指导临床见习、实习的住院医师以上人员。

（3）应具有必要的教室、阅览室、图书资料、食宿等教学和生活条件。

按照全国医院分级标准，教学医院应达到三级医院水平。教学医院的教师应能胜任临床课讲授、指导学习、进行教学查房、修改学生书写的病历、组织病案讨论、考核等工作，并结合临床教学开展教学方法和医学教育研究。

教学医院原来隶属关系不变，医疗卫生、科研任务不变。各省、自治区、直辖市教育卫生行政部门要扶持教学医院的建设，并监督和检查教学质量和教学管理工作。高等医学院校的上级主管部门，应定期拨给学校专项实习经费，以教学补贴费的形式统筹拨发教学医院，用以购置一般常用教学仪器设备。学校按标准向教学医院支付学生实习经费。教学医院应修建必要的教学专门用房，按每生 $4m^2$ 核算，所需经费主要由高等医学院校的上级主管部门拨款解决，同时教学医院的上级主管部门应给予适当的投入。

教学医院应有一名院领导负责教学工作，并设立教学管理机构，配备专职及兼职教学管理、学生思想政治教育和行政管理人员。

（三）实习医院

高等医学院校的实习医院是学生临床见习、临床实习、毕业实习和接受医药卫生国情教育的重要基地。实习医院是经学校与医院决定，与高等医学院校建立稳定教学协作关系的地方、部门、工矿、部门所属的医院，承担高等医学院校的部分学生临床见习、临床实习和毕业实习任务。实习医院由学校分别向学校主管部门、医院主管部门备案。

实习医院应具备的基本条件：

（1）综合性实习医院一般应内、外、妇、儿各科设备齐全，并有能适应各种实习需要的医技科室。专科性实习医院要具备适应学生实习所必需的床位、设备和相应的医技科室。

（2）有一支较强的卫生技术队伍，有一定数量的适应教学需要的技术骨干，能保证直接指导毕业实习的住院医师以上人员。

（3）具备必要的图书资料、食宿等教学和学生生活条件。

实习医院的教师应能胜任指导毕业实习、进行教学查房、修改学生书写的病历、组织病案讨论等工作。

实习医院隶属关系、任务建设投入、管理机构等要求均与前面叙述的教学医院类同，但修建教学专门用房按每生 $2.5m^2$ 核算。

二、教育处（或科教科）

不管是附属医院，还是教学医院、实习医院，医院承担临床教学任务应由职能部门，如教育处、科教科或医教科具体管理。现在综合性附属医院的教育处，下设教务科、继续教育科、学生科等。教育处负责医学院校临床教学（主要是本科教学）、毕业后教育和继续教育的具体管理，教学业务工作则由系（教研室）安排教学小组或参加教学工作的临床医师完成。一般由医学院教学管理部门（如教务处）将教学任务安排到各专业、系（教研室），如临床医学专业内科学、外科学、妇产科学、儿科学等。然后再由系（教研室）主任将教学计划和要求下达到医院的教育处教务科，由教育处教务科再将教学任务作安排，使其能良性运作，最后下达到各临床科室或参加教学工作的临床医师。

医院教育处（或科教科）受医院教学副院长直接领导。组织实施各项教学任务，按照教学计划要求检查各临床科室完成教学任务的情况，并听取实习医师意见不断改进教学运转，不断提高教学质量。同时也主动征求临床教学人员对教学计划和学生学习情况的意见，向有关专业、系或医学院教务主管部门反映意见，以期完善教学计划的安排。教育处（或科教科）要有管理干部经常深入教学课堂、病房、学生宿舍，了解学生的学习情况和生活情况，发现问题及时解决。在管好临床教学的同时也要重视教学档案的管理，并做好教学课堂、各种教学设备仪器以及学生宿舍的管理工作，以保证临床教学的正常运转。

三、系（或教研室）

最近几年，由于医学教学改革浪潮的推动，不仅医学院校与综合性大学合并，而且专业、系也开始合并，谋求学科之间的交叉、融合，因此，许多院校设立了新的系，同时也保留某些学科的教研室。基础医学学科中，新建立解剖与组织胚胎学系、病原生物学系、生理学与病理生理系、生物化学与分子生物学系等。临床医学学科中，如内科学系、外科学系、妇产科学系、儿科学系、眼科学系、耳鼻咽喉科学系、神经病学系、精神卫生学系、中西医结合学系等。

医学院校临床教学教研室设置有两种体制。一种是在医学院校内设置临床教研室属学校相关专业或系领导。有教学任务时，带领学生到医院进行教学。无教学任务时，则到医院相应科室参加一部分临床工作，但其人事编制在学校，组织上亦由学校专业、系、教研室管理。这种体制已不多见，国内大多数医学院校临床教学人员都已归并附属医院。另一种体制是临床各系（教研室）设在医学院校附属医院内，由临床医师负责临床课程的讲课、示教和医学生临床实习。临床教学的具体安排、运转都由医院教育处（或科教科）负责。医学教学任务安排到各临床科室，任务多的科室可以专门设立相应的教学小组。根据教学任务多少，抽调临床医师定期轮换，使临床医师避免长期脱离临床，既可全面提高临床医师的教学能力，又有利于教学与临床相结合，有利于培养临床教学的师资队伍。

（周　丽）

第二节　医院教育机构的工作职责和职权

一、教学院长

医院教学工作由医学院校负责教学的院长和医院负责教学的副院长领导管理。医院教学工作必须坚持教书育人，培养学生具有良好的医德医风；坚持理论联系实际，重视医疗卫生的预防观念和群体观念教育，确保教学质量。具体职责如下。

（1）把握住医学教育的方向和要求，医院教学工作是教书育人，培养合格的医学人才。

（2）协调医院教育处与医院其他处（科）如医务处、科研处的关系，加强与医学院校及其他学院专业、系的沟通，以保证临床教学任务完成。

（3）重视临床学科的建设和临床师资队伍的培养，使临床医师的教学能力不断提高，教学与医疗、科研相结合，临床与基础相结合。

（4）负责审定系、教研室每学期任课教师，教学进度计划，教学大纲（或实习大纲）及教材、讲义，审定期末考试及毕业考试的考题。

（5）对临床教学人员的工作进行考核和评定，并对这些人员的选留、调动、晋级、进修、留学等提出具体意见，经党政联席会议讨论，报请医学院校领导审批。

（6）领导班主任和教师做好学生思想政治工作，开展适合学生特点的有益活动，使学生德、智、体、美等全面发展。做好毕业生的就业教育和就业指导工作。

（7）按规定处理学生的学籍和奖惩，提出具体意见，经党政联席会议讨论，报请医学院校领导审批。

（8）组织教学工作研讨会，交流临床教学经验。处理其他行政事务工作，包括对教师的教学课时津贴、教学用房的改建和扩建、教学仪器和设备的经费预算管理等。

（9）熟悉和了解医学科学发展的动向，医学教育改革的趋势，对临床教学改革作出前瞻性的思考，提出应对措施。

（10）抓好毕业后教育、继续教育，为医院人才梯队建设夯实基础，为医院进一步发展提供人力资源。

二、教育处

医院教育处（或科教科）在医院教育副院长领导下，以教学为中心，搞好临床教学，并实施毕业后教育和继续教育。目前，国内有的医院教育处（或科教科）也将研究生教育列入管理范围。

临床教学是教育处（或科教科）主要工作之一，具体职责如下：

（1）根据各系（教研室）的临床教学要求及具体教学条件，因地制宜，规划每学年每学期的各学制医学生的教学任务，安排好课程表及示教、见习和实习。

（2）协调各学院、专业、系（教研室）之间的教学关系，以保证教学任务顺利完成。

（3）深入教学实践，做好教学调查反馈，统计教学工作量、教学质量评估等工作，使教学质量监控机制正常运转，为临床各系（教研室）及临床医师提供教学质量反馈意见，有利于提高教学质量。

（4）做好学生成绩登记、学生品德评定、各类奖学金等奖励评审工作。

（5）加强学生就业指导：做好毕业生的推荐、见面等工作。

（6）部署教师与学生的思想政治工作及精神文明建设计划，不断提高政治、文化等素养，增强服务意识。

（7）制定和实施教育处（或科教科）提高行政管理工作水平。工作人员岗位职责，定期督促、检查执行情况。

（8）制定和实施各项规章制度，实现管理的制度化和规范化，使教学管理有序，保证医院教学任务完成。

(9) 做好安全保卫、爱国卫生等工作。

(10) 定期召开本处（或科）办公会议，沟通思想，讨论工作，安排教学进度等。

三、系、教研室

系、教研室（教学组）是医院教学的基层教学单位，它在完成临床教学任务和提高教学质量中起着十分重要的作用。在医学院校和医院的领导下，系、教研室主要把教学工作放在首位，按照教学计划，认真完成所承担课程的教学任务，进行教学改革，不断提高教学质量并努力开展科学研究，做好师资培养工作。

具体职责如下：

(1) 领导和组织执行教学计划选编教材，拟定教学大纲、教案和试题、组织分析试卷，建立试题库。

(2) 组织新任课教师的试讲、检查教案组织教学评估和检查性听课，监控教学质量。

(3) 加强课程建设，根据临床教学需要，组织编写新教材、实习指导等，以不断更新教学内容。

(4) 领导和组织制定科学研究计划并开展教学法研究，经常检查各课题的进行情况，积极开展学术活动，提高学术水平。

(5) 领导和制定本教研室师资队伍建设规划，并定期检查落实情况每学期的任课教师名单由系、教研室审批。组织对本教研室成员进行考核，作为聘任、奖惩及晋级的条件。

(6) 领导和组织住院医师的培养工作对新聘的住院医师要进行上岗培训，安排轮转培养。

(7) 领导和组织研究生、进修生的培养工作。

(8) 做好教学文件、教学资料的收集、整理和管理工作，

(9) 主持教研室会议每月至少举行一次全体教研室成员会议，讨论教研室工作中的重要问题。

(10) 系、教研室主任负责教研室全面工作可设副主任若干人，协助主任工作。根据需要还可设教学秘书、科研秘书、行政秘书，协助主任管理各项工作。

四、教师

临床教学及毕业实习是医学教育重要的阶段，临床教学的质量直接影响对医学生的医德医风培养和临床实际工作能力，而临床教师对保证临床教学质量起着关键性作用。具体职责如下：

(1) 必须强化教学意识：严谨治学，钻研业务，按照教学大纲，认真备课，写好教案，严密组织教学过程，不断改进教学方法，提高教学效果。

(2) 提高临床示教质量：加强对见习、实习学生的思想教育和业务指导，着重培养学生临床分析问题、解决问题的能力，加强学生动手操作和基本技术的训练。在临床教学过程中注意临床与基础结合。

(3) 教书育人是教师的主要职责：临床教师应该把医德教育与临床教学统一起来，寓德育于智育之中，对学生要敢于严格要求，积极引导学生德、智、体、美等全面发展。

(4) 严格教学纪律：保证各个教学环节按时按质完成，做好课程期末考试、毕业实习出科考核及综合评分工作。严于律己，在医疗工作中，发扬一切为了患者的精神，医德高尚，医风端正，医术精良，尽力解除患者病痛。注意教师的礼仪形象，言传身教，做学生的表率。

（周　丽）

第五章

医院教学工作的实施

第一节　医院教学工作的实施依据

教学医院，无论是综合大学、医学院校的附属医院，还是作为临床的教学基地、教学点，都或多或少地参与并承担着本科生临床教学全过程的工作任务。从专业培养方案的确定到培养方案的实施，直至实施效果的评价，其中的每个部分、每一环节都是医院本科教学工作的重要内容。医院本科教学目标的确定、教学工作的实施必须兼顾经济、政治、社会等多方面的因素，才能保证医院教学工作的质量，促进医院本科教学健康、稳定、可持续地发展。医院本科教学工作的实施需依据如下方面内容。

一、充分体现党和国家教育方针

教育方针是一个国家或执政党在特定历史时期关于教育的基本指导思想，它是对教育的性质、目的、任务、功能以及实现途径与要求的总方针，教育法规定我国的教育方针是教育必须为社会主义现代化建设服务，必须与生产劳动相结合，培养德、智、体、美全面发展的社会主义事业的建设者和接班人。这是制定专业培养目标，实施本科教学工作的首要依据。党的十七大对于新时期的教育方针有进一步的阐明："坚持育人为本、德育为先，实施素质教育，提高教育现代化水平，培养德智体美全面发展的社会主义建设者和接班人，办好人民满意的教育。"这又为教育的科学发展、可持续发展指明了方向。

二、充分体现我国的卫生工作方针

卫生工作方针是确定医院教学目标、实施医院教学工作的重要依据，高等医学院校培养的医学人才是为人民健康和社会主义现代化建设服务的，是我国卫生事业未来的建设者，教学工作实施的全过程应能充分体现我国的卫生工作方针。

1997 年 1 月 15 日颁布的中共中央、国务院《关于卫生改革与发展的决定》指出："新时期卫生工作方针是：以农村为重点，预防为主，中西医并重，依靠科技与教育，动员全社会参与，为人民健康服务，为社会主义现代化建设服务。"

三、充分体现社会发展和国情

由于社会经济的快速发展、居民健康意识的日益增强、人口老龄化问题日益显现以及计划生育政策的负面影响在城市的逐渐显露，再加之我国经济、卫生资源等在地域上和城乡间存在着极大差异，使社会对卫生服务实际需求发生了巨大的变化，对卫生人力的知识结构和工作职能提出了新的要求：①多层次的需求：既需要基础医疗，又要有高精尖的技术；既需要广覆盖的基本医疗，又需要满足特殊人群的特需医疗；既需要全科医生，又需要培养专科医生；既要考虑城市，又要更好重视农村。②多阶段的需求：出生、婴幼儿、少年、青年、壮年、老年、死亡是人生的自然过程，随着生活水平的提高，对生存质量也有了更高的要求，不再满足于活着，而且要活得好，活得健康，生活质量高。所以家庭病床、老人托所、临终关怀等服务应运而生。因此，在医院确定教学目标、实施教学工作时不仅要主动地去适应当前社会的需要，对卫生服务还应有长期的战略眼光，体现社会和国家的发展。

四、充分体现医学科学发展的方向

1. 学科的交叉和融合　科学技术的飞速发展，对医学科学的发展起了极大的推动作用，使生命学科从群体、个体、细胞直至分子水平的认识相继深入，促进了医学科学的高度分化和高度综合，分子生物学已经并将继续成为医学的带头学科，生物技术和生物医学工程技术将成为医学主导技术。医学与其他学科的结合日益紧密。

2. 医学模式的转变　1977年世界卫生组织提出了"生物－心理－社会"医学模式，这远远超越了生物医学的范围，出现了社会医学、行为医学、康复医学、老年医学、医学心理学等一系列现代医学新学科，从而使传统医学的对象含义发生了巨大的变化，医学服务的对象再也不只是患者个体，而是应面向具有自然属性和社会属性的社会群体，医学的含义也扩大成为预防、治疗、康复、保健四位一体的医学卫生工作新观念。这就意味着医生不仅要具有生物医学知识，还要有人文科学、社会科学、行为医学、预防医学等一系列知识。

3. 人类疾病谱的变化　疾病谱的变化要求医生具有新的知识和能力结构。随着经济发展和社会进步，我国的疾病谱发生了很大的变化。20世纪70年代末，我国死因前3位疾病是呼吸系统疾病、寄生虫病和传染病、意外伤害，到2002年，已经变为恶性肿瘤、脑血管疾病、心脏病。慢性非传染性疾病的发病率、患病率迅速上升。与此同时，一些曾经得到较好控制的传染病又有复燃趋势，而AIDS、SARS等新型疾病又威胁着人们的健康、经济的发展和社会的稳定。这一切，都是医院在确定教学目标、实施教学工作时需要加以考虑的问题。

4. 科学技术的发展　随着计算机技术的日益普及，信息高速公路的建立，医疗卫生服务的形式和内容将随之发生变化，全球性的Internet信息网络为医疗服务从单个或小范围扩大到全球性服务提供了可能，医学科学发展趋于国际化。另外，高新技术在教学中的应用使医学教学更加形象、生动，可及性更强。因此医院在教学工作实施时，应充分注意科学发展的新情况，在课程设置、教学内容、教学方法及教学进程设置时得到体现。

五、吸取国内外医学教育改革和实践的成功经验

国外的医学教育和医学教育改革历经百余年的探索，走出了一条卓有成效的实践之路。世界卫生组织早在1992年提出了"五星级医生"的概念，并于2001年和世界医学教育联合会联合推荐了涵盖"教育计划"等9大领域的《本科医学教育国际标准》。国际医学教育专门委员会亦于2002年初出台了《全球医学教育最基本要求》，在承认各国家、地区和医学院校自身特殊性的基础上强调了全球医学教育的核心内容。世界各国都不断地根据人才培养要求进行了课程体系、教学内容、教学模式、教学方法的改革，诸如疾病教学螺旋模式、PBL等教学方法应运而生。我国的医学教育的发展走过了一条曲折之路，在经历了一系列尝试和改革之后，初步确定了适合国情的医学教育发展方向，同时根据国际标准制订《中国本科医学教育标准》，成为我国本科医学教育的指南。

（周　丽）

第二节　医院教学工作的实施内容和要求

医院的教学工作几乎涵盖了本科医学教育的全部内容，有的是部分参与的，诸如：专业教学培养方案的制订、课程的开设、教学大纲的编写、课程表的编制、教材的建设及考核等；有的是全程负责的，诸如：课堂授课、临床示教、见习、实习等。

一、教学培养方案

（一）教学培养方案的基本结构

各专业教学培养方案由学校教务处组织编制，医院的部分专家作为本科教育指导委员会的成员参与相关专业教学培养方案的制订。教学培养方案一般采取以下基本格式。

（1）培养目标及培养要求。

（2）修业年限。

（3）课程设置。

（4）指导性修读计划。

（5）必要的说明。

（二）基本内容

各种专业的教学培养方案应明确反映以下基本内容。

1. 培养目标　指出本专业在德、智、体、美应达到的要求，以及本专业应掌握的基础理论、专业知识和实际技能，明确培养层次。

2. 学制　我国现行的本科医学教育学制分为普通学制，包括5年和6年（针对留学生的MBBS）和长学制，包括7年和8年。学制的长短一方面取决于培养对象及其培养目标，另一方面又取决于社会对医学生的需求。

3. 课程设置　课程设置是教学培养方案中的实质性内容，是教学培养方案的重要组成部分。

4. 课程开设顺序　高等医学各专业课程的开设要保持一定的顺序，以保证教学有计划有顺序地进行。目前我国医学专业教育多采用公共基础课、医学基础课、临床基础课、临床医学课的顺序排列，也有部分学校在长学制学生的教育中尝试以临床问题或以系统器官为引导的整合式教学模式。

5. 教学学时数的分配与安排　时数的分配应该是根据培养目标的需要和各门学科的教学任务、教学要求来设定，它包括每门课程的总学时数、理论授课和临床示教的比例、每学期、每周的学时分配与安排。

（三）教学培养方案的类型

医学院校的教学培养方案主要有以学年为基础的培养方案和以学分为基础的培养方案。

1. 学年制教学培养方案　目前我国大多数医学院校采用的是此类培养方案，其特点是：

（1）专业年限十分严格，一般学生都按期毕业不能提前毕业。

（2）所有课程都严格分布在每个学期中，按照学期授课，顺序严格，不能更动。

（3）每门课都有严格的学时，学生必须按照学时上课，不得缺课。

（4）考核成绩多以百分制计，学完每学期规定应修课程，成绩合格，修业期满，即可毕业。

2. 学分制教学培养方案　学分制教学培养方案的主要内容与一般教学培养方案大致相同，特别是培养目标、培养要求、主要课程、修业年限都是根据国家颁布的专业目录的要求，根据各校的具体情况制订的。但同时具有其自身的特点：

（1）弹性制：相比于学年制，其在年限、课程、教学进程，随学生个体的差异有伸缩、调整。

（2）学习年限：对每个专业的学制是固定的，但对学生具体的学习年限可小于学制年限，也可长于学制年限，只要修习完规定的学分，就可毕业。具体年限各校不一，但一般最短和最长有一定限制。对于第二专业的学生更是不受该专业教学计划的学制限制。已学过的课程并获学分者，这些课程皆可免修，其他课程完成规定应获得的学分即可毕业获得证书。

（3）课程设置：必修课是固定的，选修课程门数超过学生选择课程门数的数倍，应分成若干课程群。一般医科分为以下七群：①思想政治和德育教育课程群。②体育、军训教育课程群。③社会、人文课程群。④公共基础课程群。⑤医学基础课程群。⑥专业基础课程群。⑦专业课程群。

（4）课程进程：学分制教学培养方案中也有课程进程，如5年制的学制专业，基本是在5年中学完所有的课程,可按期毕业。但是具有弹性,学有余力的学生可以不受学期课程的限制超前,跨学期、跨学年选课;相反另一些同学可以滞选课,当然必须遵照先基础后专业的顺序选课学习,循序渐进。在课程的开设上,由于有免听重修等选择,为了方便学生选课,一些主干课程会全学年开课,所以在学分制培养方案的执行过程中并不是单纯按教学课程进程来严格地按学期开设课程。

(5)学时:学分制培养方案中学时是作为计算学分的依据,如理论课,每周 1 学时为 1 学分,一般标准学期上课 18 周,18 个学时为 1 个学分。学分制对学生实行自由听课,因此只要能真正掌握规定的知识,通过严格的考试合格即获取学分与成绩,不一定要严格地按学时听课,所以在一定程度上淡化了学时。当然重要的实践性教学环节学生不得缺席,必须严格按学时进行学习。

(6)成绩考核:学分制中成绩考核结果,除有百分制成绩或绩点外,同时计算记载课程、学期、全部学业的绩点,完成学业的标志是在量上要修满规定的学分及课程群的学分,以及达到规定的平均绩点。

二、课程设置

狭义的课程指的是一门学科,广义的课程是指实现培养目标而规定的所有学科,以及这些学科在教学计划中的地位和开设顺序的总称。世界各国的医学课程,大体上分为公共基础课、医学基础课、临床基础课和临床医学课四大类(或将后两类合并为一类)。课程是实现培养目标的重要手段,是教学活动的重要内容,也是全面提高学生综合素质的重要途径,所以,课程改革是教学改革的核心。在本科医学教学中,医院的教师可以单独或联合申请开设课程,而课程是否开设,课程性质的最终是由本科教育指导委员会根据学科发展和人才培养目标予以审定。

(一)课程设置要体现培养目标

面向 21 世纪的高等教育应培养高素质、具有很强获取知识、运用知识能力的开拓性、创新型的医学人才,既要重视知识的传授,又要重视能力的培养,同时要求基础扎实、宽厚、知识面广,适应性强,这是医学科学高度分化又高度综合的发展要求,是医学模式转变的客观需求,是人才更好适应未来社会的需求。

(二)医学课程模式的分类

根据 WHO 和美国伊利诺斯大学医学教育研究中心报告,医学教育的课程模式(curriculum model)可分成三种类型,即以学科为中心的课程(subject centered curriculum)、整合性课程(integrated curriculum)和以能力为基础的课程(competency - based curriculum)。

1. 以学科为中心的课程 就是传统的课程设置(表 5 - 1),分三大"板块"(公共基础课、基础医学课、临床医学课)、三段式(先基础,后临床,再实习)方式,很多医学院校均采用此种模式。此模式历史悠久、系统性好,但它是以"生物医学模式"为基础的,它强调了学科系统性、完整性,忽视了整体统一性;重视了生物性,疏漏了社会性、心理性,使基础课程和临床课程脱节。使学生的思维方式和创造力受到了一定的限制,不利于学生综合能力的培养。在课程编排上容易造成三多三少的局面:必修课过多、选修课过少;课堂教学时数过多、学生自学时间过少;专业课过多、基础课过少。

表 5 - 1 传统的课程设置

	体育	有机化学
	英语	动物学
公共基础课程 1~2 学期	高等数学	计算机应用基础
	物理学	生物学
	基础化学	
基础医学课程 3~5 学期	医学伦理学	免疫学
	系统解剖学	病理解剖学

	组织学与胚胎学	局部解剖学
基础医学课程 3~5 学期	生理学	病理生理学
	微生物学	药理学
	寄生虫学	
	影像诊断学	法医学
	诊断学	眼耳鼻喉科学
	内科学	神经病学
临床专业课程 5~8 学期	外科学	医学心理学
	妇产科学	精神医学
	儿科学	肿瘤学概论
	传染病学	口腔科学
	中医学	皮肤病学

2. 整合性课程　许多国家从"生物－心理－社会"医学模式的角度对课程体系的设置进行了改革，按照整体优化的原则，规划、设计新的教学内容和课程体系，通过重组课程，加强不同学科之间的交叉和融合。对课程结构按照淡化专业、强化课程、拓展基础、更新内容、重视实践、适应社会的思路进行重新整合，有横向和纵向两条线。横向整合——基础学科之间、临床学科之间按器官系统整合；纵向整合——基础与临床之间按临床专题整合，组成一些新的课程进行教学。综合性课程的特点是基础与临床联系紧密，教学方式比较活泼。但系统性差、教学难度大。其改革的目标为：

（1）鼓励学生按设定的教学目标进行独立学习并提供更多的自由支配时间。

（2）减少课时数，让学生进行主动的、独立的解决问题的学习，并提高实际工作能力的锻炼和培养。

（3）测试和评价学生的分析问题、解决问题的能力，而不是记忆能力。

（4）把基础课程和临床课程有机结合起来。

（5）鼓励学生选修拓展知识的选修课。

整合性课程的改革又分为：

（1）器官系统模式：其特点是打破传统的学科界限，将不同学科的内容，按人体器官系统在"正常"与"异常"的水平上作横向整合，组成跨学科的整合课程（图5-1）。

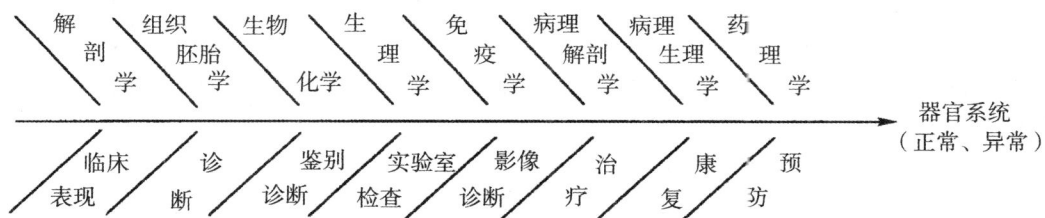

图 5-1　器官系统模式

（2）问题引导模式：以问题为引导的医学教学模式，是根据医学是一门整体性、实践性很强的科学的特点，通过部分打破学科界限，早期接触临床，结合社区医疗、家庭病房、社会实践等，精心设计一套问题，让学生通过自学、讨论和实践相结合的教学，培养寻找、掌握和运用知识解决问题的能力。

荷兰林堡大学医学院是世界上坚持以从医疗实践中精选出来的大量病例和问题组织教学取得显著成效的医学院校。它的主要做法是将每学年分成6段，每段6周。每段围绕不同的专题如炎症、肿瘤、发热、失血等进行教学。每周围绕一个专题上2次课，讨论2个病例，讨论时学生可以自由提问、回答，教师进行启发式诱导。其余时间学生自学。

（3）以哈佛医学院为例的课程体系改革——核心课程、选修课程、必修课程的设立（表5-2）：

20 世纪 80 年代初，美国哈佛大学医学院委员会提出了核心课程（core course）这一概念，核心课程目的是培养学生的智能和思维方式，通过核心课程的学习，学生可以了解获取知识、运用和分析知识的方式和手段。通过不断论证，最后确立了十个方面的课程为核心课程范围。核心课程为学生奠定一个广博的基础，为学生的专业学习提供认识问题分析问题的角度和方法，同时也为学生选修其他课程提供一定的参照。选修课为学生在专业课和核心课的基础上进一步发展其兴趣，更广泛地接触新的领域；核心课和选修课同时为学生选择专业提供指导；专业课也在一定程度上限定了学生选修课和核心课的范围。

表 5 - 2　哈佛大学医学院的核心课程

历史研究	1. 对历史第一手资料的研究 2. 对历史第二手资料的研究
文学艺术	3. 文学作品 4. 视听艺术 5. 文学艺术所产生的文化背景研究
科学	6. 物理科学 7. 生物环境科学
	8. 外国文化 9. 伦理思辨 10. 社会分析

传统医学课程模式和整合性医学课程模式比较见表 5 - 3。

表 5 - 3　传统医学课程模式和整合性医学课程模式比较

传统的医学课程模式	整合性医学课程模式
缺点： 以传统学科为基础 学科界限分明、形态、功能、正常、异常分离 医前期、临床前期、临床期分期明显 课程门数多、学时高	优点： 按器官系统或以问题为基础 打破学科界限、促进课程融合 教学内容精简、不重复 促进学生自主学习能力的培养
优点： 系统性、循序渐进性好，能够保证教学质量 教师专业与课程一致，易完成教学 与中学的教学体制相同，学生易适应	缺点： 课程结构不稳定 教学组织难度大 教学效果不肯定 难以被大多数学校接受

3. 以能力为基础的课程　这种课程的特点是根据教学任务和教学目标，确定被培养者应具有的能力，再具体制定培养方案。这种模式目标明确，课程灵活。

三、教学大纲

课程教学大纲是按照专业教学培养方案的要求，根据课程在培养方案中的地位、作用及其性质、目的和任务规定课程内涵、教学要求、体系和范围的纲要。教学大纲是实施教育思想和教学培养方案的基本保证，是进行教学、考核和教学质量评估的指导性文件，也是编写（制）教材的依据。临床课程教学大纲的编制是医院参与、实施临床教学工作的重要一环。

（一）制定课程教学大纲的基本原则

1. 符合教学计划的要求，体现培养目标　教学大纲对教学内容的选定，首先要考虑专业目标的要求，并考虑学科自身的特点。大纲是以学科的科学体系为基础的，必须保持学科体系自身的系统性与完整性，并考虑课程体系的目的性和特殊性。要在实现教学培养目标的总前提下，辩证地处理好课程体系与学科体系的关系，注意教学计划中各门课程间的相互联系，既要相互衔接，又要避免遗漏与重复。

2. 有高度的科学性、思想性和实践性　教学大纲应能及时地反映科学研究的最新的进展，贯彻理论联系实际的原则，重视理论知识在实践中的运用和技术训练。

3. 按学科体系和教学法特点　教学大纲的编制既要符合课程的科学体系，又要接受教学原则的制约，遵循由易到难、由简到繁、由浅入深、由点到面循序渐进、由各论到总论的认识规律，并在此基础上科学合理地选择教材，编排教授顺序。

4. 贯彻"少而精，求实效"的原则　教学内容要以必需、够用为度，突出重点。教学大纲的编制应考虑学生的接受能力和学习负担，使编制的教学大纲既切合培养目标的要求，又符合学生的接受能力。

（二）教学大纲的内容和格式

教学大纲应包括大纲说明、讲课与示教（见习）的学时分配，教学内容和教学要求三个部分。

1. 第一部分：大纲说明

（1）课程的性质和任务。

（2）与相关课程的衔接、配合、分工。

（3）课程的教学基本要求。

（4）教学内容的重点。

（5）教材选编的原则和依据。

（6）教学方法和教学形式建议。

（7）课程教学要求的层次：根据课程的性质对教学内容作不同层次的要求。例如：有关定义、临床表现、诊断、鉴别诊断、治疗等内容可按"掌握、熟悉、了解"三个层次要求，并要注明不同教学层次所对应的要求。

2. 第二部分：讲课与示教（见习）的学时分配　列表说明讲课内容、各章节理论课学时数、示教（见习）学时数。

3. 第三部分：教学内容和教学要求　本部分是教学大纲的核心部分。它具体规定教学内容的范围、深度及其体系和结构，提出在基本理论、基本知识、基本技能（尤其是实习环节）、创造能力的培养和医学伦理等方面不同层次的教学要求。

（1）教学内容：教学内容是指按本学科教学单元（也可以按章节顺序）列出的知识点。知识点要使用陈述句来表达，避免出现疑问句。除学术上有争议的知识点外，一般不必展开叙述。如需要指出的教学重点或难点，可列在教学内容后面注明，或者在知识点中标记特殊的符号。

（2）教学要求：教学目的与要求要明确、具体、层次清楚。

（3）复习思考题和参考资料。

以上所述为教学大纲的一般模式和基本内容，个别课程的教学大纲也可根据学科的特点，采取适当形式编写。但不论采取何种编写格式，三部分基本内容必须得以体现。作为教学指导性文件，教学大纲必须明确、扼要、层次清楚，切忌烦琐、冗长。

（三）制定教学大纲的一般步骤

（1）根据教学培养方案规定的培养目标、规格，结合社会需要，由开课的系（教研室）负责人组织所开课程教学大纲的编制。

（2）由相关专科的专家在总结教学实践经验、广泛征求各方面意见的基础上，形成各教学章节的教学大纲。

（3）由开课系（教研室）负责整合，形成该课程教学大纲初稿。

（4）通过教务处递交本科教育指导委员会审核后施行。

（5）教学大纲要在教学实践中不断充实，适时修订，日臻完善。

教学大纲的修订工作需教务处批准后方可进行，以保证教学大纲的严肃性和稳定性。

四、课程表、进度表

编排课程表和进度表是教学运行管理的重要环节，是医院教学工作的重要内容。它是教学培养方案在一个学期中具体执行的工作时间表，也是把一个学期的教学计划中所规定的各项教学任务落实到人的教学管理文件。

（一）课程表

课程表的主要功能就是合理组织教学过程的时间、空间和人力，是教学过程的总调度。科学地编排课程表是医院教学工作正常运转，稳定教学秩序的保证。

编排课程表应符合以下原则：

1. 有利于提高教与学两方面的效率 课程安排可运用单科突进和全程安排相结合的方法，但要注意课程间的相互联系及循序渐进的规律，如诊断课程应先于其他临床课程安排。注意上下午的排课内容，一般来说早上精力充沛且医院病区工作繁忙，宜安排理论授课，下午多安排临床课程的示教（见习）和讨论及讲座等学术活动；同一门课程间隔安排，如排周一、周三、周五，这样有利于学生预习和复习；还应周密考虑选修课的时间安排，不要发生冲突。

2. 有利于教学设施的充分利用 课程表安排合理，既要考虑提高教室、示教室、教学设备等的充分利用，减少闲置和浪费，充分发挥最佳效益，也要注意教学条件的有限性。如临床示教（见习）分组人数，既要考虑教学质量，又要考虑患者耐受。

3. 有利于教师的医疗、教学、科研的全面安排 临床课程的授课教师均为临床医师，他们身兼医疗、教学、科研工作，课程表的合理安排，有利于医生合理安排工作。临床教学课程表的编排由教学管理部门（教育处或科教科）来完成，在编排前要充分征求各系（教研室）、临床科室的意见，临床教研室不同于其他教研室，其工作的开展要结合临床工作的情况，要充分注意临床教学的特殊性，要尽可能方便医生和患者，避免医疗、教学、科研工作的冲突，课程表初步排定后，要进行一次全面检查，尤其要注意几个专业同时开设课程，避免冲突。课程表一经排定，不得轻易变动，力求稳定。

（二）进度表

各门课程的进度表是该门课程进度的具体工作表，是把一个学期教学计划中所规定的各项教学任务落实到人的一种教学文件，其制定由教研室来完成。步骤为：

（1）按教学计划和教学大纲要求制定授课内容和示教（见习）内容。

（2）将授课内容编排在课程表规定的日期、星期、节次中。

（3）参照授课内容相应编排示教（见习）内容，注意不要超前，要紧接其后。

（4）将教学任务合理安排给有关教师，注意整门课程的授课教师职称比例，要适当考虑新的师资力量的培养。

（5）检查不同专业同一课程授课教师情况，避免发生冲突。

（6）教师和学生人手 1 份，并在教育处备案。

五、教材建设

教材是体现教学内容和教学方法的知识载体，是学生获得知识、训练智能和发展智能的主要工具，也是教师进行课程教学的基本依据。从广义说，教材是指课堂上和课堂外教师和学生使用的所有教学材料。

教材建设是高等医学院校的一项重要建设任务，是进行教学研究，深化教育教学改革，全面推进素质教育，培养创新人才的重要保证，当然也是医院教学工作的重要内容之一。

（一）教材的分类

（1）按用途分教科书、教学辅助教材、教学参考书等。

（2）按载体形式分文字教材、电子教材、实物教材（教具等）等。

（3）按编写性质分规划教材、一般教材、自编教材等。

（二）教材建设的原则

1. 坚持改革，促进发展　教材规划的制定要更新观念，立足改革。教材改革要反映教学改革的成果。教材规划要以新的专业目录为依据，要破除一本书教师教到底，学生学到底的教学模式。教材要适应多样化的教学需要，正确把握新世纪教学模式、教学内容、教学方法和课程体系的改革方向，为教学改革提供坚实的保障。在选择教材内容和编写体系时注意体现素质教育和创新能力与实践能力的培养，为学生知识、能力、素质协调发展创造条件。

2. 突出重点，保证质量　教材建设仍然要把重点放在抓好公共基础课、专业基础课和专业主干课的教材建设；特别要注意选择并安排一部分原来基础比较好的优秀教材，如面向 21 世纪的教材，逐步形成精品教材；要提倡并鼓励抓好体现新世纪教学内容和课程体系改革成果的教材，解决整合式教学急需填补空白的新教材，要通过专家论证，遴选高水平编者。对质量好、填补学科空白的新教材，要予以奖励。

3. 扩大品牌，合理配套　为适应全面推进素质教育的需要，必须扩大教材品种、实现教材系列配套。同一专业的基础课、专业基础课、专业主干课教材要配套；同一门课程的基本教材、辅助教材、教学参考书也要系列配套。有条件的应做到文字教材与电子教材同时规划，协调发展。同时，为了提高教学质量，也要注意适当安排教学指导书等教师用书的编写与出版。专家组织要从教材配套出发，设计好选题，处理好教材统一性与多样化，基本教材与辅助教材、教学参考书，文字教材与软件教材的关系。

4. 依靠专家，择优落实　在制定教材规范时要依靠各专业（课程）教学指导委员会的专家在调查研究本专业（课程）教材建设现状的基础上提出规划选题。要注重教材编者的梯队建设，在落实主编人选时，要引入竞争机制，通过申报、评审确定主编。书稿完成后要认真实行审稿程序，确保出书质量。

（三）教材的选用

教材的选用必须按照教学培养方案、培养目标和课程设置的要求，并结合教学改革的实际情况进行。在选用教材时要充分考虑教材的思想性、科学性、系统性、先进性、适用性和相对稳定性。

六、备课与试讲

（一）备课

备课是教师总结和交流教学经验、熟悉教学内容、提高讲课技巧、保证临床教学效果的重要手段，教师进行理论授课和示教（见习）课前均要进行备课，可以个人或集体进行。

1. 备课的目的

（1）熟悉课程内容和课程要求。

（2）确定教学形式。

（3）安排教学进程。

（4）选择和准备适当的教具。

2. 备课的步骤

（1）培养：教研室对即将参加教学的教师应及时给予培养，安排他们听老教授讲课，参加带教工作等，熟悉教学情况，学习讲课技巧等。

（2）熟悉教学文件：教师接受教学任务后，首先要阅读有关教学文件：教学培养方案、教学大纲，明确所授课程在专业中的地位和作用。

（3）熟悉讲课内容：先浏览教材，了解教材的整体性，再钻研讲课有关内容，并翻阅相关的参考书，查找教学资料（病历、图谱、录像、教学光盘等）以增加讲课的生动性，掌握最新的进展和研究方向及时补充到讲课内容中去。如讲课内容无成型教材，应及早编写。对于刚使用新教材的课程，特别要注意新旧版本的不同之处。课前要先了解学生学习的基本情况，做到心中有数，充分准备。

（4）编写教案和讲稿：在阅读教材和参考书的基础上编写教案和讲稿，教案包括本次讲课的对象、内容、重点、难点、时间分配、教具、教学方法等。讲稿则是该次上课具体的内容。教案和讲稿对于初次上讲台教学经验不丰富的教师来说尤为重要。

（5）确定讲课的方式：根据上课的内容，选择课堂授课、讨论、观看录像（VCD、DVD）教学片、参观、示教（见习）何种教学方式，正确地选择教学方式能起到事半功倍的效果。

（6）选择、制作适宜的教具：包括模型、患者、幻灯片、Powerpoint、视听教材、计算机课件等。

（7）教研室集体备课：教研室集体备课应形成制度。①开学前集体备课：为使教学工作有条不紊地进行，要抓好开学前的集体备课工作，布置本学期的教学任务，落实到每位教师，确定每位教师的讲课内容和范围，避免重复或遗漏。②学期间集体备课：交流备课情况，讨论和解决教师在备课时出现的问题，并及时反馈听课情况和学生意见、建议，可请有丰富教学经验的老教师一起参加。③期末时集体备课：总结本学期的教学工作，并为下学期的教学做准备。

（二）试讲

试讲是年轻教师初上讲台前必须经过的一环，也是师资培养的重要手段，一般由相关系（教研室）或医院教育处（科教科）组织。通过试讲可以让年轻的教师掌握必要的授课技巧、克服紧张情绪、发现并根除自身在授课中的顽疾，逐渐成长为一名有经验的临床授课教师。

1. 试讲的目的

（1）进一步熟悉并掌握授课内容。

（2）及时发现授课中的问题，掌握必要的授课技巧。

（3）克服不适宜、怯场等紧张情绪，提高讲授效果。

（4）培养年轻教师，完善教学梯队。

2. 试讲的步骤

（1）初次安排承担理论授课的教师按照培养目标、教学大纲的要求，参照教材编写教案。

（2）在熟悉了讲课内容后，向科室申请在科内预讲。

（3）通过科内预讲后，由科室向相关系（教研室）或医院教育处申请试讲。

（4）相关系（教研室）或医院教育处聘请专家，安排试讲。

（5）由专家组对其试讲课情况进行评价，提出建议，并最终判断其能否通过试讲。

（6）通过者可正式进行授课，不通过者改进后可继续申请试讲。

（7）连续两次未通过者，两年甚至多年内不得再申请试讲。

七、理论授课

理论授课是当前我国高等医学教学中最主要的授课形式，是理论教学的主要环节。随着本科医学教学改革的深入，许多新的授课方式应运而生，理论授课也被划分为传统的理论授课方式和新型的理论授课方式。

（一）传统的理论授课方式

传统的课堂授课是以老师为主角，采用讲和听的形式，通过老师讲的形式把知识灌输给学生，学生是被动地接受知识。这种授课方式有利于知识点的传授，但教学效果有赖于授课教师的授课水平、学生的接受能力，且不利于学生自主学习、分析问题、解决问题和创新思维能力的培养。

（二）新型的理论授课方式

1.“三明治”式授课　三明治式授课就是“授课＋自学＋授课”，它是对传统理论授课的一种改良，强调了学生的参与。对于临床课程来说可选择总论和部分各论已讲完的其他各论内容，如《内科学》中肾病总论、肾小球疾病等内容已上完课，可以尝试改变“肾盂肾炎”的上课方法。教师可提前几分钟时间将“肾盂肾炎”章节的要点、重点和讨论引导题介绍给学生，指导学生根据要点和讨论题掌握自学内容，学生可个人或自由分组自学，再班级讨论来强化自学内容，最后由教师总结。随着课程的进行，自学讨论次数的增加，可逐步培养学生根据教学大纲自己提出教学要点和讨论题，自己去把握自学内容的知识要点。这种学习方法，可以培养和提高学生自学能力、敢于发表意见的能力和相互交流、相互学习的精神。

2. 交流学习论文或读书报告　对于某些教学难点内容，或是因学时所限不能在课堂上深入展开的内容，可以列出几个专题供学生从中选择自己比较感兴趣的题目，在课外时间通过查阅文献、自学教材、请教高年医师、到病房直接寻找相关病例等方法写出学习论文或读书报告。教师批阅后选出优秀论文在一定场合进行交流，并可请来这几个方面的专家进行补充讲解。同时也可对学生论文进行评比，给予奖励。通过这种方法提高学生利用文献资料学习、撰写综述的能力和表达能力，并培养他们经常利用各类资料主动了解医学界的现状和发展方向的观念和能力，并能从中抓住敏感和热点问题，为今后从事科研工作打下基础。

3. 组织讲座　组织学生上讲台开设知识讲座。让学生自由组合分成若干学习小组，导师分组指导学生如何选题和组织讲稿，选题时注重内容的科学性、先进性、知识性和趣味性。确定题目后，学生自己开会分工布置任务，查阅资料，集体组稿，并由一位学生主讲。届时可请教师作点评，也可请全班同学作评委打分，评出"最感兴趣奖""内容最丰富奖""最佳表达奖""最佳组织奖"等单项奖，并给予精神和物质上的鼓励。这种教学方法能提高学生的学习兴趣，感觉学有所用，也能培养学生的团队协作精神，其表达能力、查阅文献能力等也会得到很大的提高。

4. 开展主题讨论会　主题讨论会可以是病例讨论会、临床思维讨论会。对于临床医学生的培养来说，不仅要培养他们掌握医学知识的能力，也要培养他们的临床思维能力，提高临床诊治疾病的水平。参加的主要对象为进入临床课程学习和实习的医学生。方法为：制定出教学目标，确定讨论内容，并编写教材。由副教授以上医师主讲，并邀请1~2位高年学生或研究生作助手一起协助主持，就某个专题进行讨论，如呼吸困难鉴别诊断的临床思维讨论、药物治疗的临床思维讨论等，并事先列出讨论要点告知学生做准备。这种授课方式穿插于临床实习过程中，紧密结合临床实践，有助于学生正确临床思维方式的养成，提高他们临床思辨能力。

5. PBL（problem – based learning）　以问题为基础的学习方法，20世纪60年代开始试行，目前已成为国际上较流行的一种教学方法。主要操作如下：

（1）编制教案：先找出要学生掌握的重要问题，每个问题由不同学科的教师合作写成一个PBL案例并确定该案例特定的学习目的。

（2）授课形式：8~15人为一小组，由教师组织讨论。

（3）学习方式：以一个实际（或模拟）的临床问题为起点，由此问题带出一系列相关的基础知识和临床技能方面的问题。学生在归纳出必须知道的有关问题后，即分头到图书馆或Internet网上查阅有关的参考书和文献，寻找答案。学生再次碰头时，各自把自己查到的结果与众人共享，互相补充，最终得到各个问题的满意答案。

（4）教师角色：在整个辅导过程中，其作用不是给学生提供参考答案，也不是回答学生的提问，而是启发学生的思考，引导学生提出问题，控制学生讨论的范围和时间，指导学生如何去查找有关问题的答案，记录各学生的表现，以便明确不同学生的弱点并给予相应的帮助。

6. 计算机、多媒体技术辅助教学　现代技术的飞速发展，特别是计算机的普及和应用，也给医学教育提供了先进的教学手段。观看一部内容丰富、声像俱全、制作精良的临床教学录像片、VCD和DVD片等，远远比上一堂枯燥单调的理论课效率高、效果好。所以可以多借鉴此种方法来进行教学。特别是一些大型的综合性医院中很少见的疾病如血吸虫病、狂犬病、猩红热等，这些片子更是好帮手。它也特别适用于口腔学、眼科学、耳鼻咽喉科学等操作视野小的学科的教学。

（三）新型理论授课方式的优点

（1）可以带动医学教学中其他各项教学环节的改革，并使之不断深化，从而尽快促进人才培养模式从知识继承性到知识创新型的转变。

（2）实现学生在学习中的角色转换：可使学生由配角到主角，由被动学习到主动获取知识。教学方法的改革不仅要使学生形成主动学习的态度，更要教会获取知识的方法，这对他们终生学习有极大的帮助和影响。

（3）转变教师的职责和角色：应使老师由单纯的传授知识转变到在传授知识的同时重点培养学生的能力和素质。

（4）提高了学生的综合能力和素质。

（5）提高了教学工作水平：新型的理论授课方式特别是 PBL 教学，对师资队伍提出了更高的要求，教师上课不只是知识的传授，更要注重学生能力的培养。教师的备课不能只局限于书本上的内容，而需要有扎实的基础知识和广博的临床知识，这样在给学生上课时才能游刃有余，给学生以更多的指导和帮助。

八、实验室教学

在教师指导下，学生借助于仪器、实验用品及其他专门设备，通过实验课来完成教学。学生通过观察和独立操作，获得感性知识和操作技能，不断提高医学生的独立分析问题和独立解决问题的能力。

（一）实验课根据其目的分为三种

1. 演示实验　通过演示实验引导学生认知尚未认识的新的知识，由教师进行操作或示范，或观看录像、VCD、DVD 等进行。可自成一课也可结合课堂授课同时进行，便于理论知识的理解和掌握。

2. 验证实验　学生先从书本或教师的讲授中获得理论知识，再做实验，从而巩固、加深和再认识所学的理论知识。

3. 设计性实验　这类实验能够探索新的知识，以培养学生初步的科学研究能力、创造性思维的一种方法。包括方案的设计、仪器的选用、实验的操作、结果的分析等。

（二）临床阶段的实验课

根据培养方案，进入临床学习阶段的医学生，实验课程较少，一般为《诊断学》中的实验诊断的实验部分，《外科学》中的动物实验部分。

1. 实验诊断实验　医学生通过实验诊断的实验课程了解医学检验工作的情况，了解血液、尿液、粪便、体液、骨髓等标本的采集，掌握实验诊断项目的适应证，并能准确阅读化验报告，结合临床分析化验结果。

2. 动物实验课程　主要是通过消毒、打结、切开、止血、结扎、缝合和拆线等实验内容使学生对无菌观念有较深入的理解，学会正确使用手术基本器械，并能较熟练地掌握胃穿孔修补术、阑尾切除术、脾切除术等基本手术操作，为今后的临床工作打下基础。

九、临床示教与见习

（一）临床示教

临床示教是教学工作的一个重要环节，是医学生从课堂进入病房的第一堂课。临床示教中，医学生第一次穿上白大衣，第一次进入病房或门诊，第一次接触患者，会对临床工作产生新鲜和好奇感，教师应抓住时机及时培养和引导，所以带示教教师的知识水平、带教能力、医学伦理素养尤为重要，它将可能对医学生今后的行医产生很大的影响。在临床示教过程中，医学生通过对患者的接触，对其今后职业的认识可能发生一个质的飞跃。

1. 临床示教的目的和意义

（1）将理论知识应用到实践，巩固所学的知识，扩大知识面。从书本知识到临床实践有一段很大的距离，通过临床示教可以加深对临床知识的理解，用基础知识解释临床现象能提高对疾病的发生、发展及转归全过程的认识。

（2）逐步培养临床思维能力。

（3）训练临床技能，注重病史采集、病历书写、无菌操作及体格检查等基本功的培养训练。

（4）学习怎样与患者交流，学会尊重患者及其家属，以极大的耐心倾听患者及其家属的陈述并予以足够的重视。

（5）树立良好的医学伦理观念。

2. 临床示教的安排

（1）内容的安排：示教内容的安排要根据教学大纲的要求并结合医院的教学条件来进行，内容编排上要与授课内容相辅相成，有利于理论知识的巩固与加强。

（2）病例的选择：根据教学内容选择典型的病例，示教前要与患者进行沟通，取得患者的同意和配合。

（3）带教形式：①床旁示教：锻炼学生与患者交流及病史采集、体格检查等基本功，并适时加以指导，熟练各项基本临床技能。②门诊示教：熟悉某些常见病的诊治流程，学习医患间的交流。③病例讨论：通过对典型病例的讨论，促进理论与实践相结合，逐步培养临床思维。④电子教材：通过视听教材或计算机软件进行生动形象的教学。

（4）临床带教老师的安排：医德、临床思维和基本功构成了临床带教老师的三大要素，带教老师正确的言传身教是保证整个医学教育质量的一个不可忽视的环节。

一名带教老师应当首先成为医德的表率，不仅要身体力行为学生提供医德的榜样，还要经常启发学生设身处地地替患者着想。另外，一名优秀的带教老师还应注意对学生的临床基本功进行传授、指导、训练和考查，注意对学生正确临床思维模式的培养，避免替代学生思维，将现成的结果告诉学生，应多给学生以思考机会。

（二）临床见习

临床见习是临床实习的前奏，作为临床示教和毕业实习之间一个临床实践的过渡阶段，通过这一阶段的教学，使学生初步熟悉内科、外科实习医生的工作内容、工作方法和工作职责。熟悉医院的规章制度和医务人员的道德规范，为临床实习打好基础。

1. 临床见习的科室　选择临床见习的科室可以根据教学大纲的要求和医院的条件来选择，一般可安排在内科、外科等二级学科进行，时间安排根据教学大纲要求。

见习期间要遵守医院的规章制度和医生的道德规范，完成见习计划规定的要求，并接受带教老师的考核和评分，可按"及格"与"不及格"计分，"不及格"者不能参加临床实习。

2. 临床见习的内容及要求　掌握病史询问及体格检查方法；学会常用检查项目、病史、病情变化的分析；掌握医疗护理技术，如测量体温、测量血压等；学会书写基本的医疗文件，如完整病史、病程记录等；见习常见的诊疗技术，如骨髓穿刺、腰穿、伤口换药、拆线等；掌握消毒隔离等方法。

3. 临床见习带教老师的安排　在病房大组长的领导下，制定一位高年住院医生负责具体的教学计划，病区内各级医护人员共同承担完成教学带教工作。

（三）床边教学

床边教学是一种特殊的临床示教和临床见习的形式，它是将临床示教和实习的时间合并同时用于某课程临床教学的临床见习模式，目前被许多医学院校所应用。它具有如下特点：

（1）临床见习与理论授课同时展开，一般上午安排见习，下午安排理论授课，有利于学生理论联系实际。

（2）学生以 6~8 人为一组，由专门的老师负责带教，进行病史询问、体格检查、病史书写、病例讨论及换药、穿刺等学习和操作，带教更具系统性，为成为一名合格的临床实习生做好充分准备，且小组学习气氛浓厚。

（3）床边带教一般都采取 PBL 等教学方式，有利于激发学生的能动性和自主学习的能力。

（4）床边教学的考核以学生的参与和表现情况为依据，强调过程评价，结果更具参考价值。

十、临床实习

医学生的临床实习阶段是理论应用于实践并在实践中提升、全面训练临床能力的关键时期。实习教学质量对学生毕业后能否成为一名合格的临床医生及对下一期能否接受更高、更深、更新的知识或技能均产生直接及潜在的影响。2008年，随着原卫生部、教育部《医学教育临床实践管理暂行规定》的颁布实施，各医院对于本科生临床实习的管理又有了进一步的规范。

（一）目的要求

毕业实习是医学教育过程中一个重要的学习阶段，要求学生完成各个学科的轮回实习，紧紧围绕着临床实践能力这一目标，从复杂而广泛的临床工作中认定，哪些是最常用、最基本、最具代表性的临床基本能力，巩固和掌握医学基础理论，掌握基本诊疗技术，培养良好的临床思维及独立工作能力。树立全心全意为患者服务的思想，学会做住院医师，为把自己培养成为一个优秀的临床医生打好坚实的基础。

（二）组织实施

1）由附属医院分管教学副院长领导，教育处根据医学院校临床医学专业的教学培养方案及医院的教学条件安排毕业实习。

（1）审核各系（教研室）拟订的实习大纲。

（2）检查实习效果及实习计划的执行情况，研究解决实习中存在的问题，保证实习质量。

（3）建立立体实习教学管理和质量监控网：可在三级学科内遴选实习指导专家，制定聘任条件及责任范围，规范带教老师的教学活动，监控教学质量；实施教与学的双向评议制度；采用多种方法提高学生学习积极性和教学质量等。

2）由各医院负责教学的副院长、分管学生工作的老师及病房的带教医师共同负责学生的毕业实习期的思想政治工作和医学伦理教育。

3）临床各教研室、各科室具体实施实习计划。

（1）由教研室或科室分管教学主任负责本科室实习医生的教学和思想教学工作。①优化实习方案，编写大纲，大纲应体现学科理论技能及学科间融合，体现医学技能素质培养的目标。②可指定教学秘书或教学干事协助主任工作，并组织全科室成员共同完成教学工作。③了解、检查学生毕业实习的完成情况，保证毕业实习计划的实施。④积极主动做好学生思想政治工作。⑤介绍医院的一般情况和实习工作有关的规章制度。⑥定期召开会议，检查实习情况并交流经验。

（2）各病区在主治医生指导下，由具有医师资格证书和执业证书的本院高年住院医生具体负责实习医生的带教。①介绍病区的一般情况，包括人员、制度、职责等，并分配工作，每位实习医生分管4～8张病床。②根据实习大纲制定具体的实习计划与教学日程，对学生进行辅导，指导诊疗工作、技术操作，检查修改病史等。③督促检查实习医生的工作，了解他们的服务态度、劳动纪律、学习成绩等，并及时向教研室或科室主任汇报。④实习结束时对实习医生德、智、体状况做出综合测评。

（三）科目安排

根据教学培养方案及医院的科室设置具体安排，如实习时间为48周，内科12周（心内、消化、呼吸、肾病等），外科12周（普外、胸外、泌尿、骨科等），妇产科4周，儿科4周，预防医学4周，神经、精神各2周，选科实习8周（包括医院内其他可供实习的学科）。

十一、考核

考核是指学生经过学校教育后，对其知识和能力掌握程度的评定。

（一）考核的职能

1. 反馈职能　通过考核，可以掌握学生对所学知识的掌握和运用程度，对教学效果和学生学习情况起一个反馈作用。通过纵向比较和横向比较，可以分析出教学质量的现状。在进行影响教学质量原因分析时，除了考虑教师教学质量因素外，还应充分考虑教学安排是否合理，学生的学习积极性是否高涨、教学管理水平等因素，客观地分析考核结果，才能有利于改进教学工作，提高教学质量。

2. 促进职能　不少研究表明，如果没有定期的考核而希望学生能经常自觉地、系统、认真地复习是很困难的，所以考核能督促学生复习知识。而且，考前复习的高效性已被广泛认可，它能使学生在短期内将近期所学的知识重新再理解、记忆并掌握。所以考核能促进学生的学习。

3. 导向职能　考核结果能对教师的教、学生的学产生导向作用。要积极地发挥这种作用，避免出现应试教育。

4. 评价职能　考核的结果在一定程度上是对教师教学效果和学生掌握知识和运用知识能力的评价，而且是目前比较主要的一种评价指标。它是学生能否继续深造、获奖学金、顺利就业的重要依据。

（二）考核的分类

1. 按考核的发生时间　分为过程考核、阶段考核和终末考核。
2. 按考核形式　分为笔试、口试、上机考、操作考。
3. 按考核作答的要求　分为闭卷考、开卷考。

（三）考核的方法

学生成绩的考核，常用的有考试法、观察法、调查法、自陈法等。而在医学院校中最常用的是考试法，现在各大院校都很重视双语教学，所以在考试内容中也可适当增加一定比例的英语题目。常见的考试方法有：

1. 固定应答题

（1）选择题：选择题一般由题干和4～5个选择答案组成。题干多为一段论述、一个问题或一份简短的病历（有时附有图片等），答案是对题干的回答或使题干的含义完整化。在4～5个答案中，有一个为最佳答案，其余为干扰答案。多选题的类型有多种：①单选题：A1型题——单句型最佳选择题，分为标准型、以上都不是型和否定型，此题型对基础、临床有较宽的运用性；A2型题——病例摘要型最佳选择题，多用来考查临床技能和知识，但对基础学科此题型也很适用。题干是一个叙述性主体（如简要的病历），有5个供选择的备选答案组成，也可以像A1一样，设成标准型和否定型；A3型题——病例组型最佳选择题，试题结构是以病历为中心的描述，然后提出2～3个相关的问题，每个问题均以此病历为背景，提出测试要点，每个测试要点（问题）由5个备选答案共同组成，但备选答案只有一个是正确的。试题也可以采用A1中的否定型；A4型题——病例串型最佳选择题，此题也同样适用于基础学科考试，试题以叙述一个病历为背景，然后根据病情发展提出4～9个相关问题，每问由5个被选答案组成，但只有一个标准答案，每个问题可以选用A1型题中讲的标准或否定型；B1型题——标准配伍题，用于临床、基础学科考试，可有效地测试各相关学科知识。试题首先给出5个备选答案，每问在备选答案中选一个正确答案，每个备选答案可被选用数次，也可以一次也不选；B2型题——扩展配伍题，该试题形式及答案选择基本同B1型题，只是备选答案由B1型的5个增到8个答案，因增加了备选答案，提高了试题的难度和可信度。②多选题：X型题——多项选择题，此题由一个题干和5个备选答案组成，选出的备选正确答案可以是2～5个，此题型可广泛用于基础和临床试题。用何种形式的题型应根据考试的要求和目的来选择。

选择题的优缺点，优点：①在相同时间内能进行较多题量的考核，保证了试题的广泛性。②评分客观。③容易阅卷，可用阅卷机等进行，操作简便。④如在计算机上进行考试，可直接出分数。缺点：①主要用于测量认知领域低层次的学习结果。②命题的技巧性强，费时。③有一定提示性，猜中率达20%。

（2）是非题：让学生判定题目的真伪，并也可对题目进行改错。其优点是命题容易，考核面广，但猜中率达50%。所以在医学考核中很少用。

（3）简答题和填空题：属于"补缺型"试题，其优点是容易编制，没有猜的可能，缺点是考记忆性内容。

2. 自由应答题

（1）论述题：笔试的一种，学生对于论述题可以根据自己的思路回答问题，包括采用哪些资料、怎样组织等。其优点是可用来考核学生知识掌握和运用知识的能力、写作能力和表达能力等综合能力，但考核的涉及面太窄，不能完全反映学生对该科内容的掌握情况，且评分主观性较强。

（2）口试（面试）：口试在医院中主要应用于学生实习时出科考核，可采用病案分析等。带教老师选择一个较适合的病案，根据被考学生回答的情况层层提问，最后给一个等级评分，如优、良、中、差等。其优点是：①灵活性大，主试者可根据学生回答的情况要求考生作出补充说明，主考者可了解学生的思维过程。②考生不易作弊，成绩较真实。其缺点是：①费时间，不适宜量多。②评分标准难统一，影响合理打分。③易使考生造成紧张情绪，影响成绩。

（3）操作考试：医学是一门实践性很强的学科，医学生的培养也要注重动手能力的培养，所以操作性考试是非常重要的。操作性考试可以有无菌概念考核、换药考核、检体考试、抽胸腔积液、门诊手术等。可在实习结束时进行。

3. 新型的考试方法 客观结构化临床考试（objective structured clinical examination，OSCE）始于1975年，由英国 Dundee 大学的 Dr. R. M. Harden 提出。OSCE 并不是某一种具体的考核方法，它只是提供一种客观的、有序的、有组织的考核框架，在这个框架中每一个医学院、医院、医学机构或考试机构可以根据自己的教学大纲、考试大纲加入相应的考核内容与考核方法。

OSCE 考试是通过模拟临床场景来测试医学生的临床能力；同时也是一种知识、技能和态度并重的临床能力评估的方法。考生通过一系列事先设计的考站进行实践测试，测试内容包括：标准化患者（standardized patients，SP）、在医学模拟人上实际操作、临床资料的采集、文件检索、回答临床问题等。考站设置一般分为长站、短站，时间从 5 分钟到 20 分钟不等，由主考人或 SP 对考生进行评价。

虽然 OSCE 可结合考试的不同针对性，设置不同的考站内容，但要开展该项客观结构化考试，其基本一致的条件是：模拟设备和标准化患者，这是基础的硬件，也是目前医疗形势下考核医学生能力所必需的辅助角色。

有研究显示，设置 10 站以上的 OSCE 考试能比较客观、真实地反映考生的实际临床能力。OSCE 考试方法，避免了传统考试的偶然性和变异性，减少了主观性。而且，由于其众多的考试内容，使评价遍及教育目标分类学所包括的认知、情感和精神运动三个领域，充分发挥了考试的功能，被国外众多医学院校使用，但由于其费时费力，考试成本较高，在国内开展还不是非常广泛。

考核方法的选择要根据学生不同的学习阶段，考核的具体目标来选择，可将几种考核方法综合起来，取长补短，对学生的综合能力作出一个全面的、客观的评价。

（四）试题分析

试题分析是判断试题质量的重要依据，也是不断提高试题质量的主要方法。试题的质量包括难度和区别度。

1. 难度 难度是指试题的难易度。通常用全体考生对该试题作正确回答的百分比来表示。

根据难度的定义，可知 P 值越大，试题越容易。试题的难度以多大为好，应根据考核的目的而定，如诊断性考核，应偏易；如选择性考核，试题的难度应与录取率相近。为了区分学业成绩的优劣，中等难度的试题（P：0.5~0.7）题量应占 1/2，偏易（P>0.7）和偏难（P<0.5）试题可各占 1/4。

2. 区分度 指试题对考生学业成绩优良的鉴别程度。常用的方法有两端法和相关法。

（1）两端法：将所有考生的成绩按得分高低排序，高分和低分组各取 27%，分别计算高分组和低分组的试题难度，两者之差即为试题区分度。

（2）相关法：以每考生该次考核的总分和每题得分的相关系数作为该题的区别度。区别度的绝对值从 1~0。"+1"表示高分组的考生全答对，低分组的考生全答错，该试题将考生优劣完全区分开了；如为"-1"，则相反，该试题应认真分析，找出原因，做适当修改或淘汰，但在记分时该题应予剔除。一般认为两端法就算的试题区分度在 0.40 以上者为"优秀"试题；0.30~0.39 者为"良好"；0.20~0.29 者为"尚可"，但需改进；0.20 以下者则需淘汰或改进。

判断试题的质量应把难度和区别度结合起来进行分析，单纯根据难度或区别度都是片面的。试题的难度要适当分散，跨度要大一些，容易的试题在于把学习成绩差的学生区分出来，难的试题则用以区分学习优秀者。

（五）考核结果的质量评价

评价考核结果质量的指标很多，主要有信度和效度。

1. 信度　信度（可靠性）是指考核结果的稳定程度就如用尺测量某一物体的长度，虽反复测量多次，其结果相同或非常相近，则可认为该测量结果是可靠的。考试的可靠性是指考生考核得分的一致程度。如考生两次参加同一试卷的考核，如都获得几乎相同的分数，那么，就可以认为该考核的信度是高的，可靠的。信度的高低有两种表示方法，即信度系数和测量标准误。

（1）信度系数：①稳定性系数：是同一考核试卷在不同时间，对同一群体实施两次考核，这两次考核分数的相关系数，即稳定系数。它主要表示考生掌握知识的稳定程度，但易受间隔时间的长短及学习经验的累积等因素的影响。教师自编试题的考核很少采用。②等值性系数：是用两份等值（题数、题型、内容、难度、区别度相同或相近）但不同题目的试卷来考核同一群体考生。然后求出两次得分的相关系数。正式试卷和补考试卷应等值。等值性系数无法表示考生掌握考核内容的稳定程度，但可说明试题的取样是否有充分的代表性。③内部一致性系数：用来表示考核的各试题得分的一致程度。当各试题得分的相关性越高，则该考核的内部一致性（同质性）也越高。

在大规模的考核（如高考）中，一般要求信度系数在 0.90 以上。而教师自编试题的考核，其信度系数要求也应在 0.55 以上。

影响信度系数的因素很多，除随机误差外，下列因素也会影响信度系数：①试题的数量：试题越多，信度越高。但试题数量超过一定限度，会造成考生的疲劳和厌倦，反而降低可靠性。②分数的分布：其他条件相同，分数的分布范围越广，信度系数越高。③试题的质量：试题太难或太易，都会降低试题区别度，从而缩小分数的分布范围，影响信度。

（2）测量标准误：测量标准误是用考生得分可能变动的范围来表示信度的高低。例如用同一内容对某一考生进行反复多次的考核，得分变动的大小和考核信度有关。信度高，则考生得分变动就小，信度低，变动就大，在教学实践中，虽然不能对每一个考生进行反复的考核，但可通过一次考核用统计学方法推算出考生得分的变动范围。

2. 效度　效度是衡量考核结果有效性的重要指标，是一次考核能测量到的知识和能力的程度。

（杨　琼）

第六章

医院教学的评估

第一节 医院教学评估的目的和意义

评估是对质量本身的评价。评估是试图收集整个一所高校的，或分别地收集该校核心活动的质量的数据、信息和证据，并对教育的输入、过程和输出的质量作出判断的活动。评估不必做出正式认证决定，而正式认证则需要以评估为基础。

教学评估作为教学管理过程的基本环节，是教学决策的基础，对于教学系统具有重要的反馈作用。其根本目的是促使各级教育主管部门重视和规范高等学校的教学工作；促进学校自觉地遵循教育规律，增强学校主动适应社会需要的能力，发挥社会对学校教育的监督作用，不断提高办学水平和教育质量。高等教育评估的基本任务是根据一定的教育目标和标准，通过系统地搜集被评学校的主要信息，准确地了解实际情况，对学校办学水平和教育质量作出评价。评估工作的重点是促进学校端正办学指导思想，深化教学改革，促进学校建设，提高管理水平。高等教育评估的基本方针是评估方案努力体现国家的教育方针和基本要求；遵循本科教育教学工作的基本规律；符合现阶段我国高等教育教学改革的实际；反映国内外高等教育的发展趋势；鼓励学校从实际出发办出特色。评估工作是一项系统性、科学性很强的工作，必须采取科学的手段，有计划、有步骤地获取在教育活动中的可靠信息，并依据既定的目标对其作出有科学价值的判断。评估方案要力求科学、简易、可行、注重实效，有利于调动各类学校的积极性，在保证基本教育质量的基础上办出各自的特色。

教学评估为加强和改善国家教育行政部门对高等学校教学工作的宏观管理和指导，推动各级教育主管部门重视和支持高等学校的教学工作，评估工作自始至终要贯彻"以评促建，以评促改，评建结合，重在建设"的原则。教学评估对医学教学各层面的意义如下。

1. 学校 促进高等学校以世界一流院校为标准，不断明确办学指导思想，加强学校整体条件建设，造就一大批学术造诣较深、在国内外有一定影响的学术带头人和骨干教师，保持一支相对稳定的优秀的教师队伍和管理人员；深化教育、教学改革，优化学科结构，确保较高的教育质量；加强教学、科研必需的基础设施建设，实验室建设和公共设施建设，创造更高的办学条件；加强科学研究工作，加强重点学科、重点研究基地建设，加快科学技术转化为生产力的步伐；推进办学体制改革，提高管理水平，深化学校内部管理体制的改革；增强高等学校国际交流与合作，创建自己的教育品牌，扩大在国际上的影响，从而更好地为社会主义现代化建设服务。

2. 院、系、医院 通过评估，可以掌握学校、学院和医院的教育现状，包括师资队伍、教学设施、教学管理模式、运行机制等情况，找到优势和不足，找出差距，加强相关建设，增强可持续发展能力。

3. 教研室 通过自评或上级部门的评估，增强教研室之间交流，找出差距，明确建设方向，提高硬件和软件的质量。

4. 教师 衡量教师知识水平和教学水平，有利于增强教学意识，提高教学积极性，提高教学质量，保持一支政治业务素质优良、结构合理、人员精干、相对稳定的教师队伍。

5. 学生　促进医院硬件、软件的建设，有利于高素质学生的培养。

（杨　琼）

第二节　医学教学评估的内容

一、评估类型

（一）自我评估和他人评估

根据评估实施的主体，评估可分为自我评估和他人评估。

自我评估：自我评估是学校、医院内部评估，即学校、医院内部自行组织实施的自我评估，是加强学校管理的重要手段，其目的是通过自我评估，不断提高办学水平和教育质量，主动适应社会主义建设需要。学校主管部门应给予鼓励、支持和指导。其重点是思想政治教育、专业（学科）、课程或其他教育工作的单项评估，基础是经常性的教学评估活动。评估计划、评估对象、评估方案、评估结论表达方式以及有关政策措施，由学校根据实际情况和本规定的要求自行确定。学校应建立毕业生跟踪调查和与社会用人部门经常联系的制度，了解社会需要，搜集社会反馈信息，作为开展学校内部评估的重要依据。

他人评估：他人评估是由上级部门对学校、学院或医院进行的评估，包括国家各级教育主管部门、教育界、知识界、用人部门等。

他人评估根据其不同的评估目的又可分为：合格评估、办学水平评估、选优评估等。

（二）宏观评估和微观评估

根据评估的对象和内容可分为宏观评估和微观评估，两者是相对而言的。宏观评估通常指大规模的、高层次的、范围较广的综合性评估，例如对专业课程设置、教学计划等的评估。微观评估则是小规模的、低层次的、较小范围的评估，如对教学某个环节如教研室课程建设评估、教师授课质量评估、实验室建设评估等的评估。

（三）定量评估和定性评估

根据评估指标和评估结果，可将评估分为定量评估和定性评估。有些项目的评估可以制订具体的定量指标，如教师职称、教学床位、教学课时等可以进行定量评估，而教师教学态度、教学效果等指标则很难制订出确切的定量指标，则只能对其进行定性评估。

（四）办学水平评估、选优评估

根据评估目的，可分为办学水平评估、选优评估。

办学水平评估：这是对已经鉴定合格的学校进行的经常性评估，它分为整个学校办学水平的综合评估和单项评估。根据国家对不同类别学校所规定的任务与目标，由上级政府和有关学校主管部门组织实施，目的是全面考察学校的办学指导思想，贯彻执行党和国家的路线、方针、政策的情况，学校建设状况以及思想政治工作、人才培养、科学研究、为社会服务等方面的水平和质量。评估一般每四至五年进行一次（和学校领导班子任期相一致），综合评估结束后应作出结论，肯定成绩，指出不足，提出改进意见。单项评估，主要由国务院有关部门和省（自治区、直辖市）教育行政部门组织实施。目的是通过校际间思想政治教育、专业（学科）、课程或其他单项教育工作的比较评估，评估教育工作状况，交流教育工作经验，促进相互学习，共同提高。评估结束后应对每个被评单位分别提出评估报告并作出评估结论。1993 年 9 月开始进行的七年制高等医学教育评估、1996 年 5 月开始的本科教学工作合格评估以及 2001 年开始的本科教学工作水平评估均属于这类评估范畴。

选优评估：这是在普通高等学校进行的评比选拔活动，其目的是在办学水平评估的基础上，遴选优秀，择优支持，促进竞争，提高水平。选优评估分省（部门）、国家两极。根据选优评估结果排出名次或确定优选对象名单，予以公布，对成绩卓著或优秀者给予表彰、奖励。

二、评估方案的设计

评估方案指评估指标体系的选择和建立、评估的实施等，应根据不同的评估目标来制定。

（一）方案设计的指导思想

1. 坚持社会主义方向　我国的高等教育的目的归根结底是为社会主义现代化建设服务，因此在高等教育评估中必然要坚持社会主义方向。

2. 以"教育要面向现代化、面向世界、面向未来"为指导　改革开放以来，我国已经进入经济发展和竞争的大环境中，社会的发展为我国高等教育的人才培养提出了更高的要求，高等教育在社会发展中的地位和作用也日益明显。邓小平同志"三个面向"从战略高度为我国的高等教育指明了改革和发展的方向。所以高等教育和评估同样也要在"三个面向"的指导下，才能充分发挥教育评估的导向作用和调控作用，引导高等教育改革向着既定的目标发展。

3. 符合国内外高等医学教育改革发展的方向　人类社会已迈入了 21 世纪，如何培养适应 21 世纪医学人才是当前我国高等医学教育改革的首要问题。教学改革的根本目标，就是要主动适应社会主义现代化建设的需要。随着 2003 年《本科医学教育国际标准》的正式公布，国际医学教育改革有了指南。因此，教育评估指标体系的建立，必然要符合国内外高等医学教育改革发展的方向。

（二）评估方案设计主要遵循的原则

1. 目的性原则　教学评估必须为学校的教育目的服务，这是因为评估指标体系具有突出的导向作用。要体现社会主义的办学方向和高等医学教育改革、发展的方向，同时注意克服那些带有普遍性的不良倾向。

2. 客观性原则　在教育评估中，必须采取实事求是的态度，不能主观臆测或掺杂个人感情。符合学校、医院的实际情况，使教学评估能较确切地反映出学校教学工作的真实水平，为学校教育决策提供较为可靠的依据。

3. 一致性原则　进行教育评估必须采用一致的标准、条件与基础相同，做到规范化。方案的设计尽可能根据教育目标，确定稳定一致的评估标准；评估方案中的评估内容、评估程序、评估方法等尽可能具有约束力，以利于评估人员遵照执行。

4. 可行性原则　评估方案的设计要考虑人力、财力、物力、时间等学校的实际，设计的方案要有能够实施的规定和可以操作的方法；评估的指标系统尽量避免烦琐，评估标准简明可测，使得教学评估工作尽可能简单易行。

三、评估指标体系的建立

制订评估指标是一个复杂的工作，它包括确定指标层次系统，确定指标的内涵和标准及参照性检查项目，确定各项指标的权重等等。下面介绍几种评估指标体系。

（一）授课质量评估指标体系

1. 目的　评估教师授课的质量和效果。

2. 内容　教学内容、教学方法、教学态度三大方面制订相关指标进行评估。

3. 评估人员　学生、同行和专家三个方面分别进行评估，评估表可以根据不同的评估人中略做修改。

4. 评估方法　通过听课并填写调查表的方式进行。

5. 指标体系　见表 6 – 1。

（二）课程建设评估体系

1. 目的　对课程设置作一总体评估，可作为评选优秀课程的标准。

2. 内容　教学条件、教学状态、教学成果三大方面制订相关指标进行评估。

3. 评估人员　由校教务处成立评估委员会进行。

表6-1 教师课堂授课质量评估表

指标	具体内容
教学内容	概念清楚，逻辑性强，条理清晰
	选择实例恰当，重点难点突出
	内容充实，紧扣大纲
	适当介绍学科新进展、新成就
	适当应用英文专业词汇（写、读）
教学方法	理论联系实际，注重培养分析解决问题的能大
	善于启发诱导，积极引导学生思维
	语言生动流畅，使用普通话，口齿清楚
	教具应用得当，恰当应用电教或教材、教具
	通过讲解能引起学习该门课程的兴趣
	讲解速度适中
教学态度	备课充分，内容熟悉
	精神饱满，仪表庄重，穿着得体
	教书育人，注意思想品德教育
	以身作则，执行课堂纪律，按时上下课

4. 评估方法　通过听课、深入教研室现场查看、召开教师和学生的座谈会及参阅有关资料进行评估。

5. 指标体系　见表6-2。

表6-2 课程建设评估指标体系

一级指标	二级指标	三级指标	具体内容
教学条件	教师	政治思想	事业心强，有进取心 团结协作，学风正
		人员结构	结构合理，梯队建设好 高级专业职称人员平均年龄 高学历（博士、硕士生）比例
		学术水平及地位	为博士（硕士）学位授予点 学术带头人在高层次学术组织中担任重要职务 各级科研基金申请情况 科研教学成果获奖情况 教师获奖情况
		中青年教师培养	有教师培养计划、安排落实 组织学习教育学知识
	教学内容软件	教学大纲	有不同专业、层次的教学大纲
		教材	选用得当，体现"三基"要求 自编教材 辅助教材（电子教材、配套教材）
	实验硬件	教学场所	教室、示教室、实验室 临床示教、见习、实习教学床位
		教学设备	教室教学设备（多媒体配备） 实验器材、教学模具
		易耗品	实验动物、实验用品

一级指标	二级指标	三级指标	具体内容
教学状态	教学管理	教学组织	正副教授主讲学时所占比例 实习课每位教师带教学生数
		教学档案	教学档案良好，内容完整 教学档案管理现代化（用计算机管理） 学生试卷保存 5 年以上
	教学动作	课程设计	经论证设计科学，安排合理 有教学研究课题
		教学准备	坚持严格的备课、预讲制度 教案编写符合要求
		教学实施	严格按教学计划实施 运用外语教学达规定要求 开展第二课堂
		考核	有规范的试题库，应用良好 教考分离 考试结果分析制度完善
教学改革		教改成果	立项课题研究 教学研究论文

（三）医院教学工作评估

1. 目的　规范教学管理，明确教学方法，提高教学质量。

2. 内容　教学条件、教学状态、教学效果三个方面。

3. 评估人员　可由校教务处或医学院组织评估委员会进行评估。

4. 评估方法　医院自评、专家组评和实习学生评等相结合。

5. 指标体系　见表 6－3。

表 6－3　医院教学工作评估指标体系

一级指标	二级指标
教学条件	医院等级
	科室设置
	教学床位数
	师资队伍
	教学设施
教学管理	教学管理机构、人员设置
	教学计划安排是否经论证
	教学安排执行
	教学规章制度
	教学档案管理
教学状态	带教情况
	教学查房
	病例讨论、讲座
	医疗文件修改
	医疗技术操作指导

一级指标	二级指标
	医学伦理教育
	出科考试
教学改革	教学改革研究工作
	教学论文

（四）本科教学工作评估

1. 目的　对学校教学水平和能力进行评估。

2. 内容　普通高等学校本科教学工作优秀评估方案从硬件和软件两条线，从学校、学院、教研室三个层次进行评估。

硬件——办学规模、办学条件。

软件——办学思想、改革思路、师资队伍建设、教学质控、课程建设、教师与学生素质、教学效果（基本理论与基本操作）。

指标体系共设 8 项评估要素，19 个评估指标，其中有 11 个为核心指标（＊号表示），每项评估指标均有优秀标准和合格标准的具体参照内容，评估结果必须具备以下三个条件才可评为优秀，即：①19个评估指标中达优者大于等于 15 且被评为合格者小于等于 3 项，无不合格指标。②11 个核心项目中达优者大于等于 9 个且被评为合格者小于等于 1。③教学特色鲜明。

3. 评估人员　由国家教委组织评估。

4. 评估方法　通过听取汇报、深入教学现场、召开教师和学生的座谈会及查阅有关资料进行评估。

5. 指标体系（有关内容参照教育部 2003 年的高等医学院校本科教学工作水平评估）　见表 6 - 4。

表 6 - 4　本科教学评估指标体系

一级指标	二级指标	主要观测点
办学指导思想	学校定位	学校的定位与规划
	办学思路 ＊	教育思想观念
		教学中心地位
师资队伍	师资队伍数量与结构 ＊	生师比
		整体结构状态与发展趋势
		专任教师中具有硕士学位，博士学位的比例
	主讲教师	主讲教师资格
		教授，副教授上课情况
		教学水平
教学条件与利用	教学基本设施 ＊	校舍状况
		实验室，实习基地状况　图书馆状况
		校园网建设状况
		运动场及体育设施
	教学经费 ＊	四项经费占学费收入的比例
		生均四项经费增长情况
专业建设与教学改革	专业 ＊	专业结构与布局
		培养方案
	课程 ＊	教学内容与课程体系改革
		教学建材与选用
		教学方法与手段改革
		双语教学

一级指标	二级指标	主要观测点
专业建设与教学改革	实践教学*	实习和实训 实践教学内容与体系 综合性设计性实验 实验室开放
教学管理	管理队伍	结构与素质 教学管理及其改革的研究与实践成果
	质量控制*	教学规章制度的建设与执行 各主要教学环节的质量标准 教学质量监控
学风	教师风范	教师的师德修养和敬业精神
	学习风气	学生遵守校纪校规的情况 学风建设和调动学生学习积极性的措施与效果 课外科技文化活动
教学效果	基本理论与基本技能*	学生基本理论与基本技能的实际水平 学生的创新精神与实践能力
	毕业论文或毕业设计*	选题的性质、难度、份量、综合训练等情况 论文或设计质量
	思想道德修养*	学生思想道德修养与文化心理素质
	体育	体育
	社会声誉	生源 社会评价
	就业	就业情况
特色		

6. 本科教学工作水平评估考察要点

1）办学思想：①学校的目标定位：包含学校发展目标和人才培养目标，反映了学校的治学方略和办学思想；学校的主要领导在辨识社会发展需要与学校自身现有条件和发展潜力的基础上对学校的发展有明确的目标；人才培养目标、模式，符合学校发展目标的定位。②本科教学及教学工作的地位：人才培养和教学工作在学校各种工作中的中心地位；本科教育的基础地位；科研的发展对教学质量提高的促进作用；本科教育、研究生教育、继续教育，三者相辅相成对本科教育教学发展的促进。③转变教育思想，深化教学改革：学校总体教育教学改革目标明确，思路清晰、规划切实可行，成效显著；学校领导对教师、学生教育思想观念转变的重视与落实；学校领导本身的教育思想观念转变。

2）师资队伍：教师是履行教育、教学职责的专业人员，是否有一支高水平的教师队伍是实现学校发展的人才培养目标的关键。①师资队伍的总体结构符合学校目标定位的要求，并有师资队伍调整建设规划，发展趋势良好。如：师生比、学历要求、人员结构等有利于形成一支学术水平高，敬业精神强，优化组合的高质、高效的队伍。②如何保证高水平的教师给本科生授课。③青年教学骨干队伍建设，年轻教师使用、培养和激励。

3）教学条件：学校是否具备实现目标所需要的资源条件，是学校优化育人环境、优化教育过程，提高教学质量的前提和基本保证，也是学校进一步发展的基础。在保证必要的基本教学条件情况下，特别要强调资源利用的优化配置和发挥高效的运行管理机制。①主要教学经费（包括本科教学业务费、教学差旅费、体育维持费、教学仪器维修费等）。②教学基地与设备（包括实验室、实习基地、图书馆、运动场等基本条件）。③现代化教育技术的开发与使用（结合学科的特点，有实效）。

4）专业建设与教学改革：

（1）专业建设：①专业口径、专业结构、布局的建设与调整符合学校的目标定位及学校的面向、地位及任务。②培养方案反映学校所制定的培养目标对知识、能力及素质的要求，并在课程结构、调整、设置上得到保证，对课内外结合作统筹协调安排。

（2）课程建设：课程的总体设置、主要课程的体系与内容、教学方式方法等，集中体现了学校的办学思想和人才培养模式特征。①课程体系与教学内容改革与建设：主要基础课、主干课的改革建设成果明显，授课质量高，注重在课程体系、结构整体优化的前提下，进行课程体系的重组、合并、调整，逐步形成一批特色明显的本校优质课程。②有能反映课程改革建设成臬的高水平教材与相关的教学条件。③教学方法的改革有利于调动学生的学习积极性，提供较好的创新意识与能力培养的条件，加强师生的交流与交往。

（3）实践教学：在满足教学实践要求的基础上能给学生的自主发展、创造性思维的培养和综合素质的提高提供较好的条件（包括时间、空间、软、硬件等），对培养创造性人才，至关重要。①实验室与校内的实践基地。②开展多种形式、多渠道的实践训练。

5）教学管理：①管理队伍包括校、院（系）的水平、素质能适应于贯彻和落实学校实现自身目标所制定的规划、政策；能有力地组织学校的教学改革与发展且效果显著。②有一套科学、规范、高效的教学管理运行机制；形成具有自己特色的教学质量保证体系，运行效果良好。

6）学风：①校园的学术环境和文化氛围。②教师风范：教书育人、为人师表；爱岗、敬业；学术思想活跃。③学生风貌：文明、礼貌；勤奋学习、积极进取。

7）教学效果：①学生的思想文化道德素质。②基本理论与基本能力（包括基础理论、基本知识、基本技能、方法及适应、应变能力）。③学生的毕业设计（论文）。④体育、社会评价、就业情况等。

8）特色：在长期办学过程中积淀形成的，本校特有的，优于其他学校的独特优质风貌，特色应当对优化人才培养过程，提高教学质量作用大，效果显著。特色有一定的稳定性，并应在社会上有一定影响，得到公认。

学校的特色具体体现在几个方面：①体现在总体上的治学方略、办学观念、办学思路。②体现在教育上的特色：教育模式、人才特色。③体现在教学上的特色：课程体系、教学方法以及解决教改中的重点问题等。④体现在教学管理上的特色：科学、先进的教学管理制度、运行机制等。

四、医学教育评估的改进与发展

（一）医学教育评估应该纳入质量保证体系之中

医学教育质量保证体系以指定质量标准开始，经过质量评估，最后以质量认证结束。教育教学评估只是达到认证的一个环节和手段，因此必须将医学教育评估作为整个质量保证体系的一个有机组成部分，才能发挥作用。为此，必须做到：①在教育部和卫生部的领导下，在医学教育领域建立质量保证机构和质量认证制度。②根据世界教育联合会（WFME）提出的《本科医学教育国际标准》，在总结我国医学院校多年来评估经验的基础上，研究、制定符合中国实际的本科医学教育质量标准。③在医学院校建立内部质量保证体系，以自评和改进为主，侧重"过程评估"，"以这程求结果""以形成求总结"。④建立评估中介机构，从事以学校或专业认证为目的的外部评估。⑤建立医学教育评估信息数据库和评估专家库，逐渐实现评估数据化和数据透明化。⑥邀请卫生医药机构的管理人员和专业人员参与评估方案的制定和评估实地考察。⑦开展人员培训，将质量保证有关知识和方法在医学院校中推广。

（二）医学教育评估要以研制评估标准为起点

医学教育质量保证的前提是研究制定质量标准，没有质量标准整个质量保证工作就会失去质量评估的判断依据。因此，制定本科医学教育标准是教育管理部门的首要任务。

（三）医学教育评估需要提高教育国际化意识

进入 20 世纪 90 年代，在经济全球化的推动下，世界范围内兴起了新一轮的高等教育国际化浪潮，跨国交流与合作日益频繁。经济合作与发展组织（OECD）更是提出把教育国际化作为高校职能的新维度。医学和医学教育是国际性最强的领域，且其国际化进程早已开始，进入 20 世纪之后，推进速度加快。2003 年 WFME 正式公布《本科医学教育国际标准》；2004 年 WHO 和 WFME 联合发布《Task Force on Accreditation in Medical Education》；2005 年 WHO 和 WFME 联合发布《Accreditation of Medical Education Institutions》，旨在建立可持续的国际医学教育认证体系。鉴于此，必须加强医学教育评估的国际交流合作，积极参与国际教育评估事务，以一个大国的身姿加入到世界医学教育（评估）进程之中。

（四）医学教育评估必须以学校自评为基础

学校自评属于内部质量保证机制，它通过教学诊断实现教学改进，带有明显的形成性和内部导向性。在我国教育评估体系中，学校自评有如下作用：①为外部质量评价提供充分的信息。②通过自评能够在掌握大量资料、数据的基础上，对学校自身的教育教学工作状态作出符合实际的诊断，明确改进方向。③是动员利益方共同参与学校改革、建设的过程。放眼全球，当今世界所有国家及其质量保证机构所开展的教育评估是在学校自评的基础上进行的。"以评促建"是全球所有类型的教育评估的共同哲学。

（五）医学教育评估成败的关键是专家队伍

同行专家现场考察是人和我教育评估的固有部分，也是教育评估主观性最明显的部分。不同的专家对评估标准理解的深度、广度和准确度是不一样的，由此产生的评价结果的差异就是"系统误差"，因此在遴选评估专家时必须考虑其教学经验、工作作风及态度、对评估方案的把握程度等因素，以其在充当测量工具的角色中最大限度地保证公平和公正性。

（杨　琼）

第七章

医院教学的改革和研究

第一节 医院教学改革和教学研究的必要性

医学教育是一项终身教育工程，通常包括三个阶段。第一阶段是基本医学教育（一般是指本科教育），在医学院校及其附属医院或教学医院中进行，培养具有从事医疗卫生工作必须的知识、技能和态度的基本专业人才。第二阶段是毕业后医学教育，通过住院医师/专科医师规范化培训（或研究生教育），培养住院医师/专科医师。第三阶段为继续医学教育，是获得中级及以上技术职称的医务人员终身继续学习，以获取新理论、新技术、新方法和新知识，从而与时俱进，跟上社会进步和医学科学发展的步伐。第二、第三阶段的教育通常都是在医院等医疗机构内进行。

任何医院尤其是附属医院或教学医院，势必要承担这三个阶段中的某些或全部教学任务，因而也势必要参与医学教学的改革和研究。

一、医院教学改革和教学研究的必要性

教学作为一门学问，作为一门科学是在不断运动和发展的，医院教学也不例外。医院教学改革和研究是科学发展的需要，是医学模式转变的需要，是社会发展变化的需要。

（一）医院教学改革和教学研究是科学发展的需要

21 世纪是一个知识爆炸的世纪，科学正以一种前所未有的速度、深度、广度进行着知识更新、知识交叉和知识融合。相关学科的发展毫无疑问地对医学产生着渗透、促进和激励等影响。现代医学正以日新月异的姿态，面目一新地展现在医务人员的面前，迫使我们不得不研究教学和改革教学，以适应发展和变化了的医学科学。

现代医学的研究在整体水平研究不断深入的同时，已从系统器官的水平深入到细胞和分子水平，从基因的角度去阐明生命现象和疾病的本质，基因诊断和基因治疗已走向临床，生物技术和生物工程技术包括人工智能如内镜手术器械控制系统等正掀开现代医学的崭新一页；不断更新换代的超声、CT、MRI、PET 和 DSA 等技术正在临床工作中发挥越来越大的作用；内镜治疗、显微外科、微创手术和介入治疗方兴未艾；电脑、网络技术及虚拟技术的发展，则已影响着现代医学的各个领域、各个部门，并在医院教学中崭露头角。

上述科学发展不仅在客观上推动了医学科研和医学临床，也在主观上要求我们不断做好医学教学的深化和改革，医院医学教学的深化和改革是时代赋予我们的课题。

（二）医院教学改革和教学研究是医学模式转变的需要

现代医学是建立在解剖学、组织学、胚胎学、病理学、生理学、生物化学、遗传学、细胞生物学和分子生物学等学科基础上的。人类社会的进步和自然科学的发展，为这些学科的崛起和拓展开辟了道路，而这些学科的发展又推动了临床医学的进步。但人们在津津乐道于现代医学进步并享受现代医学成果的同时，也必须清醒地意识到人类的健康和疾病不仅是一种生物学现象，也明显地受到人文社会等诸

多因素的影响。例如心理社会因素既可以是致病因素，又可以是疾病产生的后果，心理社会因素还可以是防病治病的手段和途径。医学模式早已从单纯生物学模式转变为生物－心理－社会医学模式，转变为群体保健、预防和主动参与的模式，社会对于医务人员的素质要求越来越高，这要求医务人员更多地掌握人文社会知识来处理医学问题。特别是心理学、伦理学、哲学、卫生经济学、预防和群体保健等已成为当代医生必修的课程。

（三）医院教学的改革和研究是社会需求变化的需要

当代社会对医务人员的要求也发生了显著的变化，在对诸如医师职业精神、社会科学、健康经济学、医学信息管理、人际交流技巧、科学思维、科学研究和预防保健等方面都有明确的、更高的要求。而这些要求则需要我们教学工作更好地与之适应，从而培养出素质高、能力强、有创新精神和实践能力、社会适应性强、基础扎实、专业知识口径宽的有用人才。为此，医院的教学安排包括课程设置、教学内容、教材、教学方法和教学评估整个过程中都必须相应调整，使新模式培养出来的医生不但能进行个体患者的处理，还能进行医学研究，并开展群体的预防医疗和服务包括社区医疗服务；不但可依靠医学科技知识和技能诊治疾病，还具有多学科和动员全社会的力量来为人类健康服务的能力。

二、综合性大学为医院教学改革和教学研究创造条件

著名的戈门报告（Gour man Report）指出1993年世界1 353所医学院中综合得分在4.6～5.0分的37所一流医学院校都设在综合性大学中。近年来我国不少医学院校已经融入综合性大学，这种办学模式为医学教学包括医院教学的发展创造了新的机遇，增添了活力。

（一）浓厚的人文氛围

综合性大学与医学专科院校的一个显著区别在于前者营造了一个十分浓厚的人文氛围，综合性大学学科门类多，理、工、医、农、文一应俱全，学生人数多，各种学术社团活动、论坛讲座等人文氛围浓郁，甚至一些塑像、展馆、警语都在散发着浓厚的人文气息。这种多学科环境所产生的人文影响是潜移默化的，对于学生拓宽视野，培养开拓和研究精神有很大帮助。学生在这样一种环境中所培养起来的人文素质，所构筑的人文知识结构，为今后进入医院，进行临床、教学和科研工作打下了良好的基础。

（二）学科门类齐全

综合性大学公共学科和基础学科强大，学科门类齐全，优势学科多，因此可供学生选修的科目众多，为加强学生人文知识和自然科学基础知识提供了条件。

（三）学科交叉和融合

综合性大学门类齐全而集中，有利于各学科之间交叉和融合，如医学与自然科学，医学和社会科学，有利于交叉学科和前沿学科的发展，也有利于将各学科包括教育学的最新成果和方法用于医学教学。

综合性大学教学环境的利用提高了医学生的人文素养，并有利于学科的交叉和融合，这一切有力地推动了医院教育的改革和发展，而医院和与其服务的大学的天然联系，又为医院的教学改革提供了新的手段和机遇。

（孙祖莹）

第二节　医院教学改革与培养目标

医院教学中医学生的培养目标应当是培养素质高、能力强、知识口径宽、基础扎实的医学人才。医院教学改革和研究应当围绕着如何实现这个培养目标而展开。

一、医学人才的素质教育

（一）医院素质教育的目的

医院教学不但要让受教育者获得医学专业知识和技术，更重要的是要提高其综合素质。使受教育者学会做人，学会做事，学会求知，学会生活，学会审美。不仅能认识自我、善待他人，还应该团结协作，适应社会。作为一个医务人员，患者和家属对我们的素质要求尤其高。因为处于痛苦和危险之中的患者，他们身受躯体和心理上的双重折磨，强烈的求生欲望和对疾病的未知，经济和社会地位的窘困，他们对医务人员的职业素质的期待是和其他任何行业人员完全不同的。

（二）素质教育的内容

1. 思想素质　掌握马列主义毛泽东思想和邓小平理论，尤其是辩证唯物主义和历史唯物主义思想，掌握哲学和医学的关系，研究人类思想史。提倡追求真理，探索未知和无私奉献，用科学的世界观指导临床和科研工作，树立全心全意为人民服务的思想。

2. 道德素质　作为医务人员，尤其要培养职业道德。包括高尚的医德医风，敬业精神，对患者的仁爱之心、同情心和人道主义精神。这就要求将患者当亲人，急患者所急，想患者所想。要有强烈的事业心和责任感。

3. 人文素质　学习如何正确对待自然、对待社会、对待他人（包括患者）和对待自己。符合医学的社会性、服务性和实践性的特点。

4. 心理素质　要求心态正常，人格健康，乐于助人，严于律己，宽以待人，善于协调，易于合作。要善解人意，充分理解患者和家属的心情，甚至过高的要求。敢于面对困难、勇于攀登艰险、持之以恒、不懈努力。

5. 健康素质　体魄强健，精力充沛，精神振奋。

6. 学习素质　具备与时俱进，终生学习，不断探索，完善自我的能力。

7. 信息素质　必须能够充分、及时认识所需信息，并有能力去有效地发现、检索、评价和利用所需信息。具备检索、评估、利用、传播信息的能力。

8. 创新素质　善于发现问题，挑战现实。不墨守成规，因循守旧。能主动获取新知识、新技术、新方法，并用于专业的发展。有创新精神和创新能力，敢为天下先。

（三）素质教育的方法

素质教育决不是仅仅开设几门课程就可以完成的。素质教育应贯穿在整个医院教学中，例如组织学生学习医学史、参观我国医学科技展览会，可以激发学生民族自豪感和自信心，启迪爱国主义教育的情感；听革命先烈和"两弹一星"功臣的事迹，也可以激励学生为我国医学科学发展和进步而奋斗终生的决心和信心。又如组织学生参与医院院史编写工作，可让学生在医院医学先辈身上学到艰苦创业的精神和莘莘学子报效祖国服务人民的真诚。在冬天查房时老教授将听诊器胸件用手心捂热后再放到患者胸前，这样一件小事也都是很好的素质教育材料。

二、医学人才的能力培养

（一）培养能力的重要性

传授知识显然是教学工作的重要任务，但知识是无穷的，任何一个领域的知识都是浩如烟海的。知识又是不断发展和变化的。任何个人毕其一生都不可穷尽某一方面的知识，而知识随时间和空间的推移而发生的变化更是个人所无法预计和掌握的。学过的知识可能淡忘，但学到的能力尤其是学习的能力可终生享用。因此教学更应当重视能力的培养。例如各种药物的不良反应我们不能背出来，而且有关不良反应的信息还不断发生变化。但只要掌握查询的工具和具有查询资料的能力，就能迅速找到所要了解的某种药物的某种不良反应，以及这种药物的不良反应的最新信息。

（二）能力的结构

1. 基本能力　是指作为社会人所应具备的基本能力，教学要培养和提高受教育者的基本能力。基本能力有很多，包括逻辑思维能力、综合判断能力、自学能力、表达能力、人际交往能力、团结协作能力、动手能力、发现问题解决问题的能力、社会适应能力、不断自我完善和持续发展能力等。

2. 专业能力　是指本专业所需要的能力，如临床思维能力、临床操作能力、科研思维能力、科研操作能力、文献检索能力、外语表达能力，对本专业现象的洞察能力、想象力、创造力和开拓能力等。

（三）能力培养的方法

能力培养决不是仅仅靠上"能力课"来实施的。能力培养通过课程设置、教学方法、考核方法等改革来实行。将"满堂灌"的大课改为以问题为中心的教学或病例为中心讨论式的小班课，可以提高学生临床思维和临床分析能力。验证性实验课只是培养了学生的实验操作技能，若改为综合设计性和探索性的实验可以提高学生提出问题和解决问题的能力。

三、医学人才的知识培养

（一）医学人才的知识结构

医学人才的知识结构要求视野开阔、宽厚凝重、与时俱进。除了专业知识之外，还要有宽厚的人文社科知识和自然科学基础知识。医学的发展不仅受到自然科学发展的巨大推动，还受到社会文明和进步的影响。医学模式已经从生物学模式转化为生物－心理－社会医学模式，医务人员服务和研究的对象是人，或者说是患者，而不仅仅只看到疾病。因此医务人员除了学习医学知识外，还必须学习哲学、伦理学、心理学、社会学、经济学、法学、美学和史学等。不仅会处理临床问题，还要善于处理人际关系和社会问题。

（二）医学人才的知识培养途径

医学是一门实践性很强的科学，医学知识贵在应用，要求有解决实际问题的能力。学习切忌死记硬背。因此通过上课、示教、讨论、试验、考核等方式提高受教育者应用知识的能力尤其重要。

医务人员在教学实践和临床实践中传播知识，但仅此是不够的，必须要有创新意识，不断地对现有知识进行发展，并创新知识。在创新中发展知识，在创新中培养医学人才的创新能力和发展知识能力。

传统的教学是教师讲，学生听，学生处于被动接受的状态，主动性不够。教学改革要形成以学生为主体，教学工作围绕学生进行，减少课堂教学，增加自学时间，让学生在图书馆、实验室、电脑网络和病房主动获得知识。应该学会如何去收集知识，归纳总结知识。

（孙祖莹）

第三节　课程和教学内容的改革和研究

医院教学的改革和研究应围绕着医学教育的培养目标来实行。医院教学的改革和研究首先体现在课程设置和教学内容上。要求优化重组课程，精选内容，避免重复，并淘汰陈旧的内容。课程设置和教学内容应当适应社会发展的要求。这是因为医学基础学科和临床学科在飞速发展，教学必须跟上形势，以反映医学科学的最新动态。随着社会的发展，临床上疾病谱也在变化，传统的传染性疾病在减少，而新发传染病不断出现，心脑血管病、肿瘤疾病、内分泌代谢疾病发病率上升。心理因素、社会因素、行为因素和生活方式所引起的疾病在增加。因此教学课程和教学内容必须作相应调整。社会和民众对医务人员的要求与以前不同，医务人员不但要诊断和治疗疾病，还要学习预防疾病和疾病的康复知识。而医学模式的转变，要求医务人员不仅要关注疾病对生物学指标的影响，也要关注疾病对心理学和社会学指标的影响。疾病的治疗不仅是为了减轻症状，祛除疾病，挽救生命，延长生存期，更在于改善患者的心理，恢复患者的社会角色和社会适应力，提高生命质量。另外，课程和教学内容还必须根据综合素质教育的要求来设置安排，重在改善知识结构，提高解决临床问题的能力。并让受教育者能够适应医学发展并具有不断自我完善和发展的潜力。

一、加强人文学科，提高人文素质

各医学院校人文学科的课程设置差别很大，据张国芳等报告22所医学院校七年制临床医学专业人文社科课程情况，最多设12门，占必修课时的15%，最低4门，占必修课时的3%。

人文学科与临床医学的关系十分密切，主要体现在以下几方面。

（一）完善知识结构，提高综合素质

人文学科的学习，让受教育者建立正确的世界观和方法论。培养追求真理、探索奥秘的精神意境。培养逻辑思维的能力、人际交往能力、与人共处能力和社会适应能力等。

（二）掌握发病机制，提高医疗质量

疾病是一种生物学现象，但人类疾病与心理和社会因素的关系已日益被认识。吸毒、嫖娼、同性恋与艾滋病的关系已为世人所共知；第二次世界大战中在德军炮火和炸弹威胁下，居民高血压发病率增高是不争事实。因此人文学科可以使医务人员能从一个崭新的视野研究社会、行为、心理和环境对健康的影响。另一方面疾病也引起心理和社会问题，医务人员不但要解除病痛，还要启迪患者心灵，树立患者的信心，努力维护患者的社会角色。

（三）改善医患关系，保障医疗安全

加强人文学科提高医务人员法律意识、伦理和心理等知识，能改善医患关系，提高交流技巧和保障医疗安全，促进医疗团队的协作。如哈佛大学开设的医学伦理学在医学基础阶段主要讲解生物科学技术发展中的伦理问题，在临床基础阶段主要讲解职业道德，而在临床医学阶段则主要讲临床活动中的伦理问题。其内容又细化为医患沟通技巧、患者的权力、病情保密、知情权、临床试验、脑死亡、安乐死和稀有资源分配等。

二、淡化学科界限，加强学科交叉

（一）基础学科之间的整合和交叉

打破基础学科的界限，以器官系统为模块实施整合式教学，或者以问题为中心改革教学。如将生理学心肌电生理与药理学抗心律失常药结合起来讲，将生理学神经受体和递质与药理学受体激动剂和受体阻断剂结合起来，将生理学中呼吸生理和病理生理中的呼吸衰竭结合起来。

耶鲁大学等将医学基础课分为正常人体生物学和异常人体生物学两门综合性课程。正常人体生物学包括解剖学、生理学、组织学、胚胎学、细胞生物学、遗传学和神经生物学等，而异常人体生物学包括疾病机制、病理学、病理生理学、病原体学和流行病学等。

（二）基础学科和临床学科的整合和交叉

打破医学基础学科和临床学科的界限，以系统或器官为中心。在医学基础课教学阶段，先引入一个临床问题，根据一个疾病作为切入点，展开医学基础教育。基础课程临床医师参与，而临床教学请基础教师参加，如请呼吸科医生讲呼吸生理，请微生物课教师参与感染性疾病的教学。

（三）边缘学科和交叉学科

通过学科交叉和重组，形成新的学科，如医学伦理学、医学心理学、气象医学、环境医学、灾难医学和医学地理学等。

三、调整教学内容，增设选修课

教学内容要避免重复，推陈出新，在保证必修课前提下多开选修课，给受教育者以充分的自由选择权利。如有关蛋白质和核酸的结构和功能在多门学科中重复出现，包括有机化学、生物化学、细胞生物学和遗传学，可考虑集中到某一门课如生物化学中讲授。又如有关胃、十二指肠液检查临床上已很少用，实验诊断课可以删去，而 PCR、DNA 探针技术以及 ELISA 技术已广泛应用于临床标本的检测，可加至教学内容。

医务人员应当不断获取自然科学和社会学中最新的成果来为医疗和科研工作服务。设置一系列医学选修课，学生可以根据兴趣和需要选择。

1. 加强基础知识的选修课程系列　细胞生物学、分子生物学、神经生物学、超微结构、生物医学工程、临床生物化学、临床病理学、临床免疫学、临床药理学等。

2. 拓宽专业知识的选修课系列　肿瘤学、老年医学、运动医学、激光医学、急诊医学、康复医学、家庭医学、心身医学、医院感染学等。

3. 医学信息选修课系列　医用计算机、文献检索和利用、卫生统计、多媒体课件的创作等。

4. 医学科研训练选修课系列　医学文献的评价、临床流行病学、实验设计、医学统计、科研思维、实验动物学、医学论文写作。

5. 人文社科类选修课系列　哲学、社会学、医学史、卫生法、卫生经济学、伦理学、心理学等。

四、实验课的改革

应将实验课作为培养科学思维和创新能力的场所，而不仅仅是为了验证一个理论，或掌握实验的基本操作技能。实验课改革的目标，应该让学生从中不仅掌握了实验方法，锻炼了操作技能，提高了动手能力，更重要的是知道怎样通过实验去探索未知，去发现真理。通过实验课还应培养学生主动学习的能力和创新能力、严谨的科学态度、科学思维能力和知识的综合运用能力，从而提高学生的综合素质。因此应减少验证性实验，增加设计性（探索性）实验和综合性实验，让学生独立设计和完成。在实施教学改革时，注意应从改革实验教学内容入手，将实验内容综合化、系统化，以实现验证性实验和设计性实验的有机融合，扬长避短，避免设计性实验所常有的教学计划与实验内容不够协调、实验项目不够系统、实验室资源不够充分、实验教学实施过程中比较混乱等问题。

（孙祖莹）

第四节　教学模式和教学方法的改革和研究

一、应用现代教学技术和方法

以电子计算机为基础，以网络为媒介的现代教学方法已广泛应用于医院教学。多媒体课件逐渐取代传统的挂图、照片、标本、幻灯、投影和录像等。多媒体课件所显示的不再是静态和平面的东西，而是动态和立体多维的影像。从电子显微镜下微观形态到宇宙中星球运动都可以显示出来。而且经过计算机处理不仅可以模拟各种器官以及医疗设备的诊疗过程，甚至可以重现各种生命现象，形象生动地表达疾病过程和治疗反应，加深了理解和记忆。由于人机交互，激发学生主观能动性，更主动地获取知识。远程教育的开发和使用也使医院教学得以向远处延伸成为可能，可以有效地促进医学知识由高水平医院和地区向低水平地区的扩散，尤其对边远穷地区教育水平的提高具有不可估量的价值。

二、以学生为中心，变被动学习为主动学习

传统教育以教师为中心，教师讲，学生听，似乎是天经地义的。学生的学习积极性和主观能动性没有充分发挥。采取以学生为中心，使学生变被动学习为主动学习，如以病例为基础的讨论式临床教育，学生根据提供的病史资料讨论诊断、治疗、预防和康复等临床问题，教师仅起点评和总结作用，学生反映较好。适当减少讲课学时，增加自学时间，让学生有更多的时间去自学，充分发挥个性特点，主动学习感兴趣的问题，提高学生的创造性。

三、走出小课堂，进入大课堂

教学应当从狭义的课堂中走出来，从讲台、黑板、粉笔这样经典的课堂里走出来，使学生进入更大的课堂。如让学生尽早进入病房等诊疗场所，尽早适应医院环境，熟悉医院工作常规，明确医生的职责，学会与患者交流的方法和技巧，了解患者的疾苦，为日后进行医疗工作打下基础。给予学生更多时间、更多机会进入图书馆、实验室、电脑房和标本陈列室等学习地点，培养兴趣，探索未知，拓宽视野，完善自我。又如让学生走入社区，为居民服务，让学生了解疾病的预防、社区医疗的状况、卫生科普教育的意义等，都会取得小课堂难以取得的成效。

四、重视实际能力，强化技能训练

医院教学应当重视实际能力的培养，从基本功入手，强调临床思维和临床技能培训，通过床边教学、教学查房和病例讨论等提高学生解决临床问题的能力。复旦大学上海医学院和华西医科大学等在临床教学中大量运用标准化患者来进行教学和考核，这些受过专门训练的模拟"患者"，不仅能生动地模仿疾病的临床表现，给学生以直观的形象的教学，而且可以为学生的技能评分（如问病史的质量，查体的规范化等），收到了很好的效果。另外，适当利用模拟人或模拟教具（如腰穿、骨穿模型和分娩机转模型等）不仅有助于学生熟悉相关的疾病诊治过程或操作，强化实际能力和技能的训练，而且能有效降低带教成本，并减少由于教学而带给患者的风险，最终为医院临床教学带来明显的益处。

（胡光云）

第五节　考试和考核的改革和研究

考试考核是教学过程的重要组成部分，是检验教学效果的一种评价方法，其目的不仅是对学生掌握的知识和拥有的能力进行评价，也是为了通过对教学质量的评价，获得改进教学工作反馈意见的有效手段。

一种良好的考试模式应该具有导向、诊断、反馈、评价、区分、预测等功能，同时还对教学风气、学习风气以及考试风气具有良好的引导作用。因此考试考核是医院教学改革和教学研究的重要内容。考试考核要求全面性、科学性、合理性、客观性和公正性。不但要考学生对知识的掌握程度，更要考学生的综合能力，尤其是应用知识解决问题的核心能力。考试应实施教考分离，使考试命题制度化、规范化；命题设立 A、B 卷，加强试题库的建设。在考试考核成绩构成方面，则需注重考核多元化、考核方式多样化、试卷评阅规范化的原则。同时，在严肃各类考核的考风考纪的前提下，及时反馈相关信息，对学生试卷进行科学化分析，并经常进行专项评估，从而使考试这一考核手段最大限度地为检验教学效果服务。

一、考试考核的内容

考试考核评价指标的改革和研究是考试考核改革的重点内容之一。考试内容要根据教学大纲，重点突出，主要考需要掌握和熟悉的部分，基本理论、基本知识和基本技能是考试的主要内容。除此之外，考试还要有一定广度和深度。要摆脱传统考试的模式，即"考书本，考知识，考记忆"，而要重视考"能力"，考"应用"和考"理解"。如基础课考试可以与临床结合，而临床课考试更要求解决临床实际问题。要多出一些"活"的题目，靠死记硬背无法解答，必须融会贯通才能应用自如。考题应为给学生留有一定的发挥的余地和空间，让学生展示自己的才华，让学生有表现自己创造力的机会。

二、考试考核的方法

考试考核方式应该多样化。考生理解能力、记忆能力和应用能力考试考核方法包括口试、笔试、操作或答辩形式，也可用讨论方式进行，可以闭卷也可以开卷，除理论考试外，也应采用临床技能考试的方式，以考核学生基本技能，包括询问病史、体格检查、换药、胸腔穿刺等。笔试理论考试题型要求多样化，除了记忆题外，还应有相当比例的理解题和应用题。同时，多媒体也应引入考试中，学生根据课件要求回答问题。

考试考核成绩构成应多元化，有时一门课可采取几种考试方法，然后综合评分。如内科学可以先进行理论考试，然后进行操作能力的考核，最后进行病例分析或科研论文答辩。综合考试，是对学生的能力和知识比较全面的检验。

客观结构化临床考试（OSCE）是一种以客观方式评估临床能力的考核方法，即在模拟临床场景下，使用模型、标准化患者（SP）甚至是真实患者来测试医学生的临床能力。OSCE 避免了传统考试的偶然性和变异性，减少了主观性。由于其众多的考试内容，使评价遍及教育目标分类学所包括的认知、情感和精神运动三个领域，充分发挥了考试的功能。而 SP 考试法是将一些经过训练，旨在恒定、逼真地复制临床情况和非医学专业人员具有了模拟患者、考核者和指导者的职能。这两种方法结合既解决了学生数量过多，患者不易配合的难题，又实现了开放式思维的考核，达到了锻炼临床思考能力和考核客观性的双重目的。根据医院医疗工作的特点，临床上还常使用 Mini - CEX（Mini - Clinical Evaluation Exercise）方法来进行学生实际医疗能力的评估。

实验课教学应该根据实验的特点、考核方法采取更加灵活的评分办法。如对验证性、演示性实验考核以实验课内容为主，多种方法并用可采用量化评分制和等级评分制等评分办法；考核的主要方法有编写实验报告，闭卷、开卷笔试；闭卷笔试与口试相结合；口试、笔试与技能操作相结合等方法。如采用口试的方法可以不受文字限制，学生能在教师所提的问题的范围内，充分发挥自己的才能。

对设计性、综合性实验考核则以成果为标准，注重过程性评价，考核的主要方法有提交论文与答辩；实验设计方法、实验步骤报告与答辩；撰写实验报告与答辩相结合等。也可以采用无标准答案试题，着重考核学生的思维方法与实验过程，以检验学生发现问题、分析问题和解决问题的综合能力，激发学生的创新意识。可采用激励评分制、模糊评分制等评分办法。

（胡光云）

第八章

医院医学教育中的思想政治和德育工作

医院有着繁重的医疗工作，同时还担负着教学、科研等重要任务。尤其是医学院校的附属医院，更是承担了大量的医学教学及医学生的思想政治和德育工作。本章节主要对临床医学专业大学生（包括五年制、七年制、八年制医学生）的思想政治和德育工作展开论述。

我国高等院校的根本任务是培养德、智、体、美等全面发展的社会主义事业建设者和接班人。他们的思想道德和科学文化素质如何，直接关系到国家的未来，关系到我国社会主义现代化建设事业能否实现，关系到能否坚持党的基本路线一百年不动摇。邓小平同志说"学校应该永远把坚定正确的政治方向放在第一位"，从而指出了我国医学教育的社会主义办学方向。

第一节　医学生思想政治和德育工作的意义和任务

思想政治和德育教育，是高校教育的重要组成部分。医院医学教育任务中思想政治和德育工作的对象主要是针对医学院校的大学生人群。思想政治教育的目的是使人们通过教育逐步树立马克思主义的世界观与方法论，能动地去认识世界，改造世界，造就"有理想、有道德、有文化、有纪律"的一代社会主义新人。

一、医学生思想政治和德育工作的意义

2004年8月颁发的中央16号文件，即《中共中央、国务院关于进一步加强和改进大学生思想政治教育的意见》，充分表明了我们党和政府对大学生思想政治工作的关心和重视。是深入贯彻党的十六大精神，适应新形势、新任务的要求，提高大学生思想政治素质，促进大学生全面发展的纲领性文件。

当今世界已进入21世纪，我国已加入世界贸易组织，经济全球化步伐日益加快，世界政治正在向多极化方向发展；加上信息技术的飞速发展，各种思想相互交叉，相互激荡，复杂多变的现实环境必然对人们的思想观念产生深刻的影响。大学生们思想活跃，他们思想的独立性、选择性、多变性明显增强。因而，加强大学生的思想政治和德育教育比任何时期都显得更加重要。

加强医学生思想政治和德育工作是医学院校坚持社会主义性质和方向的根本保证。医学院校的教学目标是培养医疗卫生事业的服务者和接班人，必须坚持为社会主义服务，为人民服务；坚持教育与社会实践相结合；培养学生的创新精神和实践能力，努力为社会主义物质文明和精神文明服务。

加强医学生思想政治和德育工作是医学院校培养新时期社会主义医疗事业接班人的核心内容，是全面实施科教兴国和人才强国的需要，具有重要而深远的战略意义。江泽民总书记指出："努力造成有理想、有道德、有文化、有纪律的德育、体育、智育、美育等全面发展的社会主义事业建设者和接班人。"这就要求我们始终把坚定正确的政治方向放在第一位，热爱中国共产党、热爱祖国、热爱社会主义制度，使受教育者在德、智、体几方面都得到发展，成长为既有高尚医德医风，又有精湛医技医术的高级专业人才。

加强思想政治和德育工作是完成新时期医院医疗、教学、科研各项基本工作任务的保证，其保证作

用主要体现在以下两个方面：①保证培养人才的工作沿着正确的政治方向进行，尤其能适应改革开放新时期社会发展的需要。②积极引导学生拓宽思路，努力学习新知识、新技能。既要弘扬我国优秀传统文化，又要吸取国外先进文化知识，完成新时代赋予他们的历史使命和社会责任。加强思想政治和德育工作应贯穿和渗透到医院的各项工作中，它不仅要深入到医疗、教学和科研等一线部门，也要渗透到后勤服务和管理部门；既要深入到学生群体中，更要渗透到广大教职员工中去。

二、医学生思想政治和德育工作的任务

（一）思想政治和德育工作的根本任务

对于医学生的培养，要坚持学习科学文化与加强思想修养的统一；坚持学习书本知识与投身社会实践的统一；坚持实现自身价值与服务祖国人民的统一；坚持树立远大理想与进行艰苦奋斗的统一。进一步依循科学发展观，培育新一代有理想、有道德、有文化、有纪律的社会主义新人。

（二）思想政治和德育工作的基本任务

（1）坚持用马列主义的理论来武装和教育广大学生：努力做到马列主义毛泽东思想以及邓小平、江泽民的教育思想"三进"（进教材、进课堂，进头脑）。并运用马列主义立场、观点、方法研究新情况、解决新问题，使党的正确的教育思想变成人们的自觉行动。

（2）以为人民服务为核心：以五爱（爱祖国、爱人民、爱劳动、爱科学、爱社会主义）为基本要求，开展"三主义""三德"和社会主义法制教育。

（3）充分发挥各级党政组织的管理和教育的双重职能：做好教书育人、管理育人、服务育人工作，全面贯彻党的教育方针。

（4）加强思想政治和德育工作的科学管理：建立一支脱产和兼职相结合，高学历、高素质的政工队伍。

（5）充分发挥学生会、团委、非组织形式社团和学生生活园区等部门的作用，密切与学校的党政部门联系，形成合力，利用现代的信息手段实现德育的总体目标。

（三）思想政治和德育工作的目标

1. 合格的政治素质　培养大学生具有社会主义和共产主义的理想信念，现阶段则要树立大学生为把我国建设成为富强民主文明的社会主义现代化国家而奋斗的共同理想。还要求大学生具有爱国主义、集体主义精神，为祖国的繁荣昌盛贡献力量。

2. 科学的思想素质　包括科学的世界观、人生观、价值观和方法论。现阶段就是要全面贯彻和落实科学发展观，加强在实践中锻炼，形成良好的风气，思想上才能健康发展。

3. 良好的道德素质　培养大学生树立社会主义道德观念，具有社会公德、职业道德和家庭美德。

4. 健康的心理素质　健康的心理素质是大学生顺利成长的必要条件，是事业成功的内在保障。努力培育大学生具有坚强的意志，在实践中自觉磨炼，具备抗挫折、抗压迫、抗失败的能力，保持旺盛的积极向上的生活态度。

5. 全面的文化素质　教学中要贯穿通识教育理念，培养既具人文修养，又具备扎实专业知识和技能的医学接班人。

（胡光云）

第二节　思想政治和德育工作机构

德育是素质教育的核心内容，是素质教育能否顺利推进的关键。思想政治和德育工作机构是德育教育的组织基础，它构建了思想政治工作的基本框架，决定了德育教育最基本的形式和主要内容，是德育工作的根本一环，也是全面推进素质教育的根本保证之一。思想政治工作和德育工作机构的设置、职能和运作模式直接关系到德育教育的效率和成败。世界各国，尤其是西方资本主义国家，虽然在思想政治

教育的机构设置上不尽相同，其运作模式也各有差异，但都无一例外地突出了教会对人们意识形态影响中的地位和作用，无一例外地反映了少数统治阶级的意志。而我国是共产党领导的社会主义国家，是人民的国家，因此我国的思想政治和德育工作机构的设置代表了最广大人民的根本利益，其运作模式应体现时代和社会的发展要求，体现人民群众的根本愿望。医学是一门具有社会性、实践性和服务性的科学，承担着救死扶伤的神圣使命，医学院校思想政治和德育工作的参与机构及其运作模式有着鲜明的专业特点。

一、思想政治和德育工作机构的定义

思想政治和德育工作机构是指对教育对象承担思想政治和德育工作的单位和组织，它有狭义和广义两方面的含义。

狭义的思想政治和德育工作机构是指统治阶级为了维护自己的统治地位，从自身的利益出发建立起来的，直接对受教育者进行思想政治、道德品质、文化素养等精神意识领域的教育、指导的社会单位和组织团体，具有鲜明的阶级性，集中体现了统治阶级的意志。在我国是中国共产党对思想政治和德育工作实施领导。正如江泽民同志所讲的"思想宣传阵地，社会主义思想不去占领，资本主义思想就必然会去占领"一样，我国的思想政治和德育工作机构及其运作是我们党用社会主义和共产主义思想占领思想阵地的部门。

毛泽东同志在《关于人民内部矛盾的问题》一文中指出："思想政治工作各个部门要负责任，共产党应该管，共青团应该管，政府主管部门应该管，学校的校长教师更应该管。"体现了思想政治和德育工作的广泛参与性。中共中央《关于加强和改进思想政治工作的若干意见》中把以德育为核心的素质教育的全面推进看作是一项涉及社会各方面的系统工程；强调要通过新闻媒体的正确舆论导向，深入动员社会各界关心、支持和投身素质教育，号召学校、家庭和社会要互相沟通、积极配合，共同开创素质教育工作的新局面。这不但定义了教育工作尤其是思想政治工作在新时期新的立足点，同时更赋予了思想政治和德育工作机构以广义的内涵：思想政治和德育工作机构是按照党的教育方针、教育任务和育人目标建立起来的或也已存在的，直接或间接参与德育教育的，或对德育教育产生直接或间接影响的机关、单位、社会团体和松散联合体的总和，是阶级性和社会性的统一。我们通常所指的思想政治和德育工作机构就是广义的思想政治和德育工作机构。

二、思想政治和德育工作机构的分类

素质教育作为一项系统工程，需要学校、家庭和社会等多方面的参与和配合，思想政治和德育工作自然也同时受到学校、家庭和社会的影响，是三者的交集，如图8-1。大学生作为当代先进青年的代表群体，已经建立了初步的人生观、世界观和价值观，由于其集体生活的特点，使家庭这一重要的参与思想政治工作的部分的作用相对弱化，他们的德育工作更趋于二元化（即学校和社会）。医学院校的学生，由于其学科的特殊性，使附属医院在其思想政治和德育工作中起着举足轻重的作用，如图8-2。这一切，决定了思想政治和德育工作机构分类的不同。医学生思想政治和德育工作机构按不同的方法可作如下分类，如表8-1。

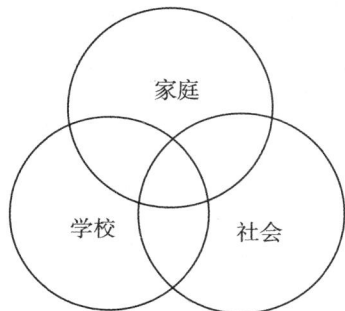

图8-1 思想政治和德育工作的影响因素

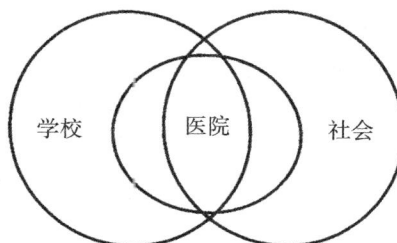

图8-2 医学生思想政治和德育工作的影响因素

表8-1 医学生思想政治和德育工作机构的分类

按整体单位划分	按性质划分	按职能划分
学校	党团组织	领导机构
附属医院	群众组织	指导机构
社会	其他联合体	组织管理机构
		执行机构
		辅助参与机构
		评估机构

（一）按照整体单位划分

从整体来看，医学生思想政治和德育工作机构可分成三大部分，即学校、社会和附属医院，体现了学生思想政治和德育工作参与机构的广泛性。

1. 学校　主要是指学校的各级党政部门、职能机关、团委和学生会、宣传机构以及心理咨询等部门。它们按照国家的德育大纲，通过教学和学生管理两条线，参与领导、指导、管理、评估及辅助学生的思想政治和德育工作。

2. 附属医院　包括医院的各级党组织、职能部门等。由于附属医院不但是高校的教育机构，同时也是社会的一个服务机构，因此医院不仅指导、执行、管理学生的德育工作，还是学生德育工作的重要舞台，医院的专家教授也是学生端正"三观"、树立远大理想的活榜样。

3. 社会　包括社区、精神文明共建单位、爱国主义教育基地以及舆论宣传机关等。通过社区服务、精神文明共建、社会实践等形式参与指导并影响思想政治和德育工作。

（二）按照性质划分

思想政治和德育工作机构从性质上可分为党团组织、群众组织和其他联合体三部分，体现了思想政治和德育工作的群众性、广泛性和阶级性。

1. 党团组织　是指学校、附属医院的各级党组织和团组织，它们在思想政治和德育工作中起领导和指导作用。

2. 群众组织　是指学生按照自己的意愿、利益和兴趣组织起来的比较固定的团体，包括学生会、学生社团等，通过各种活动形式和活动内容，学生自我参与德育工作同时接受德育教育。

3. 其他联合体　是指团体与团体之间，单位与单位之间建立起来的参与思想政治工作的联合体，包括精神文明共建单位、社区服务队以及研究生指导老师组等。

（三）按照职能划分

思想政治和德育工作机构按照其不同的职能可以划分为六类：领导机构、指导机构、组织管理机构、执行机构、辅助参与机构和评估机构。

1. 领导机构　主要是指学校的校级党政部门。

2. 指导机构　包括学校教务处、学工部、各院系党委（总支）、附属医院党委及学校团委等。

3. 组织管理机构　包括各院系学工组、分团委（总支）、校学生会、附属医院教育处和学校人文社科部等。

4. 执行机构　包括学生党支部、班集体、团支部、学生社团、附属医院的研究生指导老师组及人文社科部的相关教研组等。

5. 辅助参与机构　包括学校的宣传部门、学生服务联合体、附属医院的宣传科、病区及社会舆论机构、社会实践基地、志愿者服务基地、社区服务中心等。

6. 评估机构　包括学校、各院系、各班成立的德育考评小组以及附属医院的精神文明办公室等。

三、思想政治和德育工作机构的职能

不同的思想政治和德育工作机构在学生的德育教育过程中承担着不同的职能。总括起来，思想政治和德育工作机构有领导、指导、组织管理、执行、辅助参与和监督评估六大职能。

1. 领导职能　学校的校级党政部门按照国家的德育教育大纲，根据实际情况，制定学校的德育教育目标，并领导教务处、学工部、各级党委（总支）、校团委开展学生的德育工作，起着总揽全局、协调各方的作用。

2. 指导职能　学校教务处、学工部、院系党委（总支）、附属医院党委按照校级党政部门的要求指导人文社科部、下级党、团、政工组织进行思想政治工作。当然，大多数思想政治和德育工作的组织管理、辅助参与机构在实际工作中也承担了一定的指导职能，因此思想政治和德育工作机构的指导职能是其最基本、最普遍的职能。

3. 组织管理职能　人文社科部、院系学工组、分团委、附属医院教育处、学生科、研究生科。在校级党政部门的统一领导下，在上级党、政、工、团组织的指导下，组织相关教研组、班集体、团支部、学生党支部、医院的研究生指导老师组开展多种形式的德育教育工作，并对它们进行有效的管理。

4. 执行职能　这是基层思想政治和德育工作机构最主要、最基本的职能，相关教研组、学生党支部、班团支部等基层机构在各自的领域和工作范围内对学生直接履行德育教育的职责，研究生导师也在日常指导学生学业过程中参与学生的德育教育工作，形成了思想政治和德育工作的多样性，也是思想政治和德育工作的立足点所在。

5. 辅助参与职能　社会机构包括社会实践、志愿者服务基地在参与学生德育工作中扮演着重要的角色，它们通过搭建学生社会实践舞台、指导学生社会实践活动，对学校的德育工作起着辅助的作用；舆论机构包括学校、附属医院的宣传部门也以各自特殊的形式影响着学生的德育教育，如校报、院报、学生刊物等。而心理咨询中心又给予学生思想政治工作以强有力的保障，这一切都是思想政治和德育工作所不可缺少的。

6. 监督评估职能　学校、院系、班集体组成的德育考评小组以及附属医院的精神文明办公室，在某一时间或某一时段，对学生思想政治和德育工作的即效性和后效性进行定性或定量的评估和比较，监督各级机构的德育工作情况，并及时反馈相关信息，以指导思想政治和德育工作的有效进行。

四、思想政治和德育工作机构的设置及其特点

各高等院校在思想政治和德育工作机构的设置上有共性也有个性，医学院校的思想政治和德育工作的机构设置也必然有其特殊性，图8-3列出了医学院校学生思想政治和德育工作机构的设置及其基本的运作模式，从中不难看出其具有如下特点。

1. 层次分明、分工明确、职责清楚　从领导机构的校级党政部门到德育工作的终点学生，自上而下、层层落实、逐级展开。不同层次的思想政治和德育工作机构承担着不同的职能，各个思想政治和德育工作机构也有不同的分工，通过各自不同的形式开展德育教育。

2. 附属医院在学生整体的思想政治和德育工作中不可缺少　附属医院接受学校校级党政部门的直接领导，通过相关的职能部门参与学生的德育教育。随着时代的发展和素质教育的深化，医院进而又成为了学生社会实践的载体、桥梁和纽带，在思想政治和德育工作中逐渐扮演起重要的角色。医院的博士、硕士研究生，既是思想政治工作的受体，又是德育工作的有效资源，由他们组成的研究生指导老师组，参与本科生的思想政治工作，往往可以取得事半功倍的效果。

3. 身心兼顾　学校在学生服务联合体中设立了专门的心理咨询中心，帮助指导学生减轻内心矛盾和冲突、增强耐挫力、开发自身潜能、更好地适应环境，在辅助参与学生的思想政治工作中起了不可忽视的重要作用。另外，院系的学工组、附属医院学生科的老师、研究生指导老师也承担了心理疏导的职能，以保证思想政治工作的实效和高效。

4. 理论和实践相结合　学校和医院设立了专门的职能机构，对学生进行正面的德育理论教育，同

时充分利用医院和社会的有效资源，搭建实践舞台，通过相关的社会单位、团体的指导，开展各种社会服务活动，培养学生的社会责任感和使命感，锻炼各种能力。

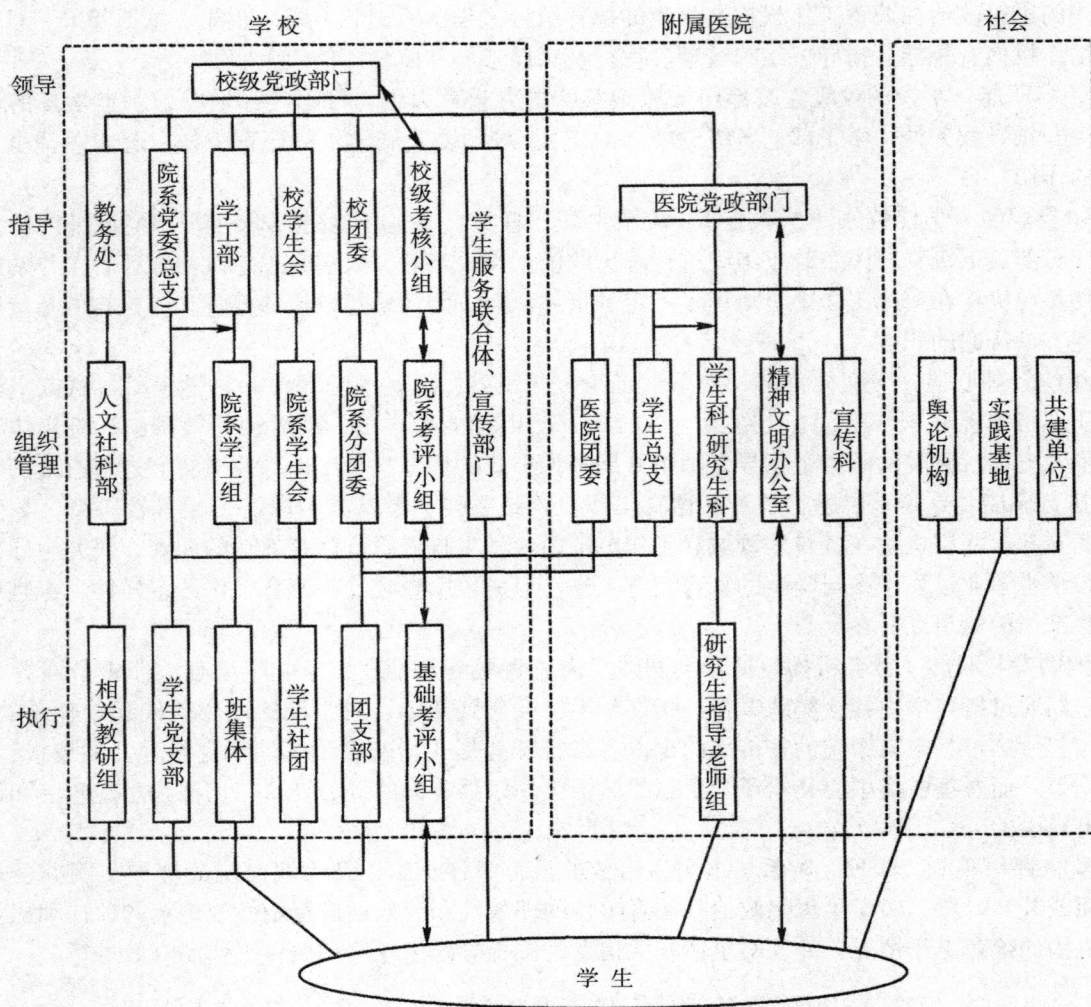

图 8 - 3　思想政治和德育工作机构的设置

五、思想政治和德育工作设置和运作的趋向

随着教育改革的深化，素质教育的全面推进，"教育为社会主义事业服务，教育与社会实践相结合"的教育方针的贯彻执行，思想政治和德育工作机构的设置和运作在新的时期有了新的局面。

1. 以人为本　即突出学生在思想政治工作中的主体性地位，把学生看作是思想政治工作的主体，体现了德育工作的能动性和可参与性。学校也好，医院也好，从育人的角度出发，从学生和社会的需求出发设置机构，转变机构职能，增加反馈和互动渠道，合理高效地进行德育教育。通过正面的道德品质及理论教育，提高学生的道德认知和选择能力，同时又积极组织开展社会实践，借助各方面力量锻炼学生的道德实践能力。

2. 显性教育与隐性教育相结合　一方面重视发挥德育教学的职能，通过加强正式的课堂德育教学这种教育方式，改善和提高显性教育；另一方面则是加强了共青团组织、学生会、学生社团等机构的职能，来进行隐性教育，并使两者有机结合，以获得德育教育的高效。

3. 渗透式教育逐渐加强　学校的教务处在课程设置过程中，不仅仅设置系列德育课程，而且在自然科学、文史哲学等课程中适量引入德育内容；医院在承担毕业班学生临床实习和高年级学生床旁示教的过程中，也有的放矢地进行医德医风、医患沟通等社会道德教育，亦使德育教育贯穿教学过程中。另外，各机构的工作内容也有相互的交叉和补充，在潜移默化中对学生进行思想政治和德育教育。

4. 全方位、全过程、全员育人的系统　德育教育无论在课堂内外，医院内外，还是校园内外，都有不同的机构给予学生自始至终的德育关怀；无论是教学部门、学生管理部门，还是社会、社区的团体，甚至是学生自我管理的团体，都能积极做到教书育人、管理育人、服务育人，努力把思想政治和德育工作从一种外源性的压力转变为学生的一种内化性的动力，才能真正发挥作用，收到良好的成效。

5. 形式多样、内容丰富　新时期，思想政治工作的形式也应跟随时代的变迁而与时俱进，不能再仅仅拘泥于过去课堂教学的单板形式。尤其是目前面临的 80 后、90 后的学生，应根据学生感兴趣的、容易接受的方式进行潜移默化的渗透式教育方式。比如开展一些受学生欢迎的讲座、座谈、文体娱乐活动等等，甚至可以通过学生大都使用的 QQ、BBS 论坛等渠道与他们进行沟通。其次，内容也不仅仅停留在枯燥的政治方面，可以结合当前形势、社会热点、学生关注的话题开展多方面丰富多彩的交流。只有融入学生了，思想政治工作才能做透、做好、做深入。

（刘　萍）

第三节　思想政治和德育工作内容和形式

医院思想政治和德育工作担负着教育和培养德才兼备的医务工作者的神圣使命，医院思想政治工作的主要对象是医学院校高年级的医学生。在进入医院学习后，医学生不仅在课堂上接受临床医学理论教育，而且更多的是参加示教、见习以及实习等临床实践活动。在这个阶段中他们所接触到的方方面面对于他们今后走上社会成为一名合格的医务工作者至关重要。所以，根据医学生的特点有针对性地开展形式多样的工作是做好思想政治和德育工作的关键。

一、思想政治和德育工作的内容

"健康所系，性命相托"，医学生誓言道出了医生所承担的重任。医生是个特殊的职业，因为医生肩负着"除人类之病痛，助健康之完美"的崇高事业。在医疗活动中，医疗效果不但取决于医疗技术、医疗设备，而且与医师的职业道德直接相关。所以在医学生的培养中不仅要注重培养其"刻苦钻研，孜孜不倦，精益求精"的高超医术，也要培养其"热爱祖国，忠于人民，恪守医德"的高尚品德。医学生的世界观、人生观和价值观尚处在形成之中，可塑性大，属易感群体，切实加强对他们的教育和引导显得尤为重要。所以，教育学生树立正确的理想信念，培养良好的医德医风，并不断提高自身综合素质能力就成为了医院思想政治和德育工作的重要组成部分。

（一）树立正确的理想信念，培养高尚的医德医风

1. 以理想信念教育为核心　深入进行树立正确的世界观、人生观和价值观教育。在科技革命的带动下，我们的生活正发生着日新月异的变化，经济全球化速度明显加快，给我们带来了前所未有的机遇和挑战，也让我们面临许多新的问题。有人产生了"马列主义已经是过时的东西，不再适合中国发展"的看法和言论；国际上的反华势力并没有停止从意识形态方面对中国的入侵，使得当代大学生的思想观念受到了前所未有的冲击。而大学生对社会的变化最敏感，对各类信息的吸收也最快，对政治方向把握容易出偏差。因此，医院思想政治和德育工作的首要内容应是对学生进行"三观"教育。深入开展党的基本理论、基本路线、基本纲领和基本经验教育；开展中国革命、建设和改革开放的历史教育，开展基本国情和形势政策教育，开展科学发展观教育，使大学生正确认识社会发展规律，认识国家的前途命运，认识自己的社会责任，确立在中国共产党领导下走中国特色社会主义道路、实现中华民族伟大复兴的共同理想和坚定信念。积极引导学生不断追求更高的目标，使他们中的先进分子树立共产主义的远大理想，确立马克思主义的坚定信念。

2. 以基本道德规范为基础，深入进行职业道德教育　要认真贯彻《公民道德建设实施纲要》，以为人民服务为核心，以集体主义为原则，以诚实守信为重点，广泛开展社会公德、职业道德和家庭美德教育，引导大学生遵守明礼诚信、团结友善、勤俭自强、敬业奉献的基本道德规范。加强民主法制教育，

增强遵纪守法观念。加强人文素质和科学精神教育，加强集体主义和团结合作精神教育，促进大学生思想道德素质、科学文化素质和健康素质协调发展，引导大学生勤于学习、善于创造、甘于奉献，成为有理想、有道德、有文化、有纪律的社会主义新人。作为医务工作者，毋庸讳言，患者的生命、患者的利益永远都是应该被放在第一位的，"全心全意为患者服务"是每一位医务工作者应该用毕生精力去实践的诺言。我们要教育学生把这一诺言深深地扎根于心中，并付诸于将来的医疗实践中。当然，现今的医疗体制，还存在着这样或那样不完善的地方，如医疗资源的分布还不尽合理，医疗行业中个别医生被经济利益所驱使，存在着不道德的医疗行为，以及个别带教老师一些不负责任的言论，这些都可能会使一些刚刚进入实习阶段的学生迷失方向。因此，我们应该从学生们进入临床见习、实习阶段起，就注重对学生进行职业道德教育。

（二）树立正确的学习动机、学习观和就业观

1. 树立正确的学习动机　学习动机是一种学习的需要，学习动机是直接推动学生进行学习的一种内部动力。医学生的学习动机有很多种，有为了个人将来有一份稳定的工作和满意的收入，有为了给家人友人治病提供便利等个人狭隘的学习动机，也有着为了实现自身价值，为更多的患者解除病痛，为祖国医疗卫生事业的发展贡献力量的高尚的学习动机。仅仅为了个人利益的狭隘的学习动机，往往会使我们满足于现状，不思进取，得过且过，怕累怕苦。我们要正确引导学生树立正确的学习动机，志存高远，为了探索生命科学的奥秘，为了医学事业的发展，为了解除人类的疾苦，不断攀登，不断进取，勇于探索，不怕苦，不怕累，具有高尚的思想境界。

2. 树立正确的学习观念　作为未来的医务工作者，只有满腔热忱，而没有扎实的医学基础和精湛的技术是不能肩负起救死扶伤这一神圣使命的。有了正确的学习动机，还要树立正确的学习观。随着现代健康观和医学模式的变化，对于传统的医疗服务产生了巨大的影响，医疗服务从治疗服务扩大到预防服务，从技术服务扩大到社会服务，生理服务扩大到，心理服务。医学服务模式的变化指导着医学生的学习观，我们要引导学生不仅要学好临床专业课程，也要重视预防医学课程及心理学、社会学等人文类课程。具有扎实的宽广的医学专业知识、医学人文知识基础，才能为我们日后成为一名合格的医务工作者打下良好的基础，才能肩负起提高全人类健康的重任。

3. 树立正确的就业观　我们提倡把为社会作贡献和实现人生价值相统一的观念，在为社会作贡献的同时，使自己的人生价值得以实现。哪里有事业，哪里能作贡献，就到哪里去。不以地域、待遇为自己设定僵硬的框框，限制自己的发展和成长空间。不是说留在大城市、进入大单位就是最好的，只要踏实肯干，勤奋好学，在任何岗位上都能发挥自己的光和热，实现自身价值，为患者服务。我们可以通过身边一些鲜活的人物和事例教育学生，把自己的成长成才和祖国的需要、人民的需要结合在一起，到西部、到基层和艰苦地区去经受磨炼，健康成长，到祖国和人民最需要的地方去建功立业。鼓励学生到西部去，这对于促进西部贫困地区卫生事业的发展，拓展大学生的就业、创业渠道，培养和造就一大批既有现代科学文化知识，又有基层工作经验和强烈社会责任感的优秀青年人才，弘扬"奉献、友爱、互助、进步"的志愿精神，推动医学事业的发展，具有非常重要的作用和意义。

（三）提高综合素质，培养创新精神

1. 培养创新精神　创新是民族进步的灵魂，是国家兴旺发达不竭的动力。我们在对医学生开展的思想政治和德育工作内容中，创新意识、创新精神和创新能力的培养显得尤为重要。使医学生能够善于发现和认识有意义的新知识、新思想、新事物、新方法，掌握其中蕴含的基本规律，并具备相应的能力，为将来成为创新型人才奠定全面的素质基础。多年的工作经验告诉我们，培养大学生创新意识最主要的方面是创造机会让他们更多地参与社会实践和科学实践，并在实践中有所启发、有所创新。因此我们要结合医学生的实际，组织开展各项社会实践和志愿者服务，让学生在服务他人的同时得到锻炼和提高。另外，我们也要积极为学生搭建平台，开设讲座，并鼓励学生参加大学生科技创新项目，学习医学科研技术和方法，培养严谨的医学科研态度。

2. 重视身心健康　当健康的概念由"没有疾病"转变为"不仅是没有疾病或不虚弱，而是身体

的、精神的健康和社会适应良好的总称"时，精神的健康和良好的社会适应能力也日益受到重视。我们培养的医学生不仅要有健康的体魄，还要有健全的心智。处在青春期的大学生会受到来自情感、经济、学业等各方面的压力和困扰，而医学生又有他们的特点。医学生在临床实习时，角色发生了一定的转变，由"医学生"变为"实习医生"，在这个过程中，他们会受到来自各方面的压力，有来自医学知识掌握和应用的压力，有来自老师、患者、同学间沟通交流的压力，有来自患者和家属的压力，有来自时刻准备应对和承受各种未知情况的压力……在这种情况下，需要医学生及时调整心态，做出积极的应对，但往往也会出现一些不适应的状况。所以我们要重视对医学生的心理健康教育，根据大学生的身心发展特点和教育规律，注重培养大学生良好的心理品质和自尊、自爱、自律、自强的优良品格，增强大学生克服困难、经受考验、承受挫折的能力。在心理健康教育方面，确定相应的教育内容、教育方法，并依托学校心理健康教育、咨询部门及医院的心理科，积极开展心理健康教育活动。教育内容可以有以下相关方面：

（1）正确认识自我方面的教育：通过测试、讲座等形式让学生对自己性格特点加以认识，扬长避短。

（2）提高各种能力方面的教育：如承受挫折的能力，包括感情、学业、就业等方面的内容。人际交往、沟通方面的能力。在教育的形式上可以是讲座、座谈、拓展、小组辅导、影视等。还可在班级中设立"心理委员"，配备"心理辅导老师"等，积极开展大学生心理健康教育和心理咨询辅导，引导大学生健康成长。

3. 加强人文素质的培养 "医术乃仁术"，医生是"仁爱之士"，医学本身承载着关爱人类治病救人的崇高职能，医生品质中应具备人文情怀。医学模式逐渐由"生物医学"向"生物－心理－社会医学"模式转变，更突显了其人文社会色彩，突显了在医学人才培养中，人文素质教育的重要。世界卫生组织20世纪90年代曾提出，现代的医生应该是五星级医生，所谓五星级医生是指健康的提供者、医疗的决策者、健康的教育者、心理上的交流者、社区的领导者以及组织的管理者。显然现代医生，除了要有扎实的专业素质和医学技术外，人文修养也是必备的素质。人文素质高的医生更能理解患者、关注患者的感受，能和团队很好地合作，医生的人文素质是医生发挥精湛医疗技术的基础。在医学生的培养中，我们也要加强人文素质的培养。人文素质的培养不是一朝一夕能实现的，而是需要教师、学生自身等的重视和人文环境的创造。

二、对医学生开展思想政治和德育工作的形式

（一）深入开展社会实践

社会实践是大学生思想政治教育的重要环节，对于促进大学生了解社会、了解国情、增长才干、奉献社会、锻炼毅力、培养品格、增强社会责任感具有不可替代的作用。要建立大学生社会实践保障体系，探索实践育人的长效机制，引导大学生走出校门，到基层去，到广大群众中去。积极探索和建立社会实践与专业学习相结合、与服务社会相结合、与勤工助学相结合、与择业就业相结合、与创新创业相结合的管理体制，增强社会实践活动的效果，开展形式多样的社会实践活动。重视社会实践基地建设，不断丰富社会实践的内容和形式，提高社会实践的质量和效果，使大学生在社会实践活动中受到教育，长才干、作贡献，增强社会责任感。

社会实践活动的形式有社会调查、志愿服务、公益活动、科技发明和勤工助学等。

1. 社区服务 医学生的专业特点是为他们在课余时间走上社会、走进社区，用所学知识服务于人群提供了方便。如到社区进行健康宣传教育活动，到养老院开展临终关怀活动，到幼儿园、小学开展医学科普知识讲座等活动。在参加社区服务的过程中，学生各方面的能力都得到了培养，比如：协调能力、人际交往的能力、专业知识的应用能力等。通过这些活动可以促使他们积极主动地提高自身的综合素质和能力，从而形成良性循环。

2. 志愿者服务 大学生志愿者服务广受社会关注，岗位和机会也越来越多。志愿者活动其特点在于不受专业的局限，在各个领域发挥个人特长，贡献个人力量，不计报酬，全部在业余时间进行的义务

劳动形式。志愿者活动有大有小，有校内志愿者服务，如校庆、会议等的志愿者，也有社会上的志愿者服务，如科技馆志愿者活动、特殊奥林匹克运动会志愿者服务、世博会志愿者服务等。也有结合专业开展的志愿者服务，如急诊志愿者服务。在为他人服务时，可以受到再教育，受到心灵的震撼和精神的升华，更让医学生明确了时代所赋予的历史使命。

3. 暑期社会实践　暑期社会实践是利用暑期这段时间开展社会实践活动。针对医学生特点，开展医疗咨询和宣传、急诊导医、社区医疗服务、社区医疗卫生状况调查、建立健康档案等形式，既能锻炼医学生的临床技能，检验他们掌握知识的情况，也能在实践中让他们更理解"医生"这两个字的含义，对培养他们高尚的医德医风将很有帮助。

（二）开展主题教育活动

1. 挖掘新教材，关注热门话题　组织开展主题教育活动，要以一定的材料为载体，材料本身为学生所关注，有较强的吸引力，无疑是调动学生参与德育活动的自觉性、主动性、取得良好效果的重要前提。现在的学生接触面广，信息量大，视野开阔。他们关心社会、关心国际国内政治、经济大事。抓住重大事件、重大活动和重要节庆日等契机，在学生中开展主题教育活动。以重大事件为契机开展的主题教育活动：如申奥成功、汶川地震；以重大活动为契机开展的主题教育活动：如以世博会举办为契机开展的以科技、礼仪等内容的活动，以建国 60 周年为契机开展爱国主义教育；以重要节庆日为契机开展的主题教育活动：如在教师节开展的感恩教育；在五四青年节开展的青年责任教育。

发生在我们身边的典型人物和事迹，也是我们进行主题教育活动的活教材。特别是一些德技双馨的名医专家的感人事迹，师生中涌现出来的好人好事，及时宣传，树立榜样，使学生们受到了如何做人、做一个品德高尚的医学生的教育。

2. 探索新途径，变被动为主动　在主题活动的开展中要注意把学生被动接受变为主动组织，发挥学生自我的主体作用，在主题教育活动中逐步形成以学生自主为中心，由学生自己设计、组织、主持、完善活动，增强学生主体意识，锻炼了学生的能力，同时也调动了学生的积极性。

主题教育活动形式多样，要采用学生喜闻乐见的多种活动形式为载体开展，能收到更大的效果。通过内容丰富、形式新颖、参与面广的主题教育活动，使医学生在活动参与中思想感情得到熏陶、精神生活得到充实、道德境界得到升华，加强了医学生的思想政治和德育教育。在形式上可以采用知识竞赛、外出参观等生动活泼的形式，也可以采用讲座、座谈等形式。在开展爱国主义教育活动中，可以采用经典回放、红歌会等形式进行。

（三）占领网络思想政治教育新阵地

科学技术的发展已引领我们迈入了信息社会。网络作为继报刊、广播、电视之后的"第四媒介"，已广泛渗透到大学校园的各个角落，深入到学生生活的方方面面。在新形势下依托网络开展医学生的思想政治和德育教育工作具有传统形式不可替代的作用，是创新和补充。

网络因覆盖广泛、快捷高效、发展势头强劲，成为各种社会思潮、各种利益诉求的集散地，成为意识形态较量的重要战场，越来越深刻地影响着大学生的价值观念、文化情趣和行为方式。我们要全面加强校园网的建设，充分发挥医院及学校的网络，使网络成为弘扬主旋律、开展思想政治教育的重要手段。利用校园网为大学生学习、生活提供服务，对大学生进行教育和引导，不断拓展大学生思想政治教育的渠道和空间。要建设好融思想性、知识性、趣味性、服务性于一体的主题教育网站或网页，积极开展生动活泼的网络思想政治教育活动，形成网上网下思想政治教育的合力。要密切关注网上动态，了解大学生思想状况，加强同大学生的沟通与交流，把网络办成沟通教师和学生之间联系的桥梁；办成学生交流思想，进行自我教育的园地；办成传播信息和知识，引导学生全面发展的舆论阵地。使学生教育的视野更宽，参与性更强，交流的跨度更广，做到内容充实，更新及时，宣传有力。同时要运用技术、行政和法律手段，加强网络的管理，严防各种有害信息在网上传播。加强网络思想政治教育队伍建设，形成网络思想政治教育工作体系，牢牢把握网络思想政治教育主动权。

医院的各个管理部门、相关的辅导员都要公开自己的电子信箱、QQ、MSN 等，以及时与学生交流、谈心，做好思想政治工作，从而使网上的教育阵地成为广大学生不可缺少的精神家园。目前广泛采用的网上交流方式如下。

1. 电子邮件　电子邮件（electronic - mail）也称为 E - mail，它是用户或用户组之间通过计算机网络收发信息的服务，是非实时互动式远程教育的一种很实用的交流工具。

2. 聊天工具　聊天工具主要有以下两种形式。

（1）通过网站上提供的聊天室聊天：在聊天室中，信息的传播接近于面对面的人际传播，便于聊天者互动，互动的方式主要使用文字、声音、视频等媒体。

（2）通过聊天软件工具聊天：目前即时通讯的概念已经得到非常全面的扩展，人们利用即时通讯软件所能做的远不止聊天这么简单：语音、视频、文件共享、短信发送……比较常用的聊天软件工具有 QQ、MSN、网易泡泡等。

3. BBS　即 bulletin board system，意思是"电子公告板系统"，使用非常方便，用户可以自由地访问，上载自己的观点、问题、建议或文章，也可以看到其他用户关于某个主题的最新看法，并发表评论。用户相互间回应很快，有时只需几分钟。由于其具有一定的公共效应、互动性和匿名性，在 BBS 上可以自由地发表意见和见解，进行双向交流，或就某一问题进行多方讨论，深受师生的欢迎。

4. Blog（网络日志）　Blog 是 Weblog 的简称，是在网络上的一种流水记录形式。一个 Blog 就是一个网页，它通常是由简短且经常更新的 Post 所构成，这些张贴的文章都按照年份和日期排列。Blog 的内容和目的有很大的不同，可以是对其他网站的超级链接和评论，也可以是原创的作品。由于沟通方式比电子邮件、讨论群组更简单和容易，Blog 已成为越来越盛行的沟通工具。2004 年始，上海高校不少辅导员开始建立博客，以日志和贴文的形式，在网上与学生交流，博客已成为辅导员的"心灵家园"，学生们的"心灵鸡汤"。

5. WiKi（维客）　维客，即 Wiki，是指一种超文本系统：我们可以对维客文本进行浏览、创建、更改，而且创建、更改、发布，同时维客系统还支持面向社群的协作式写作。维客的写作者自然构成了一个社群，维客系统为这个社群提供简单的交流工具。与其他超文本系统相比，维客有使用方便及开放的特点，可以帮助我们在一个社群内共享某领域的知识。

（四）开展深入细致的思想政治工作

思想政治教育既要教育人、引导人，又要关心人、帮助人，为大学生成长成才创造条件。人是千变万化、千差万别的，要做好人的工作一定要深入细致。针对医学生个体，结合不同情况，开展深入细致的思想政治工作是帮助医学生成长非常有效的工作方法。

1. 建立和加强学生档案管理　对学生的情况明是深入细致开展思想政治工作的基础。作为学生的思想政治工作者，要建立学生档案。学生这一群体，往往是橄榄形的，两头尖，中间大，特别要关注两头的学生。根据学业、经济情况、心理状况、就业情况建立学生档案及预警体系。

2. 开展针对性育人工作　结合学生情况，开展针对性的育人工作。对于学业困难学生，帮助其分析原因、制订学习计划，尽早提高学习成绩，特别在临床实习前要打好扎实的理论基础。还可以采取"一帮一，一对红"的互帮互助等形式，提高学习成绩。

对于经济困难学生，在鼓励学生树立自信、自尊、自爱、自强的同时，细化和实施学校的、帮困助学体系，加强对经济困难大学生的资助工作，不断完善资助政策和措施，包括助学奖学金、勤工助学基金、特殊困难补助和学费减免等，为学生提供勤工助学岗位，给予助学贷款指导，把来自学校及社会的资助资金用到实处，帮助经济困难学生完成学业。

对于心理健康存在一定问题的医学生，要积极联系心理医师，寻找症结，对症下药，并要鼓励其勇敢面对，积极应对。

关心就业困难学生群体。帮助医学生树立正确的就业观念，引导毕业生到基层、到西部、到祖国最需要的地方建功立业。对于就业困难学生，提供个性化的就业指导和帮助，及时提供就业信息。

（五）充分发挥党团组织在大学生思想政治教育中的重要作用

1. 发挥党的政治优势和组织优势，开展思想政治教育工作　学生党建工作总的工作宗旨是加强学生党支部的建设和党员的教育，充分发挥学生党组织的政治核心、战斗堡垒作用和党员的先锋模范作用，带动并影响全院医学生统一思想，树立正确的价值观和荣辱观，勤奋学习，勇于创新，为国家和社会多作贡献，从而造就一批具有共产主义理想，社会主义信念，热爱党，热爱祖国，热爱社会主义，有优良的医学专业知识和高尚的道德情操的医学生。

学生党建工作主要任务是积极做好发展学生党员工作，加大入党积极分子教育培养力度，注重早期培养，对于有突出表现的积极分子选送进党校学习，进行系统的党的知识教育和实践锻炼。严格联系人制度，规范发展程序，在党员发展上，坚持标准，保证质量，把优秀大学生吸纳到党的队伍中来，不断壮大学生党员队伍。认真抓好学生党员教育管理工作，对党员加强先进性教育，使他们严格要求自己，提高党性修养，自觉发挥先锋带头作用。加强学生党支部建设，认真落实学生党支部目标责任制，创新学生党支部活动方式，丰富活动内容，增强凝聚力和战斗力，使其成为开展思想政治教育的坚强堡垒。

2. 发挥共青团和学生组织作用，推进思想政治教育工作　共青团是党领导下的先进青年的群众组织，是党的助手和后备军。要充分发挥团在教育、团结和联系大学生方面的优势，组织开展丰富多彩的思想政治教育活动，为大学生的成长成才服务。要加强对优秀团员的培养，认真做好推荐优秀共青团员入党的工作。坚持党建带团建，把加强团的建设作为高等学校党建的重要任务，切实加强团的组织建设。

学生会是党领导下的大学生群众组织，是加强和改进大学生思想政治教育的重要依靠力量，也是大学生自我教育的组织者。学生会自觉接受党的领导，在共青团指导下，针对大学生特点，开展生动有效的思想政治教育活动，把广大学生紧密团结在党的周围，在大学生思想政治教育中更好地发挥桥梁和纽带作用。

3. 依托班级、社团等组织形式，开展大学生思想政治教育　班级是大学生的基本组织形式，是大学生自我教育、自我管理、自我服务的主要组织载体。要着力加强班级集体建设，组织开展丰富多彩的主题班会等活动，发挥团结学生、组织学生、教育学生的职能。要加强对大学生社团的领导和管理，帮助大学生社团选聘指导教师，支持和引导大学生社团自主开展活动。要高度重视大学生生活社区、学生公寓、网络虚拟群体等新型大学生组织的思想政治教育工作，选拔大学生骨干参与学生公寓、网络的教育管理，发挥大学生自身的积极性和主动性，增强教育效果。

（六）建立高素质的思想政治教育队伍

建立高素质的思想政治教育队伍，是加强和提高大学生思想政治教育的组织保证。在开展思想政治教育工作中，一手要抓好专职辅导员队伍的建设，发挥他们的骨干力量，一手也要充分发挥全员育人的作用，把全员育人的理念贯彻到每位教师的心中。两手都要抓，都要硬。

1. 辅导员是大学生思想政治教育的主导力量　建设一支有政治信仰、有育人责任、有专业素养，并且结构合理的思想政治教育队伍，是做好学生思想政治教育的关键所在。辅导员是学生思想政治教育的骨干力量，按照党委的部署有针对性地开展思想政治教育活动，在思想、学习、择业和生活等方面指导学生。加强辅导员队伍建设非常重要，要把他们建成一支坚持以马克思主义为指导，理论功底扎实，勇于开拓创新，善于联系实际的思想政治教育工作队伍。要做好育人工作，成为大学生健康成长的指导者和引路人，必须要坚持正确的政治方向，加强思想道德修养，增强社会责任感，在事关政治原则、政治立场和政治方向问题上与党中央保持高度一致。

2. 广大教职员工都负有对大学生进行思想政治教育的重要责任　医学生进入到医院学习后，在临床学习中会接触到方方面面的人，有医生、护士、管理人员、后勤人员等，他们的言传身教会对医学生的成长、道德水平的形成产生潜移默化的影响，他们的一言一行在医学生思想政治教育中的作用和地位非常重要。身为教师的带教医生要提高师德和业务水平，爱岗敬业，教书育人，为人师表，以良好的思想政治素质和道德风范影响和教育学生；病区中的护理工作者在日常的护理工作中，处处体现以"患者为中心"、关爱患者、服务患者的工作理念，影响和教育学生；医院的管理工作要体现育人导向，把严格日常管理与引导大学生遵纪守法、养成良好行为习惯结合起来；后勤服务人员要努力搞好后勤保障，为大学生办实事办好事，使大学生在优质服务中受到感染和教育。形成教书育人、管理育人、服务育人的良好氛围和工作格局。

（刘　萍）

第九章

临床科室的质量管理

临床科室是医院实现其功能的最基本单元，是医院宗旨、方向的最具体体现者；是医院工作方针、领导管理意图的最直接实践者；是医院面向社会的最直接窗口。因此，临床科室的管理是医院管理工作的关键点，而临床科室的质量管理是医院质量管理系统工程中最重要的环节之一。

一个医院要想顺应时代的进步和发展的要求，以高质量的医疗服务在激烈的竞争中立于不败之地，必须高度重视、想方设法抓好科室管理，努力达到"科有特色、人有专长"的技术建设目标，完成医院赋予科室的各项任务，为医院"两个效益"的提高作出贡献。

第一节 概述

一、临床科室的工作特点

1. **科学性** 医学是在考察、积累和总结人类同疾病、自然作斗争的经验基础上逐渐形成和发展起来的，是研究人类生命过程以及同疾病作斗争的一门应用科学技术体系。通过临床观察、现场调查、实验研究等方法，不断总结经验，研究人类生命活动及其与外界环境的相互关系，研究人类疾病发生、发展及其防治规律，以及增进健康、延长生命、提高劳动能力的有效措施。因此，作为医学理论的重要实践场所和医学科学不断发展进步重要信息来源的医院临床科室，其工作必须充分依赖医学科学整体水平，依赖先进的诊疗技术和仪器设备，具有很强的科学性。

2. **实践性** 医学是一门实践性很强的学科体系。一经形成的知识体系需要在临床实践中加以印证和完善，新的知识体系又需要依靠科技进步，通过不断在实践中发现问题、解决问题而产生。因此，临床科室的工作具有很强的实践性。特别是随着医学模式从生物医学向生物－心理－社会医学模式的转化，使得研究人民健康的措施从治疗扩大到预防，从生理扩大到心理，从院内扩大到社会，把医学从生物层次提高到社会层次，进一步拓展了临床科室的实践范围和领域。

3. **规范性** 临床科室的工作，有其内在运行规律。依据所处学科专业领域的划分，从与患者的接触和各种不同病种的诊治到常规使用的诊疗操作项目、对医务人员技术素质的要求以及病房的管理等方面，都具有区别于其他学科专业的鲜明特点，无论人员编配、设施配置、工作程序、各种要求等，都具有很强的规范性。

4. **协作性** 随着医学科学技术的飞速发展，当今学科的交叉性和专业互补性越来越明显，划分学科的界限越来越模糊，表现在临床一些基础研究涉及许多跨学科的专业领域，一些疑难危重疾的救治工作需要多个相关学科的密切配合。在现行的医院运作体制下，无论技术力量多么强大，人员配置多么齐全、仪器设备多么先进，一个临床科室都不可能独立地完成对所有患者实施诊疗的全过程，需要医院各部门、各单位、各科室的密切协作。特别是在科学技术发展突飞猛进、学科之间专业分工越来越细、研究领域越来越专的情况下，往往是一个科室连对一个患者实施完整、科学、合理的诊疗全过程都不能实现，更谈不上诊断的正确、及时、全面，治疗的合理、安全、有效以及出经验、出水平、出成果。各部门之间、多学科之间、科室内部专业技术人员之间的科学分工、密切协作显得越发重要。因此，临床科室的工作具有很强的协作性。

5. 个体性　对一种疾病发生、发展的过程，生理、病理的变化以及转归相对来说是较为单一的，但罹患同种疾病的患者无论从解剖结构、生理属性、病理变化、心理素质等属性却都是千差万别的不同个体。同一种疾病，对于不同的患者需要不同的治疗，决不可一概而论，这也是临床医学区别于其他学科的关键因素之一。所谓"辨证施治"，就是说临床科室工作具有很强的个体针对性。随着医学模式的转化，随着疾病谱和人们健康观的变化，随着人们生活水平的提高，临床科室工作中个体性的特征将愈加突出。

6. 服务性　患者是临床科室医疗工作的服务对象和主体。在实施临床医疗工作过程中，必须坚持患者第一、优质服务的原则，达到延长生命、减轻病痛、增进健康的目的。这个服务包括以下几方面的含义。一是在医疗工作中，运用医学科学知识、先进诊疗设备和技术以及药物等为患者医治病患，终止或减轻罹患疾病对患者造成的身体痛苦；二是通过医护人员的医疗实践、与患者多形式的交流及其对患者生活上、精神上的体贴照顾，缓解患者的心理负担和压力，增强战胜病患、早日康复的信心；三是让患者了解所患疾病的基本知识和预防、保健常识，拓展医学模式转变对医疗服务范围的要求；四是"一个患者是一个生动的广告"，通过优质服务赢得患者的信任，既体现了医务人员"救死扶伤"的崇高价值，又为医院赢得声誉，而后者正是医院发展中无法比拟的"无形资产"和丰富的"病种资源"。

二、临床科室质量管理的原则

1. 突出医疗工作的"中心"地位，医教研协调发展　医院建设依赖医疗、教学、科研三方面整体推进、协调发展。医、教、研三者犹如"一体两翼"，医疗保健是主体，教学、科研是两翼，三者之间相互联系、相互促进、相辅相成，密不可分。做好医院工作，一方面要重点抓好基础医疗质量和特色技术；一方面要处理好基础与临床、医疗与科研的关系。科研和教学工作要紧密结合临床、依靠临床，充分发挥医院临床工作的优势，以临床一线为基地，围绕临床搞科研，以临床需要和医疗工作中的难点为突破口，将科研工作的成果应用于临床，不断提高医疗技术水平和医疗质量。同时，依靠临床搞好教学工作，相得益彰，共同发展。

2. 强化质量意识　质量是临床科室建设永恒的主题。科领导要始终把医疗质量管理作为科室的中心任务，并将医疗质量当做衡量科室水平的首要标准常抓不懈。要制定各项工作质量标准和诊疗常规，以此作为做好临床科室工作的重要指导思想和医疗服务的准则，引导医务人员自觉地把工作重点和主要精力投入到临床工作和患者身上，保证各项工作的质量。在安排工作、进行总结时，都要把医疗质量作为重点内容进行分析讲评，不断强化全科人员医疗工作的"中心意识"和"质量意识"，自觉地把工作重点和主要精力投入到临床工作和患者身上。要进行经常性的质量教育，教育所属人员牢固树立以质量为本，视质量为科室的生命，促进医疗质量和技术水平的不断提高。

3. 强化服务意识，以人为本，以患者为关注焦点　医院依存于患者。因此，临床科室应当理解患者当前和未来的需求，满足患者要求并争取超越患者期望。要调查、识别并理解患者的需求与期望；要确保医院、科室的目标与患者的需求和希望相结合；要确保在科室内部沟通患者的需求和期望；要测量患者的满意程度并根据结果采取相应的活动或措施；要系统地管理好与患者的关系。在临床科室来说，就是满足患者合理要求和利益，把"以患者为中心"的口号真正落实到每个员工的具体工作中，保护患者的利益，提高临床科室的服务质量和社会信誉。随着市场经济的发展和临床科室间的竞争，保险公司和患者越来越注重对医院、对医生的选择，而且国家医疗制度改革的一个基本原则，就是要增加社会和患者对就诊医院的选择余地。医疗服务市场竞争中患者对医疗机构"货比三家"式的选择意识逐渐增强。今后就医方式变革的趋势，就是从患者求医生发展到医院求患者。因此，我们必须树立医院救治了患者，但患者养活了医院这个观念。临床科室的各项工作目标定位要定在以满足患者医疗需求为第一上，把起点定在患者需求上，衡量我们工作的标尺应当定位在患者满意不满意，方便不方便，就医环境好不好，医疗质量高不高，医疗费用低不低上。这是吸引患者的根本，也是实实在在地把"以患者为中心"贯穿在整个医疗全过程中的实际行动。

4. 狠抓规章制度建设,建立健全惯性运转机制 要根据医院的总体要求,在全面落实共同制度的前提下,对有关规章制度进行分解细化,同时针对本科室的工作特点、人员情况和薄弱环节,制订相应的规章制度、规定和要求,形成目标明确、要求明确、责任明确、奖罚明确、操作性强的科室规章制度体系,使得常规工作程序化,日常管理制度化,各项要求标准化,技术操作规范化,监督检查日常化,以期对本科室的全部工作、全部环节、全体人员进行定量与定性相结合、定量为主的综合考核和控制,做到"事事有遵循,件件有标准,人人有职责,项项有记录"。

5. 实施全面目标管理,目标明确、责任到人 依据等级医院评审标准和医院年度工作目标,以"建设有目标,检查有尺度,考核有标准,监督有措施"的思路,实施全员全面目标管理。对不同岗位、不同年资、不同工种的各级各类人员年度应当达到的数量、质量指标从医护质量、工作效率、医德医风、劳动纪律、工作秩序等几方面定出明确、系统、符合实际的目标值;明确制订各级各类人员岗位责任制,以此为依据,对所属人员进行全面的量化考评,其结果与个人的达标评比、立功受奖、晋职晋级等实际利益紧密挂钩,以此调动全科人员的积极性。

6. 明确学科建设方向,尽快形成技术特色 凡事预则立;不预则废。学科建设也是一样,要制订明确的奋斗目标。有了目标,前进就有了方向,发展就有了参照,工作才能做到持之以恒、心中有数。对照目标经常进行回顾分析,总结所取得的成绩和存在的不足,才会摆脱干扰,有的放矢,迅速前进。特色是学科的立足之本,一个学科在社会上的地位和影响取决于是否具有明显的特色和优势。一个学科要想在本专业领域内有一定的竞争力,必须要有自己的"王牌"。这既代表科室的学术地位、学术水平,也在很大程度上影响和制约着医疗质量。没有优势特色技术,医疗质量也就成了无源之水,无本之木,必须依靠科技进步,充分利用现有的人力、财力、物力资源,扶持特色技术和优势项目,培养专门人才。

7. 建设和稳定技术干部队伍 学科要发展,人才是关键。科学技术的竞争归根到底是人才的竞争,优秀的人才是任何先进的设备所无法代替的。谁拥有了一批技术精英,谁就站在了所在学科领域的前沿。医学人才的实践性很强,成长周期长,人才的培养就显得尤为重要也比较艰难,必须引起高度重视。要营造学科内外团结和谐人际关系,积极进取、浓厚活跃的学术风气,发挥老专家的传帮带作用,依靠中年知识分子承上启下的桥梁作用,加强对青年科技干部的培养,扶持优秀中青年科技干部脱颖而出。

8. 强化经济意识,加强经济管理 要使医务人员明确,通过加强经济管理,搞好医院的成本核算,以较少的人力、物力、财力投入获得尽可能多的产出,不断提高医疗服务质量,决定着科室和医院的经济效益,决定着医院能否适应社会主义市场经济,能否以高质量、高效益在竞争中取胜。重点是强化科室的经济意识,加强经济管理。在社会主义初级阶段条件下,国家投入只能保障人民基本的医疗需求,即基本医疗,这就决定了医务人员要认清形势,转变观念,改变医疗行为。过去医生一般只提供服务,而很少考虑到服务对象的经济问题,现在则要关注患者的经济支付能力和社会的承受能力,在目前贵重药品和普通药品差价很大的情况下,应尽量提供"价廉物美、价廉质优"的医疗服务,协助政府和社会抑制卫生资源的浪费。

9. 注重思想政治工作,强化医德医风建设 思想政治工作是社会主义物质文明和精神文明建设的根本保证。思想政治工作能够提高医务人员的思想政治觉悟,自觉按照客观规律办事,保证各项任务顺利完成,以提高社会效益和经济效益;思想政治工作能够促进和保证生产力的不断发展,人的思想觉悟提高了,工作的积极性和主动性就调动起来了。加强精神文明建设的根本任务是培养和造就"四有"新人,是塑造人们灵魂的需要。思想政治工作的作用,一是为其他一切工作指明正确的政治方向,保证各项工作沿着社会主义道路前进;二是激发和振奋医务人员的革命精神,同心同德为实现奋斗目标而努力;三是防止各种腐朽思想对医务人员的侵蚀,确保改革开放在党的领导下胜利前进。加强医德教育,树立良好的医德医风是医院精神文明建设的重要任务,也是加强精神文明建设的重要内容。临床科室应当树立良好的医德医风,成为医院社会主义精神文明建设的窗口。

三、临床科室质量管理的主要任务

1. 为伤病员提供良好的医疗服务　科室作为医院最基本的构成、功能、运行和效益单位，其管理的任务，是保证科室提供以患者为中心和各种专业及其相应的服务。这种服务是全方位的，如各科室直接或间接为患者提供的各检查、治疗、急救技术，保健、生活和心理医疗护理，各种咨询、信息、仪器设施、物品资金和休养环境等服务。科室在提供全方位服务的同时，还必须保证良好的服务质量。在各种专业服务中，由于医疗服务具有特殊性，对医疗质量指标的判定往往源于医务人员，而患者因为需求和知识的差异，对质量的看法与医务人员不尽相同。因此，良好的医疗服务质量既表现在各种质量指标客观上的达标，也体现在被服务者主观上的满意。对医务人员的服务质量必须有具体标准和明确要求，规范的医疗质量标准和要求，通过医护人员的精湛技术和优质服务，达到使被服务者满意的目的。

2. 完成各项医疗任务　完成医疗任务是医院各科室的首要任务。临床科室主要完成伤病员的住院、检查、诊断、治疗、护理，做到及时住院，及时检查，及时确诊，有效、全面、彻底的治疗，精心护理；医技科室主要是为完成医疗任务保证医疗设备良性运转，正确实施检查，及时、正确做出诊断。各科室都要完成医院分级管理评审标准中的各项医疗指标，保证为伤病员提供优质的医疗保健服务。

3. 提高专科技术水平　医院科室工作主要是从事技术性工作，提高专科技术水平是科室管理的基本任务。在专科技术建设中，首先要重视先进医学科学技术的学习，追踪医学高新技术信息，在科学论证的基础上，制定先进的、可行的专科技术建设远期规划和年度计划以及具体实施方案，明确科室专科技术发展的方向和重点，适时、适宜地引进新技术、新业务。其次，应遵循以下原则：①根据医学科学发展的综合化和精细化，把边缘学科和交叉学科作为专科技术发展的主攻方向，以使医院的医学专科技术发展具有先进的水平。②坚持有限目标，重点突破原则，选择能带动本科和其他科的技术项目，通过该项技术的开展，促进全科技术的发展。③坚持以人带科的原则，达到人有专长，科有特色。④重视技术发展的配套建设，在开展新技术、新业务过程中，要注重系统性、科学性和标准化建设，做到技术开展与人才配备、设施设备配置、技术操作规范、规章制度的制订以及工作任务质量评价标准等同步建设。

4. 保证医疗活动惯性运转　科室管理的重要任务就是为科室工作人员和患者创造一个良好的内部和外部环境，保证科室各项工作处于良好运行状态。内部环境指全科工作人员以及医患之间关系、工作人员良好的工作作风、各项法规和制度的落实，患者对医疗活动的配合、医疗活动物质条件等。外部环境系指科室与医院领导、职能部门及相关科室的关系，患者家属及其单位对医疗活动的配合等。为此，科室经组织本科人员认真学习和执行各种法规、规范、常规、制度和标准，培养和树立良好的医德医风，在医疗工作中严格把好"五关"，即诊断关、治疗关、手术关、急危重症抢救关、开展新技术新业务关，确保医疗安全。

5. 抓好专业训练　提高科室人员的素质是科室管理的基本任务。科室对本科室人员要加强毕业后教育和医学继续教育，组织各种形式的专业训练。搞好专业训练的内容与目的是：加强专业基本训练，提高医务人员业务素质；学习新理论、新知识、新技术，提高专科技术水平；发现和重点培训有发展前途的人才，搞好专科技术骨干队伍建设，培训学科带头人，使专业人才结构保持合理状态。

6. 开展医学科学研究　科室医疗工作代表着医院科学技术水平。科室管理必须有目的、有重点地抓医学科学研究工作。科室的科学研究必须紧密结合医疗工作实践量力而行，突出临床医学、军事医学和中西医结合的研究，提高科研成果的可行性和实用性，注重科研成果的推广应用和经济效益转化，增强医院发展的后劲。

7. 抓好经济管理　经济管理是科室的主要组成部分，为了保证经济管理的健康发展，应做好以下工作：①正确处理经济效益和社会效益的关系，把社会效益放在首位，完善经营运行机制，坚持以最小的经费投入，获取最佳的医疗效果，并讲求经济效益。②强化科室人员对经济管理的参与意识，人人参与科室经济管理。③加强科室医疗经费的成本核算管理，严格挂靠财务管理制度和程序。④加强经济管理中的法规教育，树立经济管理法规观念，防止违反经济管理法规的现象发生。

四、科主任在临床科室管理中的作用与地位

在科室的各项工作和建设上，科主任处在十分重要的地位，具有十分重要的作用。临床科室管理的好坏，很大程度上取决于选准科主任，建好领导班子。

（一）科主任的地位与作用

（1）科主任在学科发展上是带头人，具有领衔作用；在人才培养上是导师，具有人梯作用；在优质服务和执行院规方面，具有表率作用；在医德医风建设上，具有楷模作用；在政治、医疗、行政管理上，具有核心作用。

（2）科主任不仅是学科带头人，而且是医院组织实施医教研工作最基础、最重要的管理者，肩负着组织和领导全科人员努力实现科室功能，向社会提供专业服务，保证科室服务质量，培养专业人才，提高技术水平，促进学科发展，提高学术地位，创造两个效益的重要任务，在医院建设中起着上情下达、下情上达、举足轻重的桥梁和纽带作用。

（3）实践证明，科主任的水平决定着学科的水平。一个学术水平和知名度很高、管理能力很强、在群众中享有较好威望的科主任，可以带动一个学科的发展，出质量、出人才、出效益、出成果；一个能力不强的主任，也会阻碍、甚至拖垮一个科室的发展和进步，断送掉一个科室的前程和命运。

（二）科主任在科室管理中应当注意克服的几个问题

科主任在院党委的领导下，以高度的政治觉悟，以对党、对军队、对医院高度负责的责任感，以恪尽职守的敬业精神，在科室全面建设和管理工作中，认真负责，奋发进取，以身作则，坚持原则，大胆管理，为科室的不断发展和进步作出了突出的贡献。这是我们能够很好地完成所担负的医教研任务，医疗技术水平和声誉不断提高的重要基础和保证。但是，科室管理工作毕竟难度很大，科主任的管理工作也还存在一些薄弱环节和问题。主要表现是松、软、散。

1. 学科技术建设和人才培养没有规划　有的科主任在抓学科技术建设和人才培养规划上，缺乏长远设想和规划，甚至心中无数，措施不力，付出的精力也不多，以致使一些学科长期停滞不前，甚至滑坡。不仅没有形成新的特色和优势，甚至过去的一些专长也快丢掉，人才也是接不上茬。

2. 心胸不宽，团结协作差　有的科主任心胸不宽，不能容人，团结协作差，唯我独尊，压抑和排斥他人，唯恐别人在技术上超过自己，结果是损伤了大家的积极性，形不成凝聚力，自己也成了孤家寡人。

3. 思想、政治素质不高　有的科主任在事关医院建院方向的重大原则问题上，不是按照医院的统一要求，从医院的整体利益出发，对所属人员做工作，很好地引导，而是为了小集体的利益，搞上有政策下有对策，甚至"唱反调"，导致贯彻医院各项规定、要求的梗阻，难以做到令行禁止，相同性质的问题在个别科室接二连三地不断发生。也有的不能很好地领会、贯彻上级和医院领导的工作意图，工作部署没有原原本本传达到位，组织动员和抓落实不够。

4. 严格管理不够　有的科主任虽然自己要求很严，各方面做的都很好，但坚持原则、严格管理、大胆管理不够，对于反映下属的一些问题甚至是错误行为，不仅没有坚决批评制止，严肃处理，甚至睁一只眼，闭一只眼。出了问题姑息迁就，想方设法说情、庇护、遮掩，大事化小，小事化无，实际上对不良问题起到了纵容作用，对科室管理极为不利。

5. 遵纪守规和职业道德方面表率作用发挥不好　有的在自身执行医院规章制度方面有一定差距，模范作用差，发生了不假外出的问题，个别人带头吃请、受礼、接受"红包"、私自外出会诊、手术、直接或者间接推销药品、器械的问题时有反映。大家普遍反映的"有些技术骨干，一到星期五，就忙于到外面搞副业，甚至有的不假外出"的现象与科主任有很大的关系。科主任自己做得不好，怎么谈得上管别人。有些科主任岗位职责不落实，在位率不高，一定程度上影响了科室的管理和建设。

以上这些问题和现象虽然只发生在少数科室、个别科主任身上，但从中反映出的科主任政治素质、个人修养、政策水平、管理水平上的缺陷和不足，需要引起每个科室领导的高度重视和深入思考。

（三）科主任在科室管理中必须强化的几个观念

"科主任这一层抓不住，医疗质量和服务水平就上不去。对技术骨干、管理骨干既要关心爱护，又要严格要求"。一方面，医院要选好科主任，配强科室领导班子，对科主任的工作给予全力支持、帮助和指导，创造良好的工作环境；另一方面，科室领导一班人也必须牢记肩负的重任，认真履行职责，切实抓好科室管理。科室管理是一个系统工程。科室的建设和发展千头万绪，但其最终的目标是通过各种努力，提高科室的综合水平，能够有效履行其所担负的职能任务，为医院的全面进步作出自己的贡献。

1. 增强责任感　科主任在科室和医院建设中具有十分重要的地位和关键作用。这也就要求科主任必须要有很强的责任感。科主任的工作做好了，带头作用、表率作用、楷模作用发挥好了，医院的工作就是抓住了核心，奠定了基础。院党委把一个科室交给了你，科室是发展进步、蒸蒸日上还是停滞不前、每况愈下，科主任必须有个交代。科主任肩负的责任确实非常重大，科室的工作能否上去，能否搞好，关键看科主任怎么抓，怎么管。科主任的责任感强了，就会有压力，有动力；就会想方设法，殚精竭虑，把科室管理好，建设好。每个科主任都应当有重任在肩、不负重托，为官一任，有所成就的责任和意识。

2. 增强紧迫感　医学发展很快，竞争日趋激烈。国内外、军内外的同行和院内各科室都在积极进取，进步和发展日新月异。这也犹如逆水行舟，不进则退。一些学科没有特色优势，发展方向不明，不思进取，停滞不前；个别科室甚至每况愈下，举步维艰。再不抓紧，再不努力，不要说有所作为、有所成就，恐怕面临的只能是落伍和淘汰。这种状况与医院发展的总体要求是极其不适应的，也是不允许的。因此，要求科主任都要有适应形势、适应要求、"争先创优"的紧迫感。对于科室的技术建设和人才培养，要有长远考虑和打算，要有具体的举措和办法。

3. 敢于管理、善于管理　管理既是一种责任，也是一门艺术。既要讲原则，又要讲方法；既要敢抓敢管，又要善管会管；既要严格按照上级的规定、要求和制度，狠抓落实，使各项工作有条不紊地运行，又能把科室一班人团结起来，凝聚起来，把大家的积极性和工作热情调动起来，把每个人的优势和专长发挥出来，体现出领导水平和管理艺术。特别需要强调的，就是科主任要注意团结问题。胸怀要宽广，要大度，不要怕别人超过自己；要善于和能够与自己有不同学术观点，甚至有成见的同志一同共事，能够忍让，主动消除隔阂和误解，共同谋求科室的进步和发展，不计个人恩怨和名利得失。要公道正派，不能掺杂私心，不能凭借个人的好恶处理问题，要一碗水端平；要讲政治，讲大局，有很强的政策性，对于科室中违反法规政纪，违背建院方向，影响学科建设的不良行为要坚决予以制止，决不能模棱两可，听之任之。在管理中，还要统筹兼顾，突出重点，着力抓好科室的政治、技术建设，抓好人才培养，抓好医疗质量和医德医风。

4. 严于律己、以身作则　要做到敢于管理，科主任自身的形象和楷模作用非常重要。所谓其身正，不令而行。抓一项工作，群众首先看领导是怎么做的。言教不如身教，要求别人做到的，我们自己必须首先做好；明令禁止的，我们首先要坚决不做。只有这样，才能够理直气壮，也只有这样，才能有资格管理别人，让被管理的人服气。我们的科主任绝大多数同时又是支部领导，要特别注意按照组织原则办事，充分发挥支部的战斗堡垒作用，这对加强科室管理是非常重要的。而且要严格地把自己置于组织的管理和监督约束之中，保证自己的行为不发生大的失误。

（四）科主任应当加强的领导艺术

1. 运筹帷幄，通观全局　领导者的主要职责就是对方针、策略、目标、重点、程序等问题，以及在实际工作中遇到的许多难题进行深思熟虑，制定目标并采取一切行之有效的手段，保证既定目标得以实现。要讲学习、讲政治、讲正气，运用全方位的眼光，观察和分析问题，并用纵横相连的方法解决问题。安排工作、制定目标，必须有通观全局的战略眼光。

2. 改革创新，抓住关键　领导艺术一个很重要的特点，就是对已知有效的管理手段进行"综合转换"。因此，是否最大限度地利用新的管理手段进行领导活动，是区别"传统领导艺术"和"现代领导艺术"的重要分界线。在统筹全局的基础上抓住重点，也叫抓"中心任务"或"中心环节"。毛泽东同志曾说："任何一级首长，应当把自己注意的重点放在那些对于他们所指挥的全局来说最重要、最有决定意义的问题或动作上。"从大量事务的复杂关系中判断出最重要、最有意义的东西，善于抓住事物的主要矛盾，是一种高超的领导艺术。

3. 因势利导，打开局面　要善于运用客观条件，包括国家的大政方针、组织内外环境和自然资源，以便极大提高领导的效率和效益。要设计和营造良好的工作环境，就应该善于组织和发挥本地区、本部门、本专业的各种优势，努力开创新局面。

4. 用人所长，同心协力　要善于发挥主体优势，就是用人所长。善于发现人的长处是一种本领，充分发挥人的长处则是"艺术"。要善于团结一切可以团结的力量，组织调动各方面的积极因素和发挥集体的智慧，同心协力，使共同的目标得以实现。要善于设计、改造和创造环境，包括物质环境、制度环境、人际关系环境和组织内部的基本价值观、工作节奏、工作态度、荣誉感等，增强环境对人们的感应力，提高领导自身的威望和在群众中的信任度。

5. 身教与言传并重　有些道理不是讲出来的而是做出来的。这就要求各级领导必须重视自己的言行举止，率先垂范，以身作则，用自己的模范行动影响和教育群众，要求群众做到的自己首先要做好。与此同时，也不能忽视言传的作用，要制止群众中的错误言论和错误行为。

6. 表扬与批评相结合　辩证唯物主义认为，人类社会无论其社会制度如何，它总是既有先进，也有后进；既有积极，也有消极；既有光明，也有黑暗。这就要求我们旗帜鲜明地表扬先进，鞭策后进，批评和揭露消极和阴暗面，切实把表扬和批评结合起来，只有这样才能教育人、调动人的积极性。要善于发现典型、培养典型，实事求是地宣传典型，运用典型做思想工作。同时，要以科学的态度对待典型。一方面，既要关心爱护先进人物，也要严格要求，使其健康成长；另一方面，要教育群众正确认识和对待典型，既要虚心学习先进，又要努力争当先进，形成学先进、赶先进的良好氛围。

7. 耐心教育与严格纪律相结合　耐心教育就是摆事实，讲道理，关心人，体贴人。然而，说服教育不是万能的，对那些严重违反纪律、屡教不改的人，就是要实行纪律处分。同时，要关怀体贴群众，密切联系群众，尊重和信任群众，热情帮助群众，真诚爱戴群众，建立起具有共同目标、共同理想的同志感情和朋友感情，才能到动之以情，晓之以理，情理结合，以情感化。同时，要倡导自我修养、自我批评、自我反思的自我教育。

8. 物质鼓励和精神鼓励相结合　物质鼓励，就是运用物质利益的原则来满足人们一定的生理需要和物质需求，调动人们生产、学习和工作的积极性。精神鼓励就是运用表扬先进、给予荣誉的办法来激发人们的事业心，鼓舞人们上进，调动其积极性。物质鼓励和精神鼓励互为补充，相辅相成，缺一不可。

五、临床科室质量管理效果的评价

衡量和评价临床科室管理的效果，就是看科室的医教研是否以医疗为中心，协调发展、整体推进；医疗质量、技术水平、工作效率、技术干部队伍、医德医风、服务态度、行政管理、后勤保障等方面的工作，是否适应医院对科室功能定位的具体要求；是否达到等级医院评审标准的要求；是否创造更大的社会效益和经济效益；是否最大限度地满足社会和不同层次伤病员对医疗服务的需求。简单地说，就是看是否做到了质量优，效率高，缺陷少，消耗低，医风正，服务好。评价采用定性与定量相结合，以定量为主的综合办法。

1. 医疗质量　在诊断质量上，要达到等级医院规定的各项要求。如，三级医院门诊诊断与住院诊断符合率、临床初诊与确诊符合率、手术前后诊断符合率要在95%以上；临床与病理诊断符合率在90%以上。在治疗质量上，急诊抢救脱险率要在80%以上；住院抢救成功率在84%以上；治愈、好转率要在75%以上；与同类医院、相同转科比较，单病种治愈率处于较高水平。在基础医疗质量上，医疗文书甲级率在95%以上；技术操作和等级护理合格率在90%以上；住院患者陪护率低于8%；急救物品准备完好率、常规物品消毒灭菌合格率达到100%。在医护缺陷的控制上，无菌手术切口甲级愈合率要在97%以上；术后并发症发生率低于2%；院内感染发生率低于10%；尽量减少医护差错，杜绝责任和技术事故。全面推行以伤病员为中心的整体护理模式，护理工作适应医疗工作的需要。

2. 技术水平　达到等级医院标准中对本学科专业开展技术项目及其水平的要求。要积极探索学科发展的新支撑点，着力引进新项目，开展新技术，形成稳定、公认的高水平特色优势。能够接受下级医院转送的本专科疑难、危重患者。

3. 工作效率　核心是缩短无效（或低效）住院时间。在出院患者平均住院日、择期手术术前平均住院日达到等级医院评审标准要求的基础上，通过科学管理，计划诊疗，提高质量，合理使用病床，不断缩短无效（或低效）住院时间。

4. 教学和科研工作　能够接受并高质量地培养研究生、进修生和实习生，教学工作规范有序，专人负责，教材完善配套，教学效果好。科学研究紧密围绕临床，方向稳定明确，代表本学科领域发展现状和前沿的高水平课题多、课题资助多，科研成果丰硕。

5. 人才队伍建设　在年龄结构上，老中青梯次配备合理；在学历结构上，要在注重高学历的同时，强化能力和临床经验的培养；在业务发展上，高级专业技术职务人员实现定向培养、定向发展，形成不同的专长和特色，力求做到通科培养与定向使用相统一；在接班人的培养上，要强调综合素质，又红又专，早压担子早成才；在育人环境上，要形成有竞争、有压力、有培养、有使用的良好氛围。

6. 卫生经济管理和信息自动化建设　医嘱、收费、实物管理实现计算机联网；参加医院的成本核算工作，投入产出比较高；单病种治疗费用在同类医院中处于较低水平；药品收入在全部医疗费用中所占比例符合国家有关要求。

7. 医德医风和职业道德建设　以伤病员为中心、以提高医疗质量、切实方便患者为主要内涵的医德医风和职业道德建设成效显著，普遍推行文明用语、行为规范和服务忌语；有效杜绝收受"红包"、礼品、回扣、吃请、乱收费、私自购进和推销药品、器械等问题；有效克服服务工作中"生、冷、硬、顶"现象；门诊、住院伤病员对医疗工作的总体满意率在90%以上。

8. 思想政治工作和行政管理　经常性思想工作和管理工作严格到位，医务人员思想稳定，情绪饱满，精神振奋；各项规章制度健全完善、落实好，常规工作惯性运转；陪伴率符合等级医院标准要求，探视管理严格有序，伤病员诊疗环境清洁、安静。

（刘　萍）

第二节　临床科室质量管理主要内容

一、健全质量管理组织，强化个体质量控制

1. 建立健全科室质量管理组织，发挥其在质量控制中的作用　在院－科室－个人三级质量控制网络结构中，科室质量控制起着举足轻重的作用。从某种意义上讲，科主任的技术水平和管理能力决定了该学科的质量水平。除非同行专家评审，作为一般业务行政职能部门没有可能做到直接控制质量形成的全过程。因此，医疗质量管理主要考评科室，责任在科主任。科室医疗质量管理是以科主任负责制形式展开的。基础质量、环节质量的控制和终末质量的检查评价是科主任的职责，是科主任必须投入较多时间和精力重点抓好的经常性重要工作。

根据工作需要和年度人员轮换情况，指定专人担任管病房主任医师（副主任医师）、主治医师、科秘书，明确各自在科室管理中应起的作用和承担的责任，协助科主任抓管理、抓落实。可由科室行政领导、老专家教授、年度管病房主任医师（副主任医师）、主治医师、护士长、科秘书共同组成科室质量管理小组。其任务是，根据医院工作的总体要求和安排，制定科室质量建设计划和年度目标，围绕本科室的工作特点和质量管理上存在的问题和薄弱环节，开展经常性的质量管理、检查监督活动，做到有计划、有重点、有记录、有成效。

2. 强化个体质量控制　临床科室医务人员多是在没有或无法由外部监控条件下进行操作、独立决断、独立实施各种诊疗工作的。因此，个体性诊疗控制就构成了医疗质量管理最基本的形式。职业责

任、敬业精神、学识、技能和经验对质量的形成具有相当的重要性。临床科室医务人员在医疗工作和技术操作中都应该执行质量标准，实行质量自我检查，自主管理。自觉地与标准对照，发现问题及时纠正。在医疗工作中，要不断强化自主管理的自觉性。如诊疗常规、医院工作制度、操作规程、服务规范和护理工作"三查七对"都要严格执行。个体质量控制，一靠各级人员职责的制定和落实；二靠规章制度、工作程序和操作规程；三靠良好的作风养成和扎扎实实的工作。个体质量控制，既有自我约束性，又有互相监督性。

二、质量教育和培训

1. 严格"三严"标准，强化"三基"培训　根据医学科学发展新形势和管理工作的需要，不断补充完善"三基"内容，建立以各级各类医务人员不同标准、不同要求、不同形式的规范化学分制培训为核心、继续医学与学历教育相结合的教育培训体系，采用学术会议、学术讲座、专题讨论会、技术操作示教、短期或长期培训、自学等多种具有较强针对性和实用性形式，进行教育培训，做到训练、训练、再训练。制定管理规定，分岗前培训、岗位培训、转岗培训几个层次，以法律、法规、规章制度和工作规范的学习掌握，病案质量要求和书写水平，计算机操作能力等为重点，严格标准要求和考核检查，把好新上岗人员临床工作的"准入"关。

2. 制度规范培训　医疗护理技术操作常规是医学实践长期经验的科学总结，是确保医疗质量的重要举措。同时，医学是一门实践性很强的科学，随着医学科学的发展和医学实践的丰富，新年项目、新技术不断涌现，新的仪器设备和药品不断被研制开发出来，常规也需要不断地被修订、完善。因此，医务人员必须通过不断的培训和继续教育，才能紧跟医学科学的发展，不断充实、提高医疗技术水平和业务能力。

3. 职业道德教育　医疗机构对医务人员进行职业道德教育是卫生系统加强精神文明建设的一项重要工作，是促进卫生事业改革与发展的重要保障，是贯彻"三个代表"重要思想的具体体现。医疗机构要教育医务人员树立全心全意为人民服务的思想和"以人为本"的服务理念，学习先进典型的无私奉献精神，增强服务意识，改善服务态度，提高服务质量。要创造良好的医院文化环境，帮助医务人员树立高尚的道德品质和良好的医德医风。要按照《公民道德建设纲要》的要求进行道德教育，建立职业道德教育制度、考核评价标准及办法，普及道德知识和道德规范，帮助医务人员加强道德修养。

4. 医疗卫生法律、法规和规章的培训　一方面，要按照国家普法教育的重点内容和问题，结合本单位的实际，制定普法宣传计划，组织对医务人员进行《宪法》《刑法》《民法通则》等国家法律的宣传教育，提高医务人员学法、懂法、守法的法律意识。另一方面，要组织医务人员认真学习《执业医师法》《献血法》《药品管理法》《职业病防治法》《传染病防治法及其实施办法》《食品卫生法》《医疗事故处理条例》《医疗机构管理条例及其实施细则》《精神药品管理办法》《麻醉药品管理办法》《血液制品管理条例》等法律、行政法规和部门规章，严格依法执业，在保证患者合法权益的同时，也依法保护自身的合法权益。

三、临床工作的环节质量

（一）诊断质量

1. 掌握好内科诊断的原则和方法　诊断是主观反映客观的过程，首先是利用各种手段收集必要的资料，包括病史询问、体检、实验室检查等。其次是利用医师的医学理论知识和临床经验，对收集到的一切资料和结果加以整理、归纳分析，确定疾病的性质、轻重缓急等，之后产生初步诊断。在临床工作中，诊断和治疗在次序上虽然有先后，但是诊断工作是在整个医疗过程中持续不断地进行着的，因此要求医师不断观察病情的变化和发展，及时对诊断进行补充和修改。需要强调的是，临床医师在诊断过程中尤其应该重视病史的询问和体格检查，不能单纯依靠各种实验检查和仪器辅助检查而忽视这些十分重要的基础工作。

2. 做好对新入院患者、疑难病例的诊断工作　对新入院的患者要求及时、全面掌握病史，详细的体格检查,力求准确地做出诊断。诊断工作必须实行三级检诊制,在规定时间内检查病员、完成病历、明确诊断。诊断中的疑难问题首先应在本病区或本科内充分研究讨论,然后再提交内科或全院会诊讨论。经治医师及上级医师应通过这种机会,不断总结经验,在诊断水平上有所提高。

3. 不断提高诊断质量 医师诊断水平的高低,取决于是否有丰富的临床经验。因此要求医师在临床实际工作中勤于实践,不断积累经验。同时,由于医学知识的不断更新,大量新技术、新疗法的临床应用,要求内科医师不断学习新知识和新技术,努力提高基础理论水平与技术水平,要养成勤于动手做检查的习惯。在诊断工作中,不能单纯依靠实验检查和辅助检查下结论,培养严肃、严格、严谨的职业作风。

（二）治疗质量

1. 掌握好治疗原则和方法 内科是以药物为主的综合治疗,因此在用药问题上需全面考虑,坚持用药原则。既要考虑到药物对疾病局部的作用和效果,也要考虑对全身的影响。既要避免用错药,更应防止滥用药物。在用药问题上还应遵循医德原则,在疗效相同的情况下,费用少的药物优于费用高的药物,能口服的尽量避免注射。

2. 组织好重危患者的抢救 首先平时应做好准备工作,包括抢救器材和人员训练、抢救方案等。抢救中一方面要严密观察病情,及时处理;另一方面要适时组织会诊,集中大家的智慧和力量,防止判断上的失误。

3. 做好慢性病的治疗工作 内科慢性患者多,因此在慢性病的处理上,既存在着治疗问题,也存在着管理问题,在治疗上应千方百计,力求彻底治愈,若目前尚不能做到,也应争取阻止病情发展,防止并发症,最大限度地减轻患者痛苦。在管理上要体贴安慰,医护人员要善于观察患者思想情绪,勤于做心理疏导,使其安心配合治疗。

（三）手术质量

1. 术前管理 所有手术都要做术前准备,急诊手术也要争取时间尽快做好术前准备。

（1）心理上的准备:患者术前对自己的手术效果会有很多想法,尤其是对大手术更会有许多顾虑。外科医师应针对患者思想作必要的解释,给以安慰,消除不必要的思想负担,增强恢复健康的信心。同时取得患者和家属的信任和配合。讲解病情要实事求是,认真负责,各级医护人员的解释要一致。

（2）术前应完成所有必要的检查:尽可能明确诊断,只有正确的诊断才能有正确的治疗方案和取得良好的手术效果。

（3）做好术前讨论和小结:术前小结包括诊断手术适应证、手术方式、麻醉方法,术中可能出现的问题和对策,手术后注意的问题等。哪些病例需要进行术前讨论,应由主治医师做出决定。新开展的或复杂的大手术、疑难病例,需要多方面配合的手术都应有术前讨论,年轻医师、初次担任某种手术的术者也应有术前讨论。

（4）做好手术安排:应明确规定各级医师的手术范围,超过规定范围时应由科主任批准。每周进行哪些手术应事先作好安排,有计划地进行,不随意改变,否则影响病房工作秩序,容易发生差错事故。大小手术应搭配,复杂与简单手术交替进行,这样有利于安排术后护理,手术者也可得到充分的休息和做好术后的观察与处理。

（5）手术前晚应全面检查一次准备工作:如皮肤准备做得如何,是否配血,术前小结是否已填写等。患者有无发热、月经来潮、手术有无必要延期等。术者在术前必须亲自检查过患者,对手术方法和步骤应做必要的复习和思考。

（6）术前的其他准备:对术前患者应给予热情细致的照顾,告诉患者术后深呼吸、咳痰的必要性,保护伤口的方法和必须严格按医嘱饮食等事项。术前至少戒烟1~2周,练习能在床上大小便。进手术室前应排尿、摘下义齿等。

2. 术中管理 手术是一项集体劳动。既有严格的分工,又要密切配合。一般情况下,手术人员主要有术者、助手、麻醉医师、器械护士及巡回护士。手术者应对手术负主要责任,不仅要掌握手术技能，还要组织与指挥手术的全部过程，决定操作的原则、方法与步骤，保证手术效果和患者安全。手术台上，其他人员必须服从手术者指挥。助手应全力以赴配合术者做好手术。器械护士在手术时应密切注意手术的程序和需要，准确迅速地传递所需要的器械、纱布及缝针、线等，手术完毕前应严格执行清点制度，防止物品遗留在体内。

3. 术后管理　手术后一定时间内必须严密观察病情，注意保持呼吸道通畅，防止继发性出血或休克的发生。正确进行输血、输液、维持体内水电解质平衡等。协助患者翻身，鼓励患者咳痰，预防肺部并发症，防止切口感染。各种导管、引流管必须装置妥善，保持通畅，防止脱落。术后要给予必要的止痛和镇静药物，及时处理腹部胀气及尿潴留。同时要加强营养，鼓励早期活动与功能锻炼。

4. 落实好消毒隔离制度　外科病区内物品与医疗器械一般可分为每日消毒和周期消毒两种。每日消毒的物品一般为日常所用医疗器械及用品，如注射器、体温表、换药物品、各种引流管、引流瓶等。另外病区内凡装有消毒剂浸泡各种器械的盛器，以及各种治疗盘、污染敷料等应每周清洁和消毒 1～2 次。凡集中供应的消毒无菌器械和敷料，应用期限一般不超过 7 天，过期必须更换，重新消毒。

5. 无菌技术管理　在外科日常工作中，必须牢固地树立无菌技术观念，要意识到感染是外科最大的危害，是手术失败的主要原因之一，因此，要求外科医师在各项诊疗工作中，应有高度的科学性和严格的操作要求，任何环节脱节、失调或忽略都会影响治疗效果，小则发生并发症，大则治疗失败甚至影响患者生命。因此，患者手术前的清洁处理，严格的洗手规程，手术野皮肤的准备和消毒，各种器械、敷料、用品的消毒以及手术、换药、穿刺、注射工作中的无菌操作，均不允许有丝毫的疏忽。

（四）患者知情同意

（1）在不违背保护性医疗制度的前提下，医务人员在诊疗过程中必须履行对患方的告知义务，并尽量做到"全面告知、准确告知、通俗告知"。

（2）告知的内容：患者的病情，可能的病因、病情发展情况；治疗方案的选择及实施中采用手术、治疗仪器和药品等的目的、方法、预期效果、不良反应、患者可能承受的不适以及潜在的危险等；预计需要支付的费用；出现医疗纠纷时的解决程序等。履行知情同意手续分为口头告知和书面签字两种方式。告知工作须由项目实施者亲自完成，不得安排他人替代。

（3）医院应提倡和鼓励各专科根据本专业的特点，制定本专业符合法律要求、具有法律效力的个体化的知情同意书。特别需要强调以下情形必须履行书面签字手续：经批准在医院首次开展的新业务、新技术；试用于人体的新技术、新方法、新器材、新药物等临床实验性治疗项目；急诊或处于抢救状态下的危重患者，患者或其亲属要求终止治疗、出院、转院的；手术中需临时改变手术方案的；临时决定实施手术中冰冻切片快速病理检查的。

（4）诊疗工作中由患者本人或其监护人、委托代理人行使知情同意权。患者委托代理人时，应由患者本人和拟委托代理人共同签署《授权委托代理书》；被委托代理人应向医院提交个人身份证、证明与患者关系的户籍资料等有关材料。医院只对患者本人或其委托代理人进行告知。

（五）医患沟通

诊疗疾病、恢复健康是医患双方的共同目的。然而，由于有些患者对医务人员不理解，挑毛病、闹纠纷、索补偿，医务人员也不得不把患者当做潜在的"起诉者"和"假想敌"，导致医患关系在某些方面比较紧张、很不正常。医患沟通渠道不通畅、交流不充分是造成这种状况的原因之一。

1. 更新观念，换位思考　摒弃"求我看病""唯我独尊"的心理状态，消除传统的"求医"观念与要求平等的观念之间的冲撞。顺应现代医学模式，变"以疾病为中心，重病不重人"为"以患者为中心"。高度重视患者对健康权、咨询权、隐私权、知情权关注程度日益提高的现实，消除在疾病诊疗过程中"谁说了算"的摩擦。充分考虑到患者在医学知识上的匮乏和外行这一特点，即使遇到"低级"问题、"儿科"问题，也应耐心礼貌，把"话"说到，把"理"讲清。

2. 建立医患沟通的机制　把加强医患沟通与交流和落实知情同意一样，作为基础医疗工作的重要组成部分，纳入质量目标管理，定形式、定内容、定标准、定分工，组织沟通技巧培训，进行检查监督，及时反馈讲评。

3. 创造医患沟通交流的条件　定期召开医患座谈会，真心实意地倾听患者对诊疗工作、服务保障、病区管理等各方面的意见和建议，并及时加以改进；召开病友联谊会，由医务人员宣讲康复知识、解答患者问题，患者之间交流心得体会，增加患者自身战胜疾病信心和对医院、医务人员的信任与信赖；合理设计、发放问卷调查表，了解患者的满意程度、潜在要求和心中的遗憾，作为医院进行持续质量改进的依据；开设健康学校，深入街道、社区开展健康教育、咨询服务，普及医疗保健知识，健康促进、宣传沟通。

（六）工作效率

作为临床科室，提高工作效率主要体现于在计划施治前提下，完成医院下达的医疗数质量指标，加快病床周转、提高病床使用率，有效缩短平均住院日。

1. 重视门诊工作，提倡住院前实施计划检查　加强门诊技术力量配置，指定一名副主任医师以上骨干专门负责本专科门诊各项工作，提高首诊确诊率；对 3 次复诊仍不能明确诊断的疑难病例，要及时报告科室领导和业务主管部门，组织联合会诊。根据本专业病种特点，规定对拟收入院患者在门诊就诊期间必须完成的检查项目，除个别大型有创性特殊检查住院后进行外，绝大多数检查项目在门诊完成，减少入院后大量检查未做导致住院日的延长。

2. 加强住院后的计划施治　规定经治医师在患者入院后 1 小时内检诊患者，主治医师在 24 小时内检诊患者，并审修经治医师制订的治疗计划，管病房主任 48 小时内查看患者，全面指导诊疗工作（急诊、危重患者要随来随查，立即展开抢救）。对于疑难、危重患者，要及时向科主任汇报病情，并适时组织主任查房、科内讨论，申请科间会诊、院内多学科联合会诊等工作；外科系统的三级检诊还要特别注意督促下级医师及时、全面地完成各项术前准备工作，避免因为准备不足或时间过长导致手术不能如期进行而延长术前住院时间。对临床科室普遍反应强烈的科间会诊时间长、预约检查时间长、医技检查结果报告时间长的问题，要及时研究解决。作为临床科室也要从自身抓起，防止出现一方面抱怨他科不及时会诊而他科邀请自己会诊也未按时限要求完成的现象。

（七）医疗缺陷和风险管理

对已经发生的医疗缺陷，要严格报告制度，按照"三不放过"（即：事实经过不查清楚不放过，经验教训不总结出来不放过，当事人不认真处理不放过）的原则进行严肃处理，切实吸取经验教训。发生医疗事故争议后，医疗风险处理机构要为患者提供投诉的条件，认真倾听患者的意见，使患者有陈述自己观点的机会。在接待患者投诉时，要做到耐心细致，认真做好解释说明工作，避免引发新的医患冲突。对于患者投诉的问题，要做必要的核实，问题重大、矛盾突出时，还要做好调查工作。确属由于医方原因引发的患者投诉事件，应立即按程序报告，立即采取措施，妥善处理，消除医疗事故隐患和减轻伤害后果，并应及时向患者反馈调查处理结果。

四、病历资料管理

（一）修订病历质量标准，改进病历检查工作

1. 修订和调整制度、标准　要本着"说到做到、诚信服务"的原则，筛查原有不适应形势发展需要的制度、标准，研究制定既符合国家卫生行政主管部门的规章，又符合医院工作实际和举证新规则要求的病历书写规范和检查标准。

2. 改进工作方法，提高质量检查效率　要建立院-科室-个人三级质量保证网络，明确职责分工，一级抓一级、级级抓落实。病历质量检查要从单纯的终末检查向终末检查、过程检查和网上实时监控相结合的模式转化，突出抓好病历资料内容的完整性、完成的及时性、知情同意谈话-签字的规范性，抓好重要讨论、会诊、查房内容的记录等容易出现问题的环节。

3. 电子病历管理　已经应用 HIS 系统并使用电子病历的医院，可尝试开发应用程序，建立病历质量网络监测系统，配备专门人员，确定专用检查标准，对电子病历的内容和完成时限进行网上实时监

控，检查结果通过对话框的方式及时、不断地提醒医生，直到更正为止。由于目前电子病历法律效力存在争议，要特别注意要求医师在计算机中书写完病历后，及时打印生成文本病历，并认真署名、审签；上级医师需修改时，应重新打印生成清洁病历并署名。

4. 严格限制病历返修工作　确需修改的，应在原有病历基础上，另加修改附页或使用修改说明，标明修改的内容、目的以及修改时间和修改人签名等内容，明确责任，保证病历资料的原始性和真实性。

5. 加大反馈、讲评和奖惩力度　机关和职能部门要把经常性深入科室检查病历质量作为重点工作之一，及时通报讲评，性质严重或带有倾向性的问题，要适时召开质量分析会，研究解决办法，确定处罚措施。要把病历质量与科室、医务人员的经济利益和晋升相挂钩，加大奖惩力度。

（二）强化门（急）诊病历管理

1. 正式档案病历管理　在医院建有正式档案病历的患者挂号就医时，医院应指定专人负责将病历送达患者就诊科室；患者一次来院在多科室就诊时，应指派的专门人员将病历送达后续就诊科室。患者每次就诊结束后 24 小时内，应由专人负责回收病历，并按规定归档。收到患者就诊结果报告单和影像检查资料后，应在 24 小时内由专人负责归入病历档案。

2. 简易病历管理　持简易病历的患者就诊时，接诊医师必须认真记录就诊情况，病历书写必须做到简明、准确、重点突出。有条件的医院可开发使用计算机挂号系统，尽可能详细地记录和保存患者的诊疗信息。

3. 门（急）诊病历质量的检查　门（急）诊病历质量检查往往是各医院病案质量管理中的薄弱环节，必须比照住院病历检查的模式，建立标准，组织专门人员对门（急）诊病历质量进行严格检查监督。对于正式档案病历，要不定期重点抽查与定期普遍检查相结合，根据各医院门（急）诊量大小和档案病历使用频次规定检查数量的覆盖率；通过定期通报检查结果、举办病历展览、与目标管理考评挂钩等方式，奖优罚劣，提高质量。对于简易病案，也要制定书写规范和标准，利用医疗纠纷处理收集的材料、临时抽查的材料，以个案分析讲评为重点，强化医务人员重视程度，规范病历记录行为。

（三）建立封闭的路径管理系统，防止住院病历资料丢失

1. 开发应用计算机病历资料综合管理系统　以医院 HIS 系统为平台，开发应用计算机病历资料综合管理系统，包括住院病历资料管理、门（急）诊病历资料管理、影像医学资料管理等若干个子系统，对病历资料的入库、使用（借阅）、归档情况实行计算机管理，提高管理效果和工作效率。

2. 主动下送式病历供应　患者办理住院手续时，由住院处向病案库提供有关信息，病案管理人员将患者以往住院病历、门（急）诊病历和影像资料按时限要求下送到患者所住临床科室，并与临床科室办理交接手续。

3. 临床科室分类加锁管理　可分类设病历资料柜，分别存放本次住院病历和既往住院病历、影像检查资料，严格加锁管理。住院期间各种病历资料原则上不得带离所住病区，确因医疗活动或复印、复制等需要带离病区时，应当指定专人携带和保管。患者需要转其他科室继续住院的，前住科室应按有关规定及时完成病历资料的书写和整理工作，护送患者前往拟转入科室时应同时移交病历资料，办理移交签字手续。

4. 病历资料的归档与回收　临床科室应按时完成病历资料的书写、整理和审签工作。病案科应安排专人在规定时限内到临床科室回收出院患者门（急）诊病历、住院病历和影像资料，并对回收资料按照且录进行清点并与临床科室办理交接手续。

5. 病历资料的借阅管理　病历资料原件原则上不得对外借阅。与医院诊疗行为有直接关系的医疗事故鉴定、上级卫生行政主管部门、公检法机关必须调阅病案原件等特殊情况，病案调用单位须持介绍信和个人有效证件并经院领导批准。本院人员需查阅病历资料的，原则上在病案库阅览室就地查阅。

（四）加强病历资料的复印、复制管理

（1）医院应制定病历资料复印管理的相关规定，明确管理复印工作的人员职责，设定专门的复印

场所，严格按《条例》规定的范围为患者提供复印或复制服务。

（2）复印或复制病历资料的程序：医院医政管理部门验证申请人资质、受理患方要求复印或复制病理资料的申请，在医务人员按照规定时限完成病历后，通知病案管理部门予以办理；由医院指定的专门人员将需要复印或复制的病历资料在规定时限内送达指定地点，并在申请人在场的情况下复印或复制，经申请人核对无误后，加盖证明印记并按规定收取工本费。提出复印、复制或封存病历的患方人员资质界定应严格执行原卫生部和中医药管理局卫医发〔2002〕193 号文件。

（3）发生医疗事故争议时，医院有关人员在患者或其代理人在场的情况下封存死亡病例讨论记录、上级医师查房记录、会诊意见、病程记录等。封存的病历由医院指定专门机构或人员负责保管。患者仍需要诊疗的，为保证医疗工作不间断进行，可复制相关内容予以封存。

（五）规范医学证明的管理

目前，医院出具的医学证明主要有医学诊断证明、残情鉴定报告、尸检鉴定报告等。这些医学证明涉及法律相关问题如患者的伤害程度、赔偿额度和相关当事人的民事或刑事责任。因此，出具医学证明的行为必须非常谨慎。医院要规定出具不同医学证明人员的资格要求、证明书的书写内容要求和审批程序。作为医务人员，尽可能不出具书面资料；非出具不可的，也必须客观描述，严禁主观臆断疾病发生、发展、治疗、转归之间的因果关系。

五、检查监督和制度落实

1. 加强检查监督，逐级负责，多层控制　按照各级职责分工，一级抓一级。建立质量标准，实行量化考核，根据科室工作任务、特点和人员具体情况，对医院已经建立健全的各项规章制度和全员全面目标管理考评标准、考核方法和奖惩条件进行分解、细化，使每个岗位、每个工作人员都有自己严格、明确、量化的岗位职责和奖惩指标。在科室内部建立起严格、系统、正规的质量检查措施，上下级之间、同级之间、医护之间、医患之间相互检查、相互制约，共同督促规章制度的落实。

2. 严格奖罚　要根据科室实际，发挥全科人员的智慧，研究制订对医、护、技人员医疗工作数质量考核、评价方法，变无据可查的随意性管理为定量、定性结合，标准较为明确、科室人员评议、科务会议讨论的科学管理方式，真正把自觉执行、严格遵守规章制度作为晋职晋级、立功受奖、评选先进、出国深造的重要条件，实行"一票否决"。

（王　锐）

第三节　临床科室质量管理实施要点

一、实施策划

（一）策划目的

策划就是为了设定目标，设定为达到目标所需要的手段。这个概念应用于质量策划，就是设定质量目标，开发为达到这些目标所需要的产品或过程。具体到临床科室的医疗质量管理策划，就是紧密围绕医院总体的办院宗旨、质量战略和质量目标，依据本科室职能任务、工作特点、工作流程、资源配置等实际，将医院的质量目标进行细化分解，确定本学科专业诊疗质量、技术水平、工作效率、服务水准等方面的分目标；从组织机构、资源利用、岗位职责、过程控制等方面，制定实现这些目标所采取的办法以及进行持续质量改进的举措，如优化工作流程，完善规章制度，明确职责分工等。

（二）策划应遵循的基本原则

（1）坚持质量第一的办院宗旨，以质量为生命线，把质量管理摆在医院管理的突出地位。

（2）坚持"大质量观"的医疗服务模式，以患者为中心，努力适应新的服务模式在服务范畴、服务深度以及服务的适用性、安全性、舒适性、经济性等服务质量特性对医院提出的更新、更高的要求。

（3）坚持质量－效益型医院管理模式，以质量求效益，以质量求生存，以质量求发展，走内涵发展的路子。

（4）坚持持续质量改进的原则，预防医疗缺陷，不断提高医疗质量和服务水平，增加患者和社会的信任。

（三）策划应围绕的主线

（1）以患者为服务对象，以医疗服务质量为核心，围绕与患者就诊相关的整个流程、保证诊疗质量的内部控制措施和职责不清、容易发生缺陷或既往曾经发生缺陷的重点、薄弱环节及"接口"部位三条主线进行策划。

（2）通过患者就诊相关整个流程的分析，进一步明确本科室在诊疗过程中扮演的角色、担负的任务、涉及的人员和岗位；诊疗工作中可能影响质量和效率的关键环节；完成整个诊疗工作所需要进行协作和配合的相关学科以及整个流程可以进一步优化、重组的环节及其实施的可能性等基础信息。

（3）在掌握上述信息的基础上，可以有的放矢地制定强化内部质量控制的规章制度，特别是关键环节、薄弱环节、容易发生问题环节的质量控制措施；明确科室岗位设置和岗位职责；合理调配科室人力、物质资源；在建立科室内部封闭的质量控制和质量改进路径的前提下，与上级质量管理部门和协作科室协商明确"接口"部位的职责与分工，各司其职、各负其责，有效衔接不同的质控路径，保证整个诊疗过程中不存在"真空"地带，不出现隐患环节。

二、实施目标确定

质量目标必须不断变动以便对新技术、新竞争、社会巨变、新的机会等变化的环境做出及时的反应。质量目标又是分等级、分层次的，犹如金字塔，塔的顶端有少数几个目标，每个指标都是最重要的；然后再细分这些目标为第二级、第三级，直至分配到每个岗位、每个员工。因此，医院大质量目标的实现有赖于每个岗位、每个员工细小质量目标的完成。临床科室必须紧密围绕医院总体的质量战略、质量方针和质量目标，依据科室担负的职能任务，结合科室工作特点、工作流程、岗位设置、人员和物资资源配置等具体情况，将医院的质量目标进行细化分解，做到"人人有目标"。

三、实施过程分析

作为临床科室，进行过程分析应围绕患者住院后初步诊断－修正诊断－明确诊断－及时合理处置这条线索进行，如图9－1所示。

（一）明确整个工作流程

（1）护理人员接待和办理住院手续。

（2）经治或值班医师首次参与接诊，与患者进行沟通交流，了解患者一般情况、发病经过、病程进展和既往史、家族史情况，进行体格检查（物理诊断），结合门诊病历记载、检查检验结果以及患者提供的其他医学资料，做出本次住院的初步诊断。

（3）经治医师根据对疾病和病情急、危、重程度的初步判断，下达常规医嘱（含护理等级、饮食种类、基本治疗等）。

（4）从进一步验证或明确诊断、有助于实施治疗的角度，确定拟进行的检查、检验项目并开具相应申请单。

（5）按时限和质量要求，完成病历书写。

（6）对于诊断尚不明确的疑难病例，病情较为复杂的急症、危重病例，应按要求完成三级检诊，在上级医师的分析指导下，完成必要的检查、检验项目，修正或明确诊断，确定处置方案。

（7）经本专科三级检诊仍不能明确诊断的病例，应根据权限和职责划分，适时申请、组织科间、院内或院际联合会诊，必要时组织不同层次规模的病情讨论会，根据会诊、讨论意见，完成一些特殊检查、检验项目，进一步修正或明确诊断及处置方案。

（8）组织实施处置方案，严密观察病情变化，进行系统的疗效评估，适时调整治疗方案，获取最佳治疗效果。

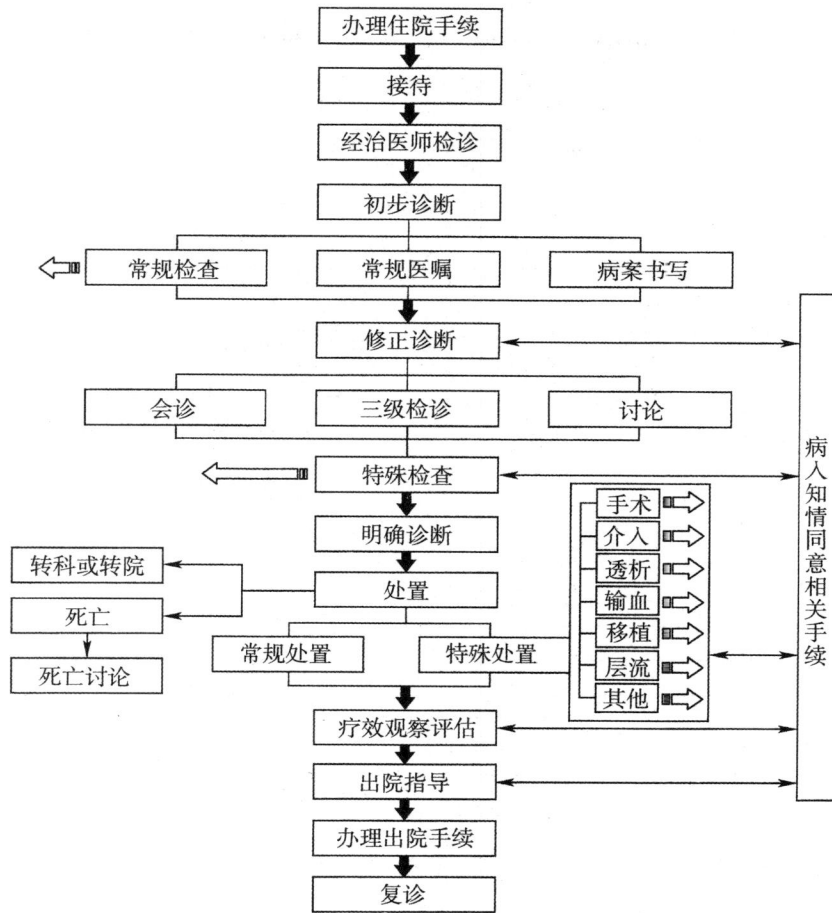

图 9-1　临床科室工作过程

（二）明确质量管理的路径和关键质控点

通过过程分析，从工作性质和流程以及加强管理的角度，可以把以患者住院接受诊疗的完整过程人为地划分为几个不同的路径。每个路径相对独立而封闭，可以作为一个质量管理的单元，完成 PDCA 循环；各路径之间，又存在明确的"接口"部位和区域，相互联系、相互影响、相互制约；各路径环环相扣，总体上形成一个患者诊疗全过程质量管理封闭的大环，通过对各路径的质量控制和质量改进，通过紧密衔接各路径之间的接口部位，切实保证并不断改进临床科室的医疗质量。

1. 诊断质量路径　以"诊断"为轴线展开，是患者诊疗过程中的重要基础环节。其基本线索是：综合分析发病情况、病程进展、体格检查结果、既往史、家族史和已有医学资料得出初步诊断，通过三级检诊、会诊、病情讨论和特殊检查检验结果做出修正诊断或进一步明确诊断。该路径的质控点包括物理诊断、全面了解病情、综合分析和归纳的能力，上级医师对下级医师工作的指导、把关和纠偏，及时、有针对性、高质量的会诊，及时、准确、有针对性、有价值的辅助检查。

2. 辅助检查质量路径　包括常规和特殊辅助检查。其基本线索是：检查项目的确定－提出申请－预约检查时间－检查前特殊准备－检查实施－检查结果的准确性和及时可报。该路径的关键质控点包括检查项目确定的合理性、知情同意、大型仪器检查项目的诊断阳性率、预约时间、检查标本的管理、检查结果的准确性、结果回报的及时性。

3. 处置质量路径　处置包括常规处置、特殊处置和转科、转院。其中特殊处置包括手术（图 9-2）、介入、血液净化、输血或血液制品、组织或脏器移植等等，每个特殊处置又都可以形成自身一个或若干个路径结构。处置质量路径基本线索是：明确诊断 – 确定处置方案 – 具体实施。该路径的关键质控点包括科学性、个性化处置方案的制订，知情同意，操作技术水平。

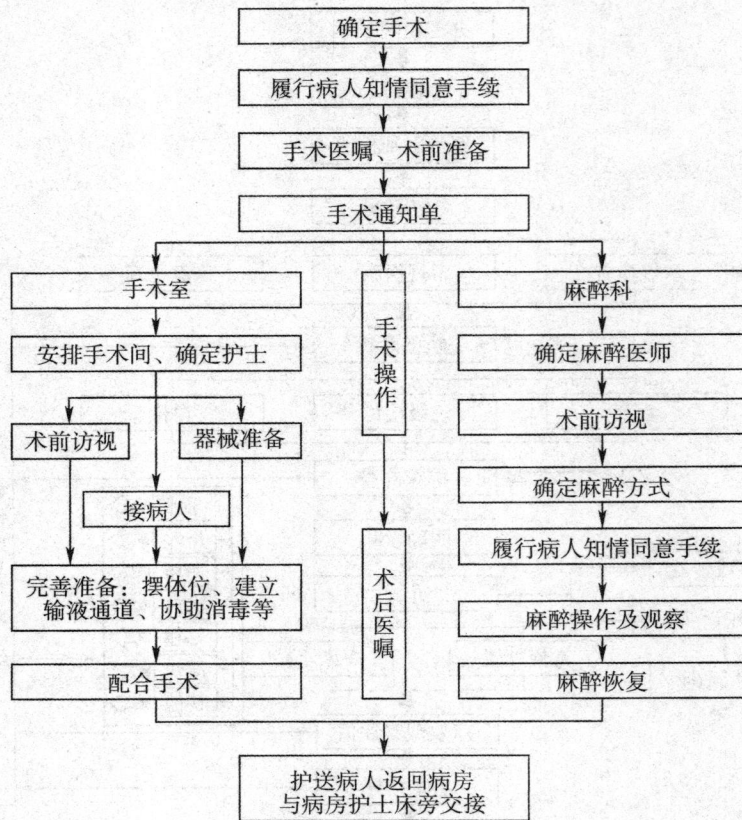

```
                        ┌──────────────┐
                        │   确定手术    │
                        └──────┬───────┘
                        ┌──────┴───────────┐
                        │ 履行病人知情同意手续 │
                        └──────┬───────────┘
                        ┌──────┴───────────┐
                        │ 手术医嘱、术前准备 │
                        └──────┬───────────┘
                        ┌──────┴───────┐
                        │  手术通知单   │
                        └──────┬───────┘
        ┌──────────────────┬──────────┬──────────────────┐
   ┌────┴─────┐      ┌─────┴────┐  ┌──┴───┐      ┌────────┴─────┐
   │  手术室   │      │          │  │      │      │   麻醉科      │
   └────┬─────┘      │  手术操作 │  │      │      └──────┬───────┘
   ┌────┴─────┐      │          │  │      │      ┌──────┴───────┐
   │安排手术间、│      └─────┬────┘  │      │      │  确定麻醉医师  │
   │ 确定护士  │            │       │      │      └──────┬───────┘
   └────┬─────┘            │       │      │      ┌──────┴───────┐
   ┌────┴────┬──────┐      │       │      │      │   术前访视    │
   │         │      │      │       │      │      └──────┬───────┘
┌──┴───┐ ┌──┴───┐   │      │       │      │      ┌──────┴───────┐
│术前访视│ │器械准备│   │      │       │      │      │  确定麻醉方式  │
└──┬───┘ └──┬───┘   │      │       │      │      └──────┬───────┘
   │    ┌───┴──┐    │      │       │      │      ┌──────┴───────────┐
   │    │接病人 │    │      │       │      │      │ 履行病人知情同意手续 │
   │    └───┬──┘    │      │       │      │      └──────┬───────────┘
┌──┴────────┴────┐   │      │       │      │      ┌──────┴───────┐
│完善准备：摆体位、 │   │      │       │      │      │ 麻醉操作及观察 │
│建立输液通道、协助 │   │      │       │      │      └──────┬───────┘
│   消毒等       │   │      │       │      │      ┌──────┴───────┐
└──┬────────────┘   │      │       │      │      │  麻醉恢复     │
┌──┴────┐           │      │       │      │      └──────┬───────┘
│配合手术│           │      │       │      │             │
└───┬───┘           │      │       │      │             │
                    │      └───┬───┘      │             │
                    └──────────┤          └─────────────┘
                        ┌──────┴───────────┐
                        │ 护送病人返回病房   │
                        │ 与病房护士床旁交接 │
                        └──────────────────┘
```

图 9 – 2　手术工作过程

4. 病案质量路径　其基本线索是：原有病案资料的供应 – 病案书写与质量检查 – 病案使用管理 – 病案归档整理。该路径的关键质控点包括病案书写时限的及时性，形式的统一性，内容的真实和完整性，分析、归纳、总结的严谨性，使用和保管工作的规范性。

5. 标本管理路径　其基本线索是：标本的采集 – 唯一标识 – 保管与传送（记录）– 实施操作 – 确定结果 – 形成报告（记录）– 结果回报 – 结果追踪（随访）。该路径的关键质控点包括标本的唯一标识，传送交接过程中的验证、记录和职责分工，操作过程中的质量控制，结果确认中的审核把关，报告单的准确及时回报。

（三）明确关键环节

1. 医师准入　重点是按照"三严"标准，强化"三基"培训，搞好岗前培训和考核验收，把好年轻医师临床工作准入关。

2. 医嘱的下达与执行　重点是医嘱下达要全面准确，规范标准，层次分明；医嘱执行要及时准确，三查七对。

3. 病案　重点是病案书写和记录要及时、完整、真实、准确；病案质量检查要突出重点，责任到人；病案使用管理要规范、严格，归档要及时。

4. 三级检诊　重点是保证时间，强化上级医师对下级医师在诊断、病情和资料的综合分析、治疗方案制定和调整以及落实上级医师指示方面的指导、纠偏、把关作用。

5. 会诊　重点是会诊申请质量把关、应诊时限和应诊人员的资质标准要求和会诊的效果。

6. 四讨论（疑难、危重、手术、急诊）　重点是讨论时机的掌握、讨论的形式、内容和解决问题的效果。

7. 患者知情同意　　重点是诊断、处置方案、医疗费用、预后等内容的全面、准确、通俗告知和签字手续的履行。

8. 三查七对　　重点是医嘱执行过程中标本采集、治疗处置、药品准备及发放过程中的准确无误。

9. 标本处置　　重点是标本采集准确性，标本标识的唯一性和标本交接过程的可追溯性。

10. 值班、听班、交接班　　重点是技术力量配置合理，值班人员资质符合要求，值班人员在岗在位情况，病情交接班突出重点，重要病情交接仔细，内容全面，有的放矢。

（四）明确"接口"部位

所谓"接口"部位，就是一件工作涉及多个不同隶属关系的单位或隶属关系相同但涉及不同工种的工作。衔接接口部位的前提，就是首先做好自己管辖内的各项工作，在此基础上，通过协商一致或行政指令明确接口部位的工作职责和任务划分，完善规章制度，从制度上保证消除扯皮和推诿现象。围绕患者诊疗过程这条线索，存在的较为重要的"接口"部位包括：

（1）住院处或门诊部急诊科与临床科室在患者转运中的"接口"。

（2）医护之间在医嘱下达和执行中的"接口"。

（3）临床与医技科室之间标本交接中的"接口"。

（4）临床和医技、辅诊科室在检查申请、预约、特殊准备和结果回报方面的"接口"。

（5）临床与医疗保障部门在药品、器械请领、发送上的"接口"。

（6）特殊处置（手术、麻醉）中临床科室和执行科室之间关于患者交接、病历资料交接等方面的"接口"。

四、健全规章制度体系

（一）基本依据

目前，除了国家颁布的法律、法规外，卫生部门以及相关部门还制定了一大批部门规章和诊疗护理规范、常规。这些法律、法规、规章是医疗机构和医务人员的工作依据和"指南"，在保证医疗质量和医疗安全方面有着举足轻重的作用。要根据医院的总体要求，在全面落实共同制度的前提下，对有关规章制度进行分解细化，同时针对本科室的工作特点、人员情况和薄弱环节，制订相应的规章制度、规定和要求，形成目标明确、要求明确、责任明确、奖罚明确、操作性强的科室规章制度体系。

（二）在规章制度建设上要注意把握好以下几个重要原则

（1）基本规章制度必须涵盖各部门、各流程工作的核心内容和关键环节，覆盖面要广。

（2）既要与以往已经执行并且行之有效的各项规章制度相互衔接，又要针对实际工作中存在的问题加以补充完善，政策要连续。

（3）以往已经施行的规章制度不适应工作需要的，该废止的要废止，该完善的要尽快完善；涉及多单位、多部门的工作，"接口"问题上有纰漏的，相关部门要共同调查研究、协商一致，明确责任，消除"真空"，从制度上保证不发生扯皮、推诿问题。

（三）规章制度体系的重点内容

对临床科室而言，除了劳动纪律、行政管理等方面全院性通用管理制度外，还必须建立或根据本科室工作特点和人员实际细化制订以下重点规章制度：《预防医疗事故预案》《科室医疗事故处理程序》《查房制度》《会诊制度》《医嘱制度》《危重患者抢救工作制度》《收容工作制度》《各级人员出门诊制度》《标本处理制度》《新上岗人员临床工作准入制度》《请示报告制度》《值班、听班与交接班制度》《知情同意制度》《全员全面目标管理考评及奖惩制度》等。此外，针对本单位工作性质和各工种工作特点，还要制订《仪器设备单机操作规程》《作业指导书》等文件。

（四）确定岗位设置，明确各岗位资质标准和职责

按照"按需设岗，按量定员"的原则，明确完成各项工作需要设置哪些岗位，每个岗位需要配置

多少人员，配置什么资质的人员以及各级人员该干什么、各项工作该怎么干，做到常规工作程序化，日常管理制度化，各项要求标准化，技术操作规范化，监督检查日常化，以期对本科室的全部工作、全部环节、全体人员进行定量与定性相结合、定量为主的综合考核和控制，做到"事事有遵循，件件有标准，人人有职责，项项有记录"。

（王　锐）

第四节　临床科室质量持续改进

对现有的质量水平在控制、维持的基础上不断加以突破和提高，将质量提高到一个新水平，这个过程就是持续质量改进。持续质量改进的特点，首先是搞好控制，充分发挥现有控制系统能力，使质量形成的全过程处于受控状态；在保持和稳定已经达到的质量水平的基础上，进行质量改进，全方位提升质量水平，不断增加为患者、为社会提供医疗服务的能力。要获得质量改进，重要的是抓好质量改进活动的一些重要环节。只有各个环节依据一定的原则实现各个阶段的目的，才能使质量改进工作取得好的效果。

一、科室持续质量改进的目标

科室的质量改进也就是操作层的质量改进，重点是提高医疗服务质量、医疗技术水平和日常基础工作质量。改进工作质量应表现在以下几个方面：

1. 工作质量的准确性　指符合有关标准、规范、程序的程度。
2. 工作质量的时间性　指工作要及时、准时和省时。
3. 工作质量的经济性　指在人力、财力、物力诸方面投入要少，产出要多。
4. 工作质量的主动性　指发挥人的主观能动性，主动开展各项工作。
5. 工作质量的有效性　指满足预期功能，实现经济效益和社会效益的程序。
6. 工作质量的服务性　指提供优良服务。
7. 工作质量的文明性　指符合法规和职业道德的要求。
8. 工作质量的安全性　指工作不能危及人身和财产的安全。

二、质量改进的组织机构

质量改进目标是先导，组织是保证。质量改进需要有效地利用资源、充分地优化资源配置，更需要造就一个质量改进的文化环境，从科室整体上制约和影响人们的质量行为。质量改进是多方面、全方位的。只有形成质量是大家来抓的事的共识，人人都积极参与质量改进的活动，质量改进活动才具有生机。QC小组是科室各级各类医务人员围绕科室的质量目标和存在的问题，以改进质量、强化服务、提高效益和人的素质为目的组织起来，运用质量管理的理论和方法开展活动的小组。质量改进可以通过过程管理小组、问题改进小组、质量文化小组、问题分析小组等改进小组形式进行。

三、质量改进的组织实施

1. 动员全体医务人员，积极参与各个层次的质量改进　医院和科室的领导要积极参与和支持质量改进工作。科主任是科室质量改进的倡导者，也是质量改进的策划和质量改进策略的决策者。只有科主任深刻认识到质量的重要性，树立坚定的质量观念，具有强烈的质量改进意识，带头实施并全力支持质量改进活动，精心组织，建立相应的激励政策和制度，配备必要的资源，科室医务人员才有信心坚持进行质量改进活动，医院、部门和科室的各级管理层才能使质量改进成为永恒的目标。

2. 制订计划，明确职责，保证资源　质量改进是一项复杂而牵涉面广的活动。组织好质量改进工作需要确定明确的质量改进目标，使全体医务人员明确质量改进方向和质量改进过程中各自的职责，而且要为质量改进活动提供必要、充分和适宜的资源。所以，质量改进工作要对质量问题的发现、分析、改进的措施、方法、进程、程序做出计划安排，使质量改进工作顺利进行。

3. 追根究底、详细调查收集质量改进的相关资料　质量改进最主要的追求是质量改进的效果，而效果的产生是要抓住导致质量缺陷的关键因素，制订改进措施。这就需要在调查导致质量问题的原因时，要有穷源溯流的精神，不但要调查导致质量问题的直接原因，还要调查导致质量问题的间接的、潜在的、深层次的原因。使质量改进方案的制订不但针对导致质量问题的关键因素采取相应的改进措施，而且通过质量改进活动的开展，消除一些影响医院和科室医疗服务质量的潜在因素，促进影响质量的一些深层次因素也有所变化，从而达到全面质量管理的预防为主、全过程控制的要求。

4. 正确分析资料，建立因果关系，剔除巧合性因素　对医疗服务质量而言，质量策划是首要环节。准确地进行质量问题原因调查分析是质量改进取得成效的前提，在进行质量问题原因分析时，诊断人员各人的经验、主观的判断是重要的，但诊断资料的详实，诊断过程采取的科学态度和方法更为重要。这需要质量问题调查人员不但有客观公正的求实精神，而且要掌握科学的调查分析方法，正确认识事物发展规律的能力，通过分析质量问题的调查材料，排除一切因素的干扰，及时准确查清质量问题的因果关系，以便制订质量改进的对策。

5. 研究对策、方案并付诸实施　质量改进战略是关系到医院和科室质量改进全局性、未来性、根本性的重大决策。质量改进对策是实现质量改进战略的手段，对策服从和服务于战略。医院和科室为达到某一质量改进战略目标，需要在医院和科室具体的部门、具体的方面（如管理制度、技术改造、人才培训等）制定改进对策，并形成质量改进的方案。质量改进的对策方案必须服从和服务于医院和科室的经营战略，具有科学性和切实可行性的特点。

6. 及时评估确认结果，措施无效或不力时，则予以强化　质量改进是一个过程，是一个不断达到质量改进目标的过程。为了使质量改进活动超过预定的目标进展，在改进过程中，需要在医院和科室建立健全质量改进活动的检测系统，控制质量改进活动，按照预定的进程和计划完成各阶段任务。对于质量改进过程，当实际改进方案无效或不力时，和各个改进活动发生矛盾时，还需要督促、强化协调。当质量改进完成后，还需要及时对改进成果评估确认，为持续地开展质量改进活动打好基础。

7. 总结经验教训，调整管理体系，巩固改进成果　现代医院和科室的运作，管理技术是重要的生产力，越来越被人们所共识。管理技术是医院和科室重要的资产，管理经验的积累是重要的财富。医院和科室在进行质量改进过程中，不但要注重质量改进的成果，还应注重质量改进过程中的改进方法经验的积累，以便医院和科室有能力使质量改进活动由对一点的改进到对一方面的改进，由对医院和科室运转系统的某一环节的改进到对医院和科室整体的改进，建立完善医院和科室的质量改进系统，使医院和科室质量改进持续有效地进行下去。

8. 在新的起点上寻找更大的突破　社会科学的发展不断开阔人们的视野，人们对质量的认识不断深入。对质量的追求是没有最好只有更好。质量改进重要的是发现问题，有两层含义。一是面对医院和科室在市场竞争力不强、效益不佳，善于寻找医院和科室管理中的质量缺陷，给予改进；二是在进行了一次质量改进活动后，取得了成果，在总结质量改进成功经验的同时，难得的是在成功中找到差距和不足，对自己提出更高的标准和要求，使质量改进在一个新的起点上寻找更高的突破点，不断地前进。

四、实施质量改进应把握的几个原则

1. 营造良好的质量改进的环境和氛围　质量改进需要科室全体人员在共同的价值观下，遵循共同认可的行为准则，形成领导重视、全员参与的良好环境和氛围。一是科主任的作用。科主任应当是质量改进的积极倡导者，对质量改进的关注程度和投入力度决定着科室质量改进的程度。科主任制定的质量政策、规章制度以及对质量改进活动的调研、监控，都直接关系到质量改进工作的成败。科主任对质量改进的影响力表现在对科室的质量管理问题具有远见卓识，抓住关键问题，击中要害，政策得当，承担责任，积极投入。科主任的言行如果深入人心，将会对科室的质量改进工作产生有效的影响力。二是科室工作人员价值观、态度和行为准则。要重视患者的需求，处处为患者着想；在质量改进活动中要人人有责、人人参与、相互配合、相互尊重、相互促进；质量改进工作要贯穿于医疗服务的整个过程，处处进行，持续不断；资料充足，信息通畅，公开交流，有理有据地分析并作出决策。三是创造良好的工作环境。管理就是创造和保持一种良好的环境，使医务人员在群体中高效率地完成既定目标。质量改进要想充分满足患者的需求，必须为工作人员创造良好的工作环境，最大限度地调动工作积极性，充分发挥主观能动性和聪明才智。

2. 进行教育和培训　质量改进取得成效的关键在于全体医务人员的热情参与和支持，取得业绩的大小取决于各类人员的质量态度、质量知识和质量技能。质量改进的进行首先要通过质量教育和培训，提高全体医务人员的文化和业务素质。质量教育的目的是提高医务人员的知识结构，需要持续地进行。要成立专（兼）职机构，负责培训教育工作；要制定培训教育计划，明确目的、目标、途径、进度和效果标准；采取正规系统教育、社会培训教育、医院内部培训、业余读书学习、研讨、咨询、讲座等形式，普及性培训教育与提高性培训教育、研讨性培训教育相结合，提高培训教育的针对性和效果。

3. 制定质量改进的计划　质量改进必须有组织有计划地进行。科室的质量改进计划必须与医院的整体计划相协调统一，要把质量改进作为科室的一项重要工作落实到各个岗位、各个环节和每个工作人员。制定的质量改进计划要分成长期和短期两个层次，长期计划注重质量改进的全局性、未来性和整体性，短期计划注重质量改进的具体实现途径和拟采用手段的策划，确定可行性和可操作性的方案；短期计划是长期计划的某一方面或某一部分的具体执行安排。

4. 重视激励机制在质量改进中的作用　质量改进最重要的是调动人的积极性，而激励是最重要的手段之一。激励的核心问题主要是看动机是否被激发，人们被激发的动机越强烈，激励水平越高，为完成目标所付出的努力程度也就越高，预定目标完成的越好，取得的工作成绩也会越大。激励的途径包括奖励、语言激励、给予医务人员发展提升的机遇、授予权力、减少约束和限制、给予具有挑战性的工作。

5. 抓好质量改进中成本、经济效益分析　主要包括两方面的内容。一是质量问题经济分析，即为了达到质量目标投入资源的经济效益如何；质量未达到规定要求而造成的经济损失的估量。二是质量过程经济分析，即质量成本与价值分析、质量改进的成本效益分析、信誉费用分析、质量信息的经济分析等。

（王　锐）

第十章

医院感染管理

第一节 概述

一、医院感染定义及相关概念

（一）医院感染的定义

1. 医院感染定义

（1）广义定义：任何人员在医院活动期间遭受病原体侵袭而引起的任何诊断明确的感染或疾病，均称为医院感染。

（2）狭义定义：凡是住院患者在入院时不存在、也非已处于潜伏期的，而在住院期间遭受病原体侵袭而新引起的任何诊断明确的感染或疾病，不论受感染者在医院期间或是出院以后出现症状，均称为医院感染。

2. 医院感染定义的内涵

（1）医院感染的对象：从广义上讲，应当是指在医院范围内所获得的任何感染和疾病，其对象涵盖医院这一特定范围内和在医院时这一特定时间内的所有人员，包括住院患者、门诊患者、探视者、陪护家属、医院各类工作人员，等等。但是，由于门诊患者、探视者、陪护家属及其他流动人员，在医院内停留时间短暂，院外感染因素较多，其感染常常难于确定来自医院。因此医院感染的对象主要指住院患者和医院工作人员。实际上，医院工作人员与医院外的接触也较频繁，很难除外医院外感染，因此通常在医院感染统计时，对象往往只限于住院患者。而且，住院患者也只限于有临床和亚临床症状的感染类型，至于病原携带状态和感染后遗症均不包括在医院感染中。目前，由于管理和技术等方面的原因，在应用广义定义时尚不能做到统计全面，因此在实际操作时，只使用狭义定义，即只针对住院患者进行医院感染发生率的统计。

（2）医院感染的时间界限：医院感染的"感染"是指患者在住院期间和出院后不久发生的感染，不包括患者在入院前已开始或在入院时已处于潜伏期的感染。虽然规定了"不论受感染者在医院期间或是出院以后出现症状"，均为医院感染，而实际上当患者出院后（48 小时内）才发病的医院感染，在统计时一般都没有计入。对潜伏期不明的感染，凡发生于入院后皆可列为医院感染。若患者这次住院前和入院后的感染是在前次住院期间所得，亦列为医院感染。

3. 几种不同的医院感染定义

（1）名词演变："医院感染"这个名词，在国外先后有各种表述：hospital associated infection，hospital acquired infection，hospital infection，nosocomial infection 等，目前常用的是后两者；国内称为"医源性感染""医院获得性感染""医院内感染"（亦简称"院内感染"）。近年来逐渐统一称为"医院感染"，体现出其准确性和简洁性。

（2）几种不同的医院感染定义：①世界卫生组织在 1987 年哥本哈根会议上的医院感染定义：凡住院患者、陪护或医院工作人员因医疗、护理工作而被感染所引起的任何临床显示症状的微生物性疾病，

— 101 —

不管受害对象在医院期间是否出现症状，均视为医院感染。②《流行病学词典》（Last J. M. , 1983）中的医院感染定义：在医疗机构中获得的感染，如某患者进入某个医院或其他卫生保健机构时未患某病也不处于该病的潜伏期，但却在该院或机构中新感染了这种疾病，即为医源性感染。医院感染既包括在医院内获得的但出院后才显示的感染，也包括医务人员中的这种感染。③美国疾病控制中心（CDC）1980年的医院感染定义：医院感染是指住院患者发生的感染，而在其入院时尚未发生此感染也未处于此感染的潜伏期。对潜伏期不明的感染，凡发生于入院后皆可列为医院感染。若患者入院时已发生的感染直接与上次住院有关，亦列为医院感染。④我国原卫生部2000年的定义：医院感染是指住院患者在医院内获得的感染，包括在住院期间发生的感染和在医院内获得出院后发生的感染；但不包括入院前已开始或入院时已处于潜伏期的感染。医院工作人员在医院内获得的感染也属医院感染。⑤近年来，对医院感染的定义又从另一个侧面有了新的诠释，如2007年美国医疗机构评审国际联合委员会编著的《医院评审标准（第3版）》将"医疗相关的"（health care - associated）替换了"院内的"（nosocomial），引入了"医疗相关感染"［health care - associated infection（s），HAI］：指个人在医疗机构接受治疗或服务时获得的任何感染。常见的医疗相关感染有泌尿系感染、手术伤口感染、肺炎和血液感染。包括一切与医院或医疗活动相关的感染，不局限于医院内感染，也包括社区感染，不再强调"医院获得"。又如"医疗护理相关感染"除医院外，还包括各种提供医疗护理服务的机构，如老年护理院、救护车等。

4. 医院感染与医源性感染　医院感染是指住院患者在医院内获得的感染，包括在住院期间发生的感染和在医院内获得出院后发生的感染，但不包括入院前已开始或者入院时已处于潜伏期的感染。医院工作人员在医院内获得的感染也属医院感染。广义地讲，医院感染的对象包括住院患者、医院工作人员、门急诊就诊患者、探视者和患者家属等，这些人在医院的区域里获得感染性疾病均可以称为医院感染，但由于就诊患者、探视者和患者家属在医院的时间短暂，获得感染的因素多而复杂，常难以确定感染是否来自医院，故实际上医院感染的对象主要是住院患者和医院工作人员。

医源性感染是指在医学服务中，因病原体传播引起的感染。

医院感染和医源性感染既有相同点，也有不同点，前者强调的是在医院这个场所发生的感染，后者所强调的是患者接受医疗服务过程中由病原体所致的感染。在医院感染中，感染发生的场所局限于有住院患者的医院，而在医源性感染中，场所包括了所有从事医学诊疗活动的医疗机构，如：门诊部（所）、社区卫生服务机构，等等。在对医院感染管理内涵的界定中，已包含了医院感染和医源性感染。

（二）医院感染学的概念

随着对医院感染这种特殊感染形式研究的深入，医院感染学成为一门新兴的交叉学科，并首先由中国的有关专家提出学科概念。医院感染学是研究在医院发生的一切感染的发生、发展和控制管理的一门学科。其专业范围是，研究医院感染病原体特征、研究医院感染流行病学特征、研究和评价医院感染各种控制措施、研究医院感染的临床特点和诊断方法、研究建立医院感染管理制度等。其相关学科包括基础医学、临床医学、预防医学、流行病学等。

（三）医院感染管理的概念

医院感染管理（hospital infection administration）就是针对在医疗、护理活动过程中不断出现的感染情况，运用有关的理论和方法，总结医院感染发生规律，并为减少医院感染而进行的有组织、有计划地控制活动。医院感染管理是医院管理中的重要组成部分。

二、医院感染管理发展简史

作为一种相对特殊状态的感染和疾病发生形式，医院感染是伴随着医院的产生和发展而产生和发展的。而从科学的角度来全面认识医院感染、认识预防医院感染重要性、对医院感染进行监控、管理以及进行与之相关的研究实践活动，则是随着医学科学的发展逐步开展起来的。以抗生素的发现和应用为标志，可将其分为抗生素前时代和抗生素（现代医学）时代。

（一）抗生素前时代

最初作为医疗场所的医院出现时，条件很差，传染病在其间暴发、流行，医院感染非常严重。在我国，对传染性疾病可以相互传染很早就有论述。《本草纲目》中有对患者穿过的衣服进行消毒的记载，但只是根据实践经验。近代医院开始于"文艺复兴"之后，医院成为社会医疗的主要形式，在医院发展的过程中，医院感染问题逐渐被认识。当时，交叉感染在医院里横行肆虐，患者遭受着巨大痛苦，造成了大量的死亡，而医务工作者最多只能看到一些现象，却不知所措。

19 世纪早期英国成立了"发热患者专科医院"（即传染病院），对发热患者进行隔离治疗，效果很明显。对于医院感染的研究开始于产褥热。霍尔慕士（Oliver Wendell Holmes）根据大量观察，采取了一些预防措施降低了产褥热的发生率，并于 1843 年在英国首先提出了自己的看法。之后，奥地利的 IF Semmelweiss（1818—1865）对产褥热进行了系统研究，为控制产褥热作出了很大贡献。1847 年他提出一项规定：所有做完尸检的医生或医学生，要在漂白粉溶液中刷洗手，直到手上的尸体味消失为止，这项措施收到了显著效果。Semmelweiss 的研究成果《产褥热的病原学观点和预防》于 1861 年发表，但尚未认识到疾病的发生是由于微生物在患者之间传播的结果。

在预防外科术后感染方面，Lister 作出了划时代的贡献。Lister 在寻找防止术后感染方法的探索中，指出术后切口化脓是微生物作用的结果，杀死微生物，感染可以得到控制和预防。其著名的外科无菌操作制度的论文于 1867 年发表。Halstead 首先在手术中使用了橡胶手套。外科无菌操作制度和橡胶手套一直沿用至今。之后，无菌术和消毒开始在医院中大量应用，卓有成效地降低了术后感染的发生率。

近代护理学创始人英国的南丁格尔（Florence Nightingale，1820—1910）强调医院卫生条件在减少患者死亡中的作用，建立了医院管理制度，加强护理，做好清洁卫生，采取隔离传染患者、病房通风等措施。她还建议建立病房护士应负责记录医院死亡病例和进行上报的制度。南丁格尔所做的工作开创了护士负责医院感染监测工作的先河。

在造成不同医院感染的各种危险因素的调查研究中，有两项工作值得一提。Simpson 证明了医院规模越大，截肢患者感染死亡率越高，医院感染发生的机会也越多。Cuthbert Dukes 提出了根据尿中白细胞数来判定尿路感染的诊断方法和标准。

（二）抗生素时代（现代医学时代）

1928 年英国弗莱明在实验中发现了青霉素。1940 年青霉素在英国应用于第一个患者，肯定了其疗效。之后投入市场大量使用，从此开始抗生素时代。其后一系列抗菌药物的发现，为预防和治疗各种感染症提供了有力的武器，一度缓解了医院感染问题，也一度削弱了对无菌技术的重视。抗生素长期使用的结果，细菌产生了耐药性，疗效降低，用药后仍继续发生感染。在寻找和使用新的抗生素的过程中，人们发现每种抗生素，无论开始应用时多么强有力，不久总有耐药菌株产生；实际上，几乎没有一种细菌对常用的抗生素不产生耐药性。在此期间，医院感染的菌株也发生显著变化。20 世纪 40 年代前的医院感染几乎都是革兰阳性球菌；进入 50 年代，人们发现革兰阳性球菌已对许多抗生素（如青霉素、链霉素等）具有耐药性；从 60 年代起革兰阳性球菌作为医院感染的主要病原地位逐渐下降，并被革兰阴性杆菌、肠球菌及其他菌所代替。人们还从耐药问题研究中发现，细菌的耐药质粒（plasmid）具有传递耐药性的功能，并因此形成特殊的医院耐药性菌株。

在现代阶段，对医院感染起到很大促进作用的就是 20 世纪 50 年代在欧美首先发生的耐甲氧西林金黄色葡萄球菌（MRSA）感染。这种感染很快席卷了全球，形成世界大流行。1958 年在美国疾病控制中心（CDC）召开了关于 MRSA 感染的学术会议。这次会议从微生物学和流行病学监测、控制措施到医院感染管理都建立了雏形，从此揭开了现代医院感染管理研究的序幕。广大医务人员再次把注意力转向无菌技术和其他各种措施上来，并且和抗生素治疗相结合来解决医院感染问题。

在 MRSA 医院感染得到控制后，免疫抑制剂应用和插入性操作等危险因素在医院感染中产生的巨大影响，也引起了人们的关注。在 20 世纪 70 年代后期免疫抑制剂出现后，使器官移植有了长足进展，但同时由于机体免疫功能受到严重抑制，条件致病菌引起各种感染，成为十分棘手的问题。为诊断和治疗目的而采用的各种插入性操作，如各种插管和内镜等，损伤了机体防御系统，增加了病原体的侵入途径，也就大大增加了医院感染的机会。此外，其他各种危险因素不同程度地影响着医院感染的变化特点。

为了全面地控制医院感染的发生，世界各国，首先是在西方发达国家开始有组织地开展医院感染监测活动。美国于 1963 年召开医院感染学术会议，建议用流行病学方法建立医院感染监测系统，并强调了对医护人员教育的重要性。20 世纪 60 年代末，CDC 组织了 8 所医院参加的医院感染监测试点，雇佣了专职的医院感染控制护士。取得基本经验后，于 1970 年召开了第一次医院感染国际会议，重点探讨医院感染监测的重要性。1974 年，美国疾病控制预防中心（CDC）主持开发了国家医院感染监测（NNIS）系统，以监测医院感染的发生及相关的危险因素和病原体。NNIS 系统一直致力于应用统一的医院感染病例的收集方法和感染率的计算方法，建立全国医院感染发生率的数据库，用于衡量医院内各专业科室及不同医院间医院感染水平。2005 年，美国 CDC 将 NNIS 系统与透析监测网（DSN）、国家医务人员监测网（NaSH）3 个监测系统进行整合，形成了国家医疗安全网（NHSN），参与医院感染监测的医疗机构也从 20 世纪 70 年代的 10 余所医院增加到 2007 年的 923 所。20 世纪 90 年代，法国、英国、德国、加拿大、澳大利亚等发达国家分别在美国之后建立了各自的医院感染监测系统，在医院感染的预防与控制工作中发挥了积极、有效的作用。

为了评价医院感染监测及干预措施对医院感染控制的效果，美国 1974 年开始"医院感染控制效果的研究（SENIC）"，该研究结果证实了医院感染监测本身就是一个有效的干预过程，不仅是降低医院感染发生率的过程，也是对临床及相关工作人员医院感染知识进行持续培训的过程。

全院医院感染监测在占用大量的时间和资源的同时，却无法对所有影响因素进行危险度分层或调整，不能实现医院、区域或国家间医院感染水平的比较。鉴于此，在已经了解全国医院感染发生率和危险因素的前提下，部分专家于 20 世纪 80 年代提出了选择性地进行全院综合性医院感染监测，部分医疗机构由于自身资源限制和监测重点等问题，不再进行全院综合性医院感染监测。1999 年，NNIS 系统取消了全院医院感染监测模块，将监测的重点转移到 ICU 和抗菌药物应用与耐药性（antimicroblal use and resistance）监测等目标监测上。

成立于 2000 年的 ICNet 公司组织研发的医院感染案例管理与监控软件，受到英国国民保健署（NHS）推荐，英国已有 80 多个医疗机构参与其中。该监控软件包括了患者基本信息、感染控制过程、感染病原体、疫情、感染控制医师信息、感染场所历史记录和手术切口部位监控，共 7 个模块。1995 年，德国在 NNIS 的基础上建立了第一个国家医院感染监测系统（KISS），包括 ICU、新生儿 ICU、手术患者及骨髓/造血干细胞移植患者 4 个监测内容，医疗机构自愿参与该系统。澳大利亚医院感染标准化监测（HISS）系统与医院信息系统建立了良好的连接，直接通过网络收集医院感染的资料，在实现实时监控的同时节省了大量人力资源。

近些年来，医院感染已成为全球医学界的研究课题，医院感染管理研究工作发展很快，管理研究队伍不断扩大。很多国家成立了相应的学会，如英国、日本的"医院感染学会"、美国的"医院感染工作者协会"、我国的"中国医院协会医院感染管理专业委员会"等。1958 年，美国的医院感染协会就建议每所医院均应设立感染管理委员会，并提出了其职能和成员职责等要求。不少国家成立有专门的管理研究机构，国际上有"国际医院感染联合会"、美国有"疾病控制中心"及"医院评审联合委员会（JCAH）"。它们制定了分析医院感染的各项原则，还拟定了医务人员操作规范和医疗保健机构的各种管理条例，采取有效措施来监测管理医院感染。很多国家在医学院校都开设了医院感染课，美国 JCAH 在 1985 年制定了"医院感染控制标准"，并把它列为评价医院的标准之一。不少国家出版了专著及杂志，如美国的《医院感染管理》《综合医院隔离技术的应用》《美国感染控制杂志》《感染控制》，英国的《医院感染杂志》，我国的《医院感染学》《现代医院感染学》《医院感染管理学》《中华医院感染学杂志》等。世界卫生组织非常关注医院感染问题，编印了有关预防医院感染的书籍，制定了《医院感染预防和监测指南》《医院感染检验方法指南》等，还推荐美国 CDC 的《医院感染的制定和分类标准》供各国参考，举办了许多培训班。世界患者安全联盟 2005—2006 年的安全目标：清洁的医疗是更安全的医疗（clean care is safer care）。其目的在于加强会员国对处理卫生保健相关感染问题的承诺。为实现这一目标，该行动在开展血液安全、注射和免疫接种安全、临床操作安全、安全饮水、卫生设施和废弃物处理行动的同时，推出新制定的《WHO 卫生保健中手部卫生准则（最新草案）》。

我国原卫生部于 2001 年颁布了新的《医院感染诊断标准》和《医院感染管理规范（试行）》。我国 2003 年突如其来的 SARS 疫情，众多医务人员在医疗活动中受到感染，甚至牺牲了生命，血的教训使人们对现代社会的传染病防治和医院感染预防与控制有了新的认识，国家加大了疾病预防与控制的投入，各级医院也增加了传染病的医疗救治力量投入，医院感染管理工作得到了应有的重视和新的发展机遇。相继出台了一系列法律、法规、规范、指南和标准，如：重新修订《中华人民共和国传染病防治法》，制定了《医疗废物管理条例》及其配套文件，发布了《内镜清洗消毒技术操作规范（2004 年版）》《抗菌药物临床应用指导原则》《公共卫生突发事件应急处理条例》《病原微生物实验室生物安全管理条例》。特别是 2006 年原卫生部发布施行《医院感染管理办法》，这是我国医院感染管理的一个纲领性文件。2009 年发布实施了《医院消毒供应中心管理规范》等 3 个规范、《医院隔离技术规范》《医院感染监测规范》《医务人员手卫生规范》等 6 项卫生行业标准和《医院感染暴发报告及处置管理规范》。2010 年又发布了《医疗机构血液透析室管理规范》。原卫生部还成立了医院感染管理标准委员会。各地相继成立了医院感染管理质量控制中心，在当地卫生行政部门的直接领导下，进行行业内部的管理与督导、检查工作；中国医院感染管理网站等多个网站、论坛的建立，信息技术在医院感染监测、预防、控制方面的应用，极大地提高了医院感染管理专兼职人员相互沟通和交流；当日卫生部"医院管理年"活动中，医院感染管理专家参与其中，提高了医院感染在医院管理中的重要地位，同时，加强对医院感染暴发事件的问责，2008 年的《医院管理评价指南》以及目前正在开展的医院等级评审内容中，医院感染管理均为其重要内容之一，促使医院管理者提高了对医院感染管理工作的重视和支持；各地根据国家法规、指南和标准等制定了本地的医院感染管理质量考核评价实施细则，给医院感染管理者及医务人员明晰的责任和检查标准，促进了医院感染管理知识的普及和防控措施的实施。我国医院感染管理事业的发展迎来了快速发展的大好时机，也使我国医院感染管理水平得到了很大的提升。

现代医学模式已由单纯生物医学模式转变为生物 - 心理 - 社会医学模式，从而使医院的医疗服务由个体扩大到群体，由生理扩大到心理，由单纯医疗服务扩大到预防、医疗、保健、康复等有机结合的综合医疗服务。医疗模式从医疗救治向预防转变，也促进了医院感染预防与控制的发展，但我们也要看到，医院感染管理具有复杂性和艰巨性，可以说有医院，就会有医院感染。在现代医学时代，在同医院感染作不懈斗争的过程中，必将能找到更新的方法，采用更有效的措施，控制医院感染，并使医院感染管理研究不断向前发展。

三、医院感染管理的意义

医院感染的发生可引起如下不良后果：

1. 医院感染会给患者增加痛苦　严重的医院感染常使患者原发疾病的治疗不能达到预期的疗效或完全失效，甚至产生难以治愈的后遗症或死亡，严重影响医疗质量。

2. 医院感染会延长住院时间，加重医疗护理工作的负担，影响床位周转使用，降低医疗工作效率　据解放军总医院 1994 年调查资料，医院外感染平均住院天数 22.50 天，医院内感染平均住院天数 54.42 天，后者比前者长 31.92 天。

3. 医院感染会增加个人及国家的经济负担，造成卫生资源的浪费　据解放军总医院 1994 年调查资料，全年出院人数 16 797 人。若医院感染按 10% 计算，则应有 1 680 人；每人多住院 31.92 天，则长达 53 625 天；按平均住院天数计算，全年少收 2 271 人；按每天住院收费 128 元计算，则多收费 686.4 万元。

4. 医院感染也是妨碍许多现代先进技术的应用和进一步发展的重要原因　有一个显而易见的现象是，医院感染易发生在施行多种现代先进技术检查和治疗的患者中。目前，心、肺、肝等大脏器的移植手术不能广泛应用发展，不是由于手术的技术水平不高，重要的是因为医院感染的困扰，往往因为并发医院感染而使移植手术失败。

5. 医院感染会造成医院经济损失和影响医院的社会形象和信誉　医院感染监测、控制、管理水平是衡量一个医院管理水平、技术水平和整体形象的标志，医院感染的发生，特别是医院感染暴发事件的发生会给医院带来严重的后果，影响医院在社会的形象和信誉，会造成大量患者流失，甚至造成医院领导的问责。2009 年以来，原卫生部公布的医院感染暴发事件均进行了问责，发生医院感染暴发的医院领导均被撤职、处分。

6. 医院感染会使医院蒙受巨大的经济损失　美国联邦医疗保险与医疗救助服务中心 2008 年 10 月开始，拒绝支付部分医院感染造成的费用支出，即在出院的患者中，如果出现插管相关尿路感染、血管插管相关感染、手术部位感染、冠状动脉搭桥术后的纵隔炎等所造成的费用被拒绝支付。这是迄今最具有冲击力的政策改变，也是医院感染与经济效益最直接的关联事例。医院不能收回为患者感染进行治疗的费用，就意味着医院自己来支付患者这方面的费用。我国原卫生部正在大力推行临床路径和单病种付费，未来我国医院也将面临患者部分感染治疗费用收不回来的问题。

因此，加强医院感染管理，提高医务人员预防医院感染的意识，在医疗实践中通过一系列制度和措施的落实和执行。降低医院感染发生率，对于提高医疗质量，减少不必要的医疗护理负担，节约卫生经费，确保医疗安全，促进医学的发展都有着极为重要的作用。

四、医院感染的分类

医院感染可按病原体来源、感染部位、感染的病原体种类等方法进行分类。

（一）按病原体来源分类

医院感染按其病原体来源分类，可分为内源性医院感染和外源性医院感染两大类。

1. 内源性医院感染　内源性医院感染（endogenous nosocomial infection）也称自身医院感染（autogenous nosocomial infection），是指在医院内由于各种原因，患者遭受其本身固有细菌侵袭而发生的感染。

病原体来自患者自身的体内或体表，大多数为在人体定植、寄生的正常菌群，在正常情况下对人体无感染力，并不致病；当它们与人体之间的平衡在一定条件下被打破时，就成为条件致病菌，而造成各种内源性感染。一般有下列几种情况：①寄居部位的改变：例如大肠杆菌离开肠道进入泌尿道，或手术时通过切口进入腹腔、血流等。②宿主的局部或全身免疫功能下降：局部者如行扁桃体摘除术后，寄居的甲型链球菌可经血流使原有心瓣膜畸形者引起亚急性细菌性心内膜炎。全身如应用大量肾上腺皮质激素、抗肿瘤药物、放射治疗等，可造成全身性免疫功能降低，一些正常菌群可引起自身感染而出现各种疾病，有的甚至导致败血症而死亡。③菌群失调：是机体某个部位正常菌群中各菌种间的比例发生较大幅度变化超出正常范围的现象。由此导致的一系列临床表现，称为菌群失调症或菌群交替症。④二重感染（super infection）：即在抗菌药物治疗原有感染性疾病过程中产生的一种新感染。长期应用广谱抗生素后，体内正常菌群因受到不同抑菌作用而发生平衡上的变化，未被抑制者或外来耐药菌乘机大量繁殖而致病。引起二重感染的细菌以金黄色葡萄球菌、革兰阴性杆菌和白色念珠菌等为多见。临床表现为消化道感染（鹅口疮、肠炎等）、肺炎、尿路感染或败血症等。若发生二重感染，除停用原来抗生素外，对检材培养过程中过多繁殖的菌类须进行药敏试验，以选用合适药物。同时要采取扶植正常菌群措施。

2. 外源性医院感染　外源性医院感染（exogenous nosocomial infection）也称交叉感染（cross infection），是指患者遭受医院内非本人自身存在的各种病原体侵袭而发生的感染。

这种感染包括从患者到患者、从患者到医院职工和从医院职工到患者的直接感染，或通过物品对人体的间接感染。病原体来自患者身体以外的地方，如其他患者、外环境等。因此，所谓医院内的环境感染，亦应属于外源性感染。①患者：大部分感染是通过人与人之间的传播。患者在疾病的潜伏期一直到病后一段恢复期内，都有可能将病原体传播给周围他人。若能对患者及早作出诊断并采取治疗措施，是控制和消灭传染源的一项根本措施。②带菌者：有些健康人可携带某病原菌但不产生临床症状，也有些传染病患者恢复后，在一定时间内仍可继续排菌。这些健康带菌者和恢复期带菌者是很重要的传染源，因其不出现临床症状，不易被人们察觉，故危害性有时甚于患者。脑膜炎球菌、白喉杆菌等可有健康带菌者，伤寒杆菌、痢疾杆菌等可有恢复期带菌者。

（二）按感染部位分类

根据医院感染发生的部位，可分为以下各类（详见《医院感染诊断标准》）：呼吸系统感染、心血管系统感染、血液系统感染、腹部和消化系统感染、中枢神经系统感染、泌尿系统感染、手术部位感染、皮肤和软组织感染、骨关节感染、生殖道感染、口腔感染、其他部位感染。

（三）按感染的病原体种类分类

病原体包括细菌（革兰阴性杆菌、革兰阳性球菌等）、真菌、病毒、支原体、衣原体、立克次体、放线菌、螺旋体等8类医学微生物，还包括寄生虫、藻类等。根据感染的病原体不同，而将医院感染分为不同的类别。

五、医院感染的诊断与防治

（一）医院感染诊断

1. 医院感染诊断步骤

（1）由医护人员依靠临床资料、实验室检查结果及各种专业诊断指标来判断为感染：临床资料包括直接观察感染部位及患者的体征、症状或通过检查病案而得出结论；实验室检查包括病原体的直接检查、分离培养及抗原抗体的检测；其他还包括X线、B超、CT扫描、MRI、内镜、组织活检和针刺抽吸物检查等。

（2）按医院感染的诊断标准判定是否属于医院感染。

2. 诊断原则　医院感染按临床诊断报告，力求作出病原学诊断。下列情况属于医院感染：

（1）无明确潜伏期的感染，规定入院48小时后发生的感染为医院感染；有明确潜伏期的感染，自入院时起超过平均潜伏期后发生的感染为医院感染。

（2）本次感染直接与上次住院有关。

（3）在原有感染基础上出现其他部位新的感染（除外脓毒血症迁徙灶），或在原感染已知病原体基础上又分离出新的病原体（排除污染和原来的混合感染）的感染。

（4）新生儿在分娩过程中和产后获得的感染。

（5）由于诊疗措施激活的潜在性感染，如疱疹病毒、结核杆菌等的感染。

（6）医务人员在医院工作期间获得的感染。

注：在免疫力低下的患者中可先后发生多部位或多系统的医院感染，在计算感染次数时，应分别计算。例如：肺部感染或尿路感染同时或先后发生时，应算作两次。

下列情况不属于医院感染：

（1）皮肤黏膜开放性伤口只有细菌定植而无炎症表现。

（2）由于创伤或非生物性因子刺激而产生的炎症表现。

（3）新生儿经胎盘获得（出生后48小时内发病）的感染，如单纯疱疹、弓形虫病、水痘等。

（4）患者原有的慢性感染在医院内急性发作。

（二）引起医院感染的因素

经过大量临床调查与分析证实，引起医院感染的主要因素有三个方面，即：易感人群自身因素、病原体因素和媒介因素。三方面的因素相互作用，而使医院感染呈现出不同的情况。

1. 易感人群因素　包括年龄、基础疾病、皮肤黏膜防御功能破坏、免疫功能低下、正常菌群防御功能破坏等因素。

2. 病原体因素　包括病原体种类（细菌、真菌、病毒、支原体、衣原体、立克次体、放线菌、螺旋体等）、病原体耐药性、特殊致病因子等。

3. 媒介因素　包括介入性器械污染程度、无菌操作制度执行情况、清洗消毒灭菌质量控制程度、抗菌药物使用情况等。

（三）医院感染的防治系统

1. 医院感染的预防系统　医院感染的预防系统主要有三个子系统：医院感染监测、管理、控制子系统。三者互相联系，互相制约，缺一不可。通过对医院感染诸环节的监测，了解掌握情况；只有情况清楚，才能做出正确的决策，制定有效的管理措施；决策正确，控制才会有的放矢，收到成效。控制措施实行后，其效果又通过监测来进行评价，为管理提供依据，以便采取有效的控制，持续改进。如此循环，组成一个封闭的回路，形成自律性的规律，从而使感染监控工作水平逐步提高。

医院感染监测、管理、控制三个子系统又有其要素和环节。这些要素和环节已有其所依据的理论基础和技术手段，并有不同实施方法。

2. 医院感染治疗系统　医院感染治疗系统包括病原微生物、抗感染药物和机体三个子系统，治疗过程中这三者及其各环节的相关性要全面考虑。病原微生物是引起医院感染的根本因素，不同种类微生物对人体的致病性和对抗感染药物敏感性不同；机体抵抗力不同对不同病原微生物防御性和对抗感染药物耐受性不同；抗感染药物的种类、用药剂量等的不同，对病原微生物和机体均有不同作用。在治疗医院感染过程中，三者形成一个封闭的系统，并形成自律性的规律，使感染治疗水平不断提高。

六、医院感染管理组织与工作内容

（一）医院感染管理体系的建立与运行

1. 医院感染管理体系的建立　医院感染管理不仅贯穿于医疗、护理活动的全过程，而且涉及医院管理的诸多方面，并且与全体医护人员、科研技术及后勤人员密切相系，也涉及临床医学、微生物学、流行病学、卫生学、护理学、建筑学等多学科，任务十分艰巨，因此建立健全完整的医院感染管理体系是做好医院感染管理工作首要的组织措施。

2. 医院感染管理体系的运行　借鉴管理学的理论和医院质量管理的实践经验，将医院感染管理纳入医院管理大体系之中，其体系运行必然也符合质量管理的过程，采取相似的流程和方法，工作流程也必须在 PDCA 循环中进行。医院感染管理职能同样体现在计划、组织与协调、控制、指导和教育、学习和提高等方面。①进行全院医院感染管理的规划，明确组织机构与领导作用、制定详细的管理计划。②利用各种手段，加大预防医院感染宣传力度，努力做到人人皆知，全员参与。③各负其责，分工合作。医院感染管理工作涉及全院各个部门，要求各部门明确职责，针对存在问题，要在调查研究的基础上，相关部门共同研究，避免关键环节的推诿现象。④建立完善的监测系统，必须有专职人员负责定期的监测工作，对存在问题提出改进意见，并进行信息反馈。⑤医院应根据实际情况，每年有计划的解决 1~2 项关键性的医院感染问题，专业人员应发挥骨干作用。⑥实施奖惩制度。

（二）医院感染管理委员会

1. 住院床位总数　住院床位总数在 100 张以上的医院应当设立医院感染管理委员会和独立的医院感染管理部门。住院床位总数在 100 张以下的医院应当指定分管医院感染管理工作的部门。

医院感染管理委员会由医院感染管理部门、医务部门、护理部门、临床科室、消毒供应室、手术室、临床检验部门、药事管理部门、设备管理部门、后勤管理部门及其他有关部门的主要负责人组成，主任委员由医院院长或者主管医疗工作的副院长担任。

2. 医院感染管理委员会的职责是

（1）认真贯彻医院感染管理方面的法律法规及技术规范、标准，制定本医院预防和控制医院感染的规章制度、医院感染诊断标准并监督实施。

（2）根据预防医院感染和卫生学要求，对本医院的建筑设计、重点科室建设的基本标准、基本设施和工作流程进行审查并提出意见。

（3）研究并确定本医院的医院感染管理工作计划，并对计划的实施进行考核和评价。

（4）研究并确定本医院的医院感染重点部门、重点环节、重点流程、危险因素以及采取的干预措施，明确各有关部门、人员在预防和控制医院感染工作中的责任。

（5）研究并制定本医院发生医院感染暴发及出现不明原因传染性疾病或者特殊病原体感染病例等事件时的控制预案。

（6）建立会议制度，定期研究、协调和解决有关医院感染管理方面的问题。

（7）根据本医院病原体特点和耐药现状，配合药事管理委员会提出合理使用抗菌药物的指导意见。

（8）其他有关医院感染管理的重要事宜。

（三）医院感染管理科

1. 医院感染管理科及专职人员的设置　医院感染管理部门、分管部门及医院感染管理专（兼）职人员具体负责医院感染预防与控制方面的管理和业务工作。医院感染管理科在医院领导或医务部（处）领导下开展工作，是具有管理和业务的职能科室，承担全院医院感染控制的技术指导、管理与监督工作。医院应按每200~250张实际使用病床，配备1名医院感染管理专职人员。

2. 医院感染管理部门的主要职责

（1）对有关预防和控制医院感染管理规章制度的落实情况进行检查和指导。

（2）对医院感染及其相关危险因素进行监测、分析和反馈，针对问题提出控制措施并指导实施。

（3）对医院感染发生状况进行调查、统计分析，并向医院感染管理委员会或者医疗机构负责人报告。

（4）对医院的清洁、消毒灭菌与隔离、无菌操作技术、医疗废物管理等工作提供指导。

（5）对传染病的医院感染控制工作提供指导。

（6）对医务人员有关预防医院感染的职业卫生安全防护工作提供指导。

（7）对医院感染暴发事件进行报告和调查分析，提出控制措施并协调、组织有关部门进行处理。

（8）对医务人员进行预防和控制医院感染的培训工作。

（9）参与抗菌药物临床应用的管理工作。

（10）对消毒药械和一次性使用医疗器械、器具的相关证明进行审核。

（11）组织开展医院感染预防与控制方面的科研工作。

（12）完成医院感染管理委员会或者医疗机构负责人交办的其他工作。

（四）科室医院感染管理小组

1. 科室医院感染管理小组的组成　由科室主任、护士长及兼职监控医师（或有关科室的药师、技师）和护士组成。

2. 科室医院感染管理小组的工作内容

（1）根据医院感染管理规章制度，制定本科室相关的医院感染管理措施，并组织实施。

（2）对医院感染病例和法定传染病按有关要求登记、报告；发现医院感染流行、暴发趋势时应立即向医院感染管理科报告。

（3）按要求对疑似或确诊医院感染病例留取临床标本，及时送病原学检查和药敏试验。

（4）制定本科室抗感染药物使用方案，组织开展个体化治疗，监督检查本科室抗感染药物使用情况。

（5）组织和参加预防医院感染知识的培训。

（6）严格监督执行无菌操作技术、消毒隔离制度。

（7）开展预防医院感染健康教育，做好对卫生员、配膳员、患者、陪住、探视者的管理工作。

（五）医院各部门医院感染管理工作内容

1. 医务部门的工作内容

（1）协助组织医师和医技部门的人员进行预防医院感染知识的培训。

（2）贯彻医院感染管理制度，督促医师和有关人员严格执行无菌技术操作规程、抗感染药物应用的管理制度等。

（3）发生医院感染流行或暴发趋势时，负责协调各科的关系，组织和处理有关问题。

2. 护理部门的工作内容

（1）办助组织对全院护理人员进行预防医院感染知识的培训。

（2）贯彻执行医院感染管理的有关规章制度，监督检查有关人员对无菌操作、消毒、灭菌、隔离、一次性使用无菌医疗用品管理等制度的执行情况。

（3）发生医院感染流行或暴发趋势时，协助医院感染管理科调查和整顿。

3. 药剂部门的工作内容

（1）贯彻和督促医师和有关人员严格执行抗感染药物应用的管理制度和应用原则。

（2）对本院抗感染药物的应用定期总结、分析和通报。

（3）及时为临床医师提供抗感染药物信息。

4. 检验部门的工作内容

（1）负责医院感染控制的病原体检验工作。

（2）开展医院感染病原微生物耐药性监测，定期总结、分析有关情况，并向有关部门通报。

（3）发生医院感染流行或暴发时，承担相关检测工作。

（4）发现特殊病原体感染，或同一医疗护理单元某种病原体感染突然增多，应及时向医院感染管理科报告。

5. 医务人员在医院感染管理中的工作内容

（1）严格执行无菌技术操作规程等各项医院感染管理规章制度。

（2）掌握抗感染药物临床合理应用原则，合理应用抗感染药物。

（3）掌握医院感染诊断标准，熟练处理本专科医院感染性疾病。

（4）发现医院感染病例，及时送病原学检验及药敏试验，并向科室医院感染管理小组报告；发生医院感染流行趋势时，及时报告感染管理科，并协助调查和处理。

（5）参加预防医院感染知识的培训。

（6）掌握自我防护知识，正确进行各项技术操作，工作中预防锐器刺伤。

（7）对患者进行医院感染知识教育和指导。

七、医院感染管理的教育培训

随着现代医学科学的发展，引起医院感染发生的因素越来越多。首先，抗生素的滥用造成了大量的耐药菌株，直接导致了感染的发生。其次，近年来大量新技术、新疗法引进医院，各种监护仪、导管、插管、内镜等侵入性操作大大增加了患者感染的机会。再次，器官移植、免疫失衡性疾病治疗、肿瘤的化疗放疗等，都使患者机体抵抗微生物的能力减弱，使感染的发生率大大增加。最后，也是最主要的原因，就是医院管理者、医院各级各类医务工作者，对医院感染的认识水平、知识能力不能适应控制和降低医院感染的要求。因此，加强医院感染管理知识和技术的培训，特别是医院感染专业人员的培训，显得尤为重要，更是搞好医院感染管理的重要前提和保证。

（一）基本要求

医院感染专业教育培训应作为医学教育和继续医学教育工作的内容，制定切实可行的培训目标和计划，健全制度，完善考核措施，建立培训档案。采用举办各类学习班、讲座、知识问答、医院感染管理简讯等不同形式，对各类人员采取有针对性地培训，及时总结经验和方法，做到全员培训与骨干培训相结合。不断强化全体工作人员对预防医院感染的认识与相关知识的学习，把医院感染的预防和控制工作始终贯穿于医疗活动中，从而提高全体工作人员对医院感染的防范意识，增强责任心，共同参与，减少医院感染的发生，提高医疗护理质量。

医务部、护理部和医院感染管理科应组织本单位各类人员（包括医务人员、新参加工作的人员、实习、进修人员、工勤及相关人员）的在职培训。每年医院感染专业培训率应达到95%。医院感染专业知识考试合格率应达到90%。

（二）培训时间

各级各类人员医院感染专业知识培训时间分别如下：

（1）院、部（处）领导等行政管理人员每年在职培训至少3学时。

（2）医院感染管理专职人员每年在职培训至少15学时。

（3）各类医务人员（特别是科室主任、高级技术职称人员）每年在职培训至少6学时。

（4）新上岗工作人员及进修生、实习生岗前培训时间至少3学时，经考试合格后方能上岗。

（5）后勤及相关人员岗前培训时间至少2学时，经考试合格后方能上岗。

（三）培训内容

1. 医院各类人员的共同培训内容

（1）国家有关医院感染管理的法律、法规、规范、制度和标准等，职业道德规范。

（2）预防和控制医院感染的目的、意义。

（3）手部卫生，环境卫生学，医院废弃物管理，锐器伤及其所致血液、体液传播疾病的预防，职业暴露与防护要求。

2. 各类人员的培训基本内容　根据人员知识结构和工作职责，管理人员、医师、护士、检验人员应有所侧重。

（1）行政管理人员的培训基本内容：①国家有关医院感染管理的法律、法规、规章、制度和标准等；手部卫生、消毒隔离防护的基本知识。②医院感染管理工作的新方法和新理论。③本院、本管辖范围的医院感染管理程序、要点，相关管理知识与方法。

（2）医院感染管理专职人员的教育与培训：医院感染专业人员是医院内预防与控制医院感染的决策和实施主体。他们负责制定本院医院感染管理工作计划；负责制定本医院各项有关医院感染管理的规章制度，并检查指导落实情况；进行业务指导、提供技术咨询等。医院感染专业人员应当具备良好的职业道德，扎实的专业知识，较强的管理能力，敏锐观察问题、发现问题的能力，以及科学地解决问题的能力。医院管理专业人员素质的高低，直接关系到医院感染管理工作开展的好坏。因此，开展医院感染专业人员的教育，提高医院感染专业人员的素质，是确保医疗安全和医疗质量的基础，对发展医院感染管理这门学科具有不可忽视的作用。

医院应当建立医院感染专业人员岗位规范化培训，上岗前接受医院感染专业课程培训并取得相应的学分，经考核合格后方可从事医院感染管理工作；并加强继续教育，提高医院感染专业人员的业务技术水平和管理水平，制订长远的医院感染专业知识和管理知识教育目标和计划，按照医院感染专业人员岗位职责分期分批地进行培训。通过建立规范化培训课程与教材使医院感染的教育达到制度化、规范化。同时，医学院校应逐步开设医院感染方面的课程的教育，为医院感染培训一流的专业人才。在加强培训的基础上，定期对专业人员进行医院感染知识的考核尤为重要，要建立专业人员医院感染知识考试和考核档案，将医院感染理论知识和实际操作技能的考试和考核纳入专业人员的岗位资格和晋升考评之中，以加强考核力度，促进专职人员医院感染知识的提高。随着我国医院感染工作的深入开展，医院感染培训必须向更高层次方向发展，使专业人员掌握医院感染的发生基础、发病规律和临床特点，不断更新知识，能够科学有效地进行医院感染的监测、控制、管理，成为医院感染管理的主导者和专家，充分调动大家的积极性，将医院感染管理的意识贯穿到临床工作的每一个环节中。

基本内容：①国家与医院感染相关的标准与法律、法规。②医院感染管理的新进展、医院管理学知识和方法。③医院感染的发病机制、临床表现、诊断与鉴别诊断方法、治疗与预防措施，了解医院感染的发生、发展及转归，掌握对医院感染性疾病的正确评估，并能对在治疗中发生的医院感染性疾病患者的预后进行综合性评价。④医院各科室和部门医院感染的特点、管理要点及控制措施。⑤掌握手卫生知识、无菌操作技术方法和消毒隔离防护知识和技能。⑥医院感染暴发、流行的预防与控制，医院感染监测方法。⑦抗感染药物学与感染病学的主要内容，医学微生物学、分子生物学、临床疾病学、流行病学、统计学、传染病学、药学（抗菌药物）的有关内容。⑧医院感染管理的科研设计与方法。⑨医院建筑卫生学的有关内容。

（3）医师医院感染知识的教育培训：预防和控制医院感染知识是一个合格的临床医师所必须掌握的基础知识，是一个高素质的临床医护人员必须具备的基本要素。医院应当组织进行对医师（本院医师、进修医师、实习生等）预防和控制医院感染知识的培训，达到相应学时，合格后方能上岗，培训记录可作为职称晋升参考。通过培训，医务人员能够重点掌握无菌技术操作规程、医院感染诊断标准、抗菌药物合理应用与耐药菌的防治、消毒药械正确使用、医院感染的流行病学、医院感染的预防与控制方法和综合防控措施、手部卫生和职业卫生安全防护等知识，以及医院和科室的医院感染防控特点、变化趋势和防控措施。能够在工作中落实医院感染管理规章制度、工作规范和技术要求，并能在预防和控制医院感染中发挥积极作用。

（4）护士医院感染知识的教育培训：对护士定期进行预防和控制医院感染知识的教育培训极为重要，尤其是对新上岗的护士应将预防和控制医院感染知识教育作为岗前教育的一项重要内容。开展继续教育除加强基础知识学习外，还应增加医院感染新知识、新技术以及医院感染监测等知识。护士培训的主要内容有医院感染诊断标准、医院感染的流行病学、医院感染与护理管理、职业卫生安全防护、医务人员手卫生、医院感染的隔离技术、消毒与灭菌技术，重点科室的医院感染预防与管理，各种消毒、灭菌剂的正确应用，医院环境微生物学监测标准、空气、物体表面、手的采样方法，标本的采集、运送，侵入性操作相关医院感染的预防，一次性使用无菌医疗用品的管理，抗感染药物的合理给药与不良反应和本专科常见医院感染的预防与控制措施等。

（5）医技人员的培训：①本科室医院感染的特点与控制。②消毒隔离防护基本原理和技能，手部卫生知识。③本科室仪器设备、器械用品的消毒、灭菌方法及操作防护。④侵入性操作相关医院感染的预防。⑤检验科临床微生物人员还应学习临床微生物学（包括细菌培养、药敏试验和相应药物选择）与医院感染管理相关知识。⑥药剂科人员还应学习抗感染药物的管理与合理应用、作用机制与不良反应。

（6）后勤人员的培训：①各后勤部门人员都应掌握的内容：消毒隔离防护基本知识，消毒剂的选用，洗手知识；医院各类物体表面的消毒方法；医院废弃物的分类、运输、储存与处理。②污水站人员应掌握的内容：医院污水消毒处理的规定。③垃圾站工作人员应掌握的内容：医院污物消毒处理的规定和职业防护知识，医疗废物处理程序和应急处理方案。④太平间工作人员应掌握的内容：太平间消毒的规定。⑤食堂工作人员应掌握的内容：餐具和卫生洁具的消毒、餐饮人员个人卫生等有关规定。⑥洗衣房工作人员应掌握的内容：洗衣房消毒的规定。⑦卫生（保洁）员应掌握的内容：消毒隔离基本知识，相关消毒药械的正确使用，卫生清洁程序和方法，医疗废物的分类管理等。

（7）患者、陪住、探视家属的培训：采用宣传栏、科普书、张贴画、知识卡和入院须知等形式对他们进行预防和控制医院感染的宣传教育，增强清洁、卫生观念，配合落实医院消毒隔离制度、探视及陪住制度，规范他们在医院的行为，监督医护人员落实医院感染预防与控制措施。

（杨　婷）

第二节　医院感染的监测

一、医院感染监测概述

（一）医院感染监测定义

医院感染监测（nosocomial infection surveillance）是指长期、系统、连续地收集、分析医院感染在一定人群中的发生、分布及其影响因素，并将监测结果报送和反馈给有关部门和科室，为医院感染的预防、控制和管理提供科学依据。

医院感染监测主要目的主要有：①降低医院感染率，减少获得医院感染的危险因素。②建立医院的医院感染发病率基线，确定各自医院的医院感染流行基线。90% ~95%的医院感染都是散发的，因此监测的主要目的除及时发现流行或暴发流行的趋势外，就是降低医院感染散发率。绝大多数医院报告他们的医院感染散发基线都是来自于监测。③发现暴发流行，一旦确定散发基线，可以据此判断暴发流行。5%~10%的医院感染属暴发流行。需要注意的是局部暴发流行更多是依靠临床和微生物实验室的资料，而不是常规监测。④利用调查资料说服医务人员遵守医院感染控制规范与指南，用调查事实说话，用自己医院的监测资料说话，可以使医务人员易于接受推荐的预防措施，降低医院感染率。⑤评价控制效果。只有通过持续的监测，才能判断控制措施的效果。⑥调整和修改感染控制规范。⑦防止缺乏经过证据支持的医院感染控制措施，评价干预措施在医院感染控制方面的效果。⑧进行不同医院间医院感染率和感染控制效果的比较。

医院感染监测是预防和控制医院感染的基础，是医院感染控制专职人员的"眼睛"，实施有效的监测就是全面地、立体地、动态地分析和掌握医院感染的发生、发展和结局，及时准确掌握第一手资料并随机开展前瞻性的预警预测和危险性评估，为实施有效干预提供科学的依据。"良好的监测工作虽然不是保证做出正确决定的必要条件，但可减少做出错误决定的机会"。感染监测是否有效，直接关系到医院感染的变化。

（二）全面综合性监测和目标性监测

医院感染监测分为全面综合性监测和目标性监测，全面综合性监测是连续不断地对医院所有单位、所有患者和医务人员的所有感染部位及其有关因素进行综合性的监测，此种监测方法的费用高、劳动强度大，近年来已不提倡，而目标性监测，省时省力，目标明确，事半功倍。

目标性监测是针对高危人群、高发感染部位等开展的医院感染及其危险因素的监测，如手术部位感染的监测，成人及儿童重症监护病房（ICU）医院感染监测，新生儿病房医院感染监测，细菌耐药性监测等。也就是在综合性监测的基础上，对高危科室、高危人群、高危因素等有目的、有重点、有计划地开展相关目标监测监控和跟踪干预，逐步形成和健全目标监控管理新模式，加强临床微生物实验室与感染监控部门的密切联系，有效地控制医院感染的发生，提高医疗质量和确保医疗安全。

我国《医院感染监测规范》中规定，医院应按以下要求开展医院感染监测：①新建或未开展过医院感染监测的医院，应先开展全院综合性监测。监测时间应不少于2年。②已经开展2年以上全院综合性监测的医院应开展目标性监测，目标性监测持续时间应连续6个月以上。③医院感染患病率调查应每年至少开展一次。

（三）国内外医院感染监测的特点和结果

2005年世界卫生组织（WHO）资助了14个国家的55所医院开展现患调查，这些医院代表了4个WHO区域（欧洲、东地中海、东南亚和西太平洋），结果表明平均8.7%的住院患者发生了医院感染。全世界有1 400多万人获得医院感染并发症。据报道，医院感染发生率最高的是东地中海和东南亚区域的医院（分别为11.8%和10.0%），欧洲和西太平洋区域分别为7.7%和9.0%。2001年我国193所医院的现患率调查报告，大多数医院的医院感染现患率在6%~8%。2003年医院感染监测网现患率报告：共监测107 496位患者，其中发现医院感染人次5 614人次（5.22%），6 001例次（5.58%）。美国每年有约200万人发生医院感染，造成近10万人死亡，经济负担每年达45~60亿美元；英国每年至少有10万人发生医院感染，导致5 000人死亡，经济负担每年达10亿英镑。中国医院感染发生率6%~8%，每年400多万人感染；经济损失近200亿元人民币。

美国自1970年，建立全国医院感染监测系统（NNIS系统），包括全面监测、ICU感染监测、手术部位感染监测、高危护理单元监测，2005年改为NHSN（National Healthcare Safety Network），由全面监测转为全部目标性监测，主要包括器械相关感染监测模块（呼吸机相关肺炎、插管相关血流感染、透析相关感染）、药物相关感染监测模块（抗菌药物使用及耐药菌）、操作相关感染监测模块（手术部位感染、手术后肺炎）。美国目前已有50个州2 100所医院加入了监测系统，并有20个州使用NHSN网络，公开医院感染数据。通过NHSN系统的监测，使美国医院的医院感染率有明显下降，血流感染下降18%~66%，肺炎下降38%~55%，尿路感染下降17%~69%，手术部位感染下降26%~54%。

欧洲各国结合自身实际也建立了医院感染监测网，如德国的 KISS（Krankenhaus Infections Surveillance System，KISS）、英格兰的 NINSS（Nosocomial Infection National Surveillance Scheme，NINSS）等。我国医院感染监控系统每年监测住院患者约 140 万人，如果按每年住院患者 5 000 万人计算，约有 2.8% 的住院患者处于监测状态。

（四）医院感染的危险因素监测

随着医疗技术的不断发展，大量介入性诊断、治疗技术普遍应用于临床，放疗、化疗以及抗菌药物广泛应用，加之疾病谱的变化和人口老龄化程度的不断提高，使得导致医院感染传播的三个主要环节，即感染源、传播途径和易感人群等方面都发生了很大改变。医疗机构应通过调查与监测，发现引起医院感染的主要危险因素，并采取有针对性的措施，以提高医院感染预防与控制的效果。

（1）在病原体方面，医院感染病原体日趋复杂、多样。原已被控制的一些传染病存在死灰复燃、卷土重来的可能，新发传染病的陆续出现，医院内耐药菌和多重耐药菌的不断增加，使得医院感染的问题愈来愈突出，管理的难度逐步加大。引起各种传染病的病原体均可引起医院感染中的外源性感染，如：可致暴发的鼠伤寒、乙型肝炎病毒等血源性感染疾病、传染性非典型肺炎（SARS）、人感染高致病禽流感（H_5N_1）、甲型 H_1N_1 流感等呼吸道传播疾病等等。但传染病病原体不是导致医院感染发生的主要病原体，医院感染的病原体 90% 为条件致病菌，可以引起外源性感染或内源性感染。如：军团菌通过空调机、水塔、淋浴喷头产生的气溶胶而引起呼吸道感染；凝固酶阴性葡萄球菌产生黏质，加强了对塑料和光滑表面的黏附力，成为人工置入物感染的常见菌株；由于抗菌药物的滥用，耐甲氧西林金黄色葡萄球菌（MRSA）已占医院金黄色葡萄球菌的 40%～60%。

（2）在易感人群方面，患者的易感性主要包括年龄、免疫功能低下、所患的基础疾病、皮肤黏膜防御功能破坏、正常菌群防御功能破坏及所应用的诊疗方法。患者对感染的抵抗力与年龄有关，婴幼儿和老年人的抵抗力明显较低；患有慢性疾病者，如：恶性肿瘤、白血病、糖尿病、肾功能衰竭，等等，易于受到条件致病菌的感染；使用免疫抑制剂或者放射治疗也可以降低患者的抵抗力；人的皮肤或者黏膜发生损伤而破坏了自然屏障机制以及营养不良也是发生感染的危险因素；大量、长期使用抗菌药物可造成患者正常菌群失调，损伤正常菌群的定殖能力，削弱了抵抗感染的生物屏障作用，促进了耐药菌株的产生、繁殖和致病。

（3）在感染途径方面，大多数病原体的传播依赖于环境中媒介物的携带和传递，侵入人体的某一部位进行定植而造成感染。在医院中，外源性微生物传播给宿主的方式通常可分为接触传播、飞沫传播、空气传播、共同媒介传播、生物媒介传播等。介入诊疗技术的发展和广泛应用，如：内镜检查、活检、导管技术、机械通气以及手术等，增加了感染的危险性，污染的物品或者材料直接进入人体组织或者器官也可以引起感染。

（五）医院感染监测指标

1. 医院感染发病率（incidence rate）

医院感染（例次）发病率 =（同期新发医院感染病理数/观察期间危险人群人数）×100%

观察期间危险人群人数以同期出院人数代替。

日医院感染（例次）发病率 =（观察期间内医院感染新发病例数/观察期间危险人群人数）× 1 000‰

2. 医院感染率（infection rate） 医院感染率为最常用的衡量指标，是指每 100 名入院患者或转归患者发生医院感染的频率，通常具有地点特殊性，如血源性医院感染率。

医院感染率 =（医院感染病例数/入院病例或转归病例数）×100%

3. 医院感染现患率（prevalence rate）和实查率

医院感染患病率 =（同期存在的新旧医院感染数/观察期间实际调查的住院患者人数）×100%

实查率 =（实际调查的新旧医院感染例数/观察期间实际调查的住院患者人数）×100%

现患率调查是为衡量所有当前的医院感染，在大的高危人群调查中很有用。

4. 手术部位感染监测指标

1）手术部位感染发病率

手术部位感染发病率 =（指定时间内某种手术患者的手术部位感染数/指定时间内某种手术患者数）×100%

2）不同危险指数手术部位感染发病率

某危险指数手术部位感染发病率 =（指定手术该危险指数患者的手术部位/指定手术某危险指数患者的手术数）×100%

3）外科医师感染发病专率

（1）外科医师感染发病专率

某外科医师感染发病专率 =（该医师在该时期的手术部位感染病例数/某医师在某时期进行的手术病例数）×100%

（2）不同危险指数等级的外科医师感染发病专率

某医师不同危险指数感染发病专率 =（该医师不同危险指数等级患者的手术部位感染例数/某医师不同危险指数等级患者手术例数）×100%

（3）平均危险指数

平均危险指数 =［∑（危险指数等级×手术例数）/手术例数总和］×100%

（4）医师调正感染发病专率

医师调正感染发病专率 =（某医师的感染专率/某医师的平均危险指数等级）×100%

5. 医院感染漏报率 为确保医院感染监测资料的准确性，可以定期或不定期地进行漏报率调查。医院感染漏报率调查一般以一年为期，也可以日为单位，其计算公式为：

医院感染漏报率 =［某医院感染漏报病例数/（已报病例数 + 漏报病例数）］

医院感染漏报率的高低是评价一所医院感染监测质量好坏的重要指标。一般要求漏报率不应超过20%。

6. 器械使用率及其相关感染发病率

（1）器械使用率

尿道插管使用率 =（尿道插管日数/患者总住院日数）×100%

中心静脉插管使用率 =（中心静脉插管日数/患者总住院日数）×100%

呼吸机使用率 =（使用呼吸机日数/患者总住院日数）×100%

总器械使用率 =（总器械使用日数/患者总住院日数）×100%

（2）器械相关感染发病率

泌尿道插管相关泌尿道感染发病率 =（尿道插管患者中泌尿道感染人数/患者尿道插管总日数）×1 000‰

血管导管相关血流感染发病率 =（中心静脉插管患者中血流感染人数/患者中心静脉插管总日数）×1 000‰

呼吸机相关肺炎感染发病率 =（使用呼吸机患者中肺炎人数/患者使用呼吸机总日数）×1 000‰

7. 临床抗菌药物监测指标

（1）出院患者抗菌药物使用率

出院患者抗菌药物使用率 =（使用抗菌药物患者数/调查患者数）×100%

（2）住院患者抗菌药物使用率

住院患者抗菌药物使用率 =（使用抗菌药物患者数/调查患者数）×100%

（3）每千住院日某抗菌药物的DDD频数

每千住院日某抗菌药物的DDD频数 =（抗菌药物的DDD频数/累计住院日数）×1 000‰

（4）治疗使用抗菌药物构成比

治疗使用抗菌药物构成比 =（治疗使用抗菌药物患者数/总的使用抗菌药物患者数）×100%

（5）预防使用抗菌药物构成比

预防性使用抗菌药物构成比 = （预防性使用抗菌药物患者数/总的使用抗菌药物患者数）×100%

（6）门诊处方抗菌药物使用率

门诊处方抗菌药物使用率 = （使用抗菌药物处方数/调查处方数）×100%

（六）监测的管理与要求

医院应建立有效的医院感染监测与通报制度，及时诊断医院感染病例，分析发生医院感染的危险因素，采取针对性的预防与控制措施，并应将医院感染监测控制质量纳入医疗质量管理考核体系。医院应培养医院感染控制专职人员和临床医务人员识别医院感染暴发的意识与能力。发生暴发时应分析感染源、感染途径，采取有效的控制措施。

医院应建立医院感染报告制度，发生医院感染暴发，医疗机构应报告所在地的县（区）级地方人民政府卫生行政部门。报告包括初次报告和订正报告，订正报告应在暴发终止后一周内完成。医疗机构经调查证实发生以下情形时，应于12小时内向所在地的县级地方人民政府卫生行政部门报告，并同时向所在地疾病预防控制机构报告：①5例以上的医院感染暴发。②由于医院感染暴发直接导致患者死亡。③由于医院感染暴发导致3人以上人身损害后果。医疗机构发生以下情形时，应按照《国家突发公共卫生事件相关信息报告管理工作规范（试行）》的要求在2小时内进行报告：①10例以上的医院感染暴发事件。②发生特殊病原体或者新发病原体的医院感染。③可能造成重大公共影响或者严重后果的医院感染。医疗机构发生的医院感染和医院感染暴发属于法定传染病的，还应当按照《中华人民共和国传染病防治法》和《国家突发公共卫生事件应急预案》的规定进行报告。

医院应制定切实可行的医院感染监测计划，如年计划、季度计划等。监测计划内容主要包括人员、方法、对象、时间等。

医院应按每200～250张实际使用病床，配备1名医院感染专职人员；专职人员应接受监测与感染控制知识、技能的培训并熟练掌握。医院应在医院信息系统建设中，不断完善医院感染监测系统与基础设施，保障监测设施运转正常。

（七）医院感染监测的组织实施与信息反馈

1. 监测的组织实施　医院感染监测的组织系统由院长领导下的医院感染管理委员会、医院感染管理科、科室医院感染控制小组三级组成。其共同任务，就是对医院感染的重点科室、重点部位和区域开展定期和经常性地监测工作。

2. 监测信息的收集　宜主动收集资料。发现感染病例主要是由医院感染专职人员、医师、护士共同来完成的，可以通过医生自报、医院感染专职人员做前瞻性调查、横断面（现况）调查、回顾性调查、感染监控护士登记、相关科室信息记录等方法收集医院感染信息。收集的信息资料包括：患者感染信息的收集包括查房、病例讨论、查阅医疗与护理记录、实验室与影像学报告和其他部门的信息。病原学信息的收集包括临床微生物学、病毒学、病理学和血清学检查结果。同时收集和登记患者基本资料、医院感染信息、相关危险因素、病原体及病原菌的药物敏感试验结果和抗菌药物的使用情况。

3. 资料整理

（1）原始资料整理核实：对缺少的项目要立即补上；对诊断不确实的感染病例可再核实，对重复的病例要去除。

（2）统计指标的计算：全院及各科的医院感染病例发病率及例次发病率；医院感染现患率及各部位感染率及构成比；抗生素使用率、病原菌及其耐药性、各种危险因素情况等。

（3）结果分析：将不断监测所取得的结果进行分析研究，找出造成医院感染的各种因素，为采取针对性措施提供依据。

4. 监测信息的反馈　对监测结果根据不同情况分别采用书面报告、大交班会议、参加科室交班会、个别指导和座谈等形式进行信息交流和反馈。对发现的与医院感染有关的严重违章问题，采用《医院感染监测质控信息反馈通知单》形式指出问题，提出要求，限期改正，经有关领导签字后发给有关科室。

（八）监测资料的利用

1. 对医院感染发展趋向预测和预报 医院感染资料是医院感染工作的信息库，是医院的宝贵资料，应充分利用。它能帮助了解全院医院感染发生发展趋向，进行预测和预报，以便提早采取预防控制措施。例如，在监测中发现某时期散发感染病例增加，明显超过了本底感染率，或者流行菌株及耐药性有变化，可以预测将有可能发生医院感染的流行或暴发。此时应立即加强调查研究，找出原因，有针对性地采取控制措施。利用监测资料及时通报全院人员，使本医院感染的信息在院内畅通，教育全院医护人员，提高对医院感染认识，使医院感染监控工作形成良性循环。

2. 探索危险因素 随着医疗技术的不断进步，很多损伤机体正常防御机制的诊断、治疗操作的增加，新的抗生素大量应用，尤其老年患者增加，慢性病发病率不断上升等，使医院感染不断出现新的危险因素，必须通过监测去探索。在监测中可以发现新的医院感染危险因素，而且必须要深入开展专题研究。

3. 防治效果的评价 通过监测工作可跟踪观察某项防治措施对医院感染发病率的动态变化的影响，凡是使用后发病率能明显降低者，可认为该项措施是有效的，反之则认为无效。

二、消毒灭菌效果监测

（一）消毒、灭菌效果监测标准与方法

消毒、灭菌效果合格率必须达到100%，不合格物品不得进入临床及有关部门使用；监测方法参照《消毒技术规范（第3版）第二分册医院消毒技术规范》第20章执行。

（1）消毒后的各种内镜（如胃镜、肠镜、喉镜、气管镜等）及其他消毒物品应每季度进行检测，不得检出致病微生物。

（2）灭菌后的各种内镜（如腹腔镜、关节镜、胆管镜、膀胱镜、胸腔镜等）、活检钳、各种导管和其他已灭菌物品应每月进行检测，不得检出任何微生物。

（3）进入人体无菌组织、器官或接触破损皮肤、黏膜的医疗用品必须无菌。接触黏膜的医疗用品细菌总数不高于20CFU/g或20CFU/100cm^2，不得检出致病微生物。接触皮肤的医疗用品细菌总数不高于200CFU/g或20CFU/100cm^2，不得检出致病微生物。监测方法参照GB 15982-1995执行。

（4）血液净化系统必须每月进行检测，透析液检测样品应取自渗水输水管路的末端。细菌总数不得超过200CFU/ml，并不得检出致病微生物。内毒素检测至少每3个月1次，要求细菌总数小于200CFU/ml，内毒素小于2EU/ml；采样部位同透析液检测。化学污染物情况至少每年测定1次，软水硬度及游离氯检测至少每周1次。当疑有透析液污染或遇有严重感染病例时，应增加检测采样点，如原水口、软化水出口、反渗水出口、透析液配液口等；当检测结果超过规定值时，必须采取适当处理措施，复查合格后方可再使用。

（二）消毒、灭菌方法的监测要求

1. 消毒质量的监测

1）湿热消毒：应监测、记录每次消毒的温度与时间或A$_0$值。应每年检测清洗消毒器的主要性能参数。

2）化学消毒：应根据消毒剂的种类特点，定期监测消毒剂的浓度、消毒时间和消毒时的温度，并记录，结果应符合该消毒剂的规定。

（1）生物监测：消毒剂每季度检测一次，其细菌含量不得超过100CFU/ml，并不得检出致病性微生物；灭菌剂每月检测一次，不得检出任何微生物。

（2）化学监测：根据化学消毒、灭菌剂的性能定期进行。含氯消毒剂、过氧乙酸等应每日检测，戊二醛每周检测至少一次。

3）消毒效果监测：消毒后直接使用物品应每季度进行监测。每次检测3~5件有代表性的物品。

2. 灭菌质量的监测

1）通用要求：对灭菌质量采用物理监测法、化学监测法和生物监测法进行，物理监测不合格的灭菌物品不得发放。包外化学监测不合格的灭菌物品不得发放，包内化学监测不合格的灭菌物品不得使用。生物监测不合格时，应尽快召回上次生物监测合格以来所有尚未使用的灭菌物品，重新处理；并应分析不合格的原因，改进后，生物监测连续三次合格后方可使用。灭菌置入型器械应每批次进行生物监测，生物监测合格后，方可发放。按照灭菌装载物品的种类，可选择具有代表性的 PCD 进行灭菌效果的监测。

2）压力蒸汽灭菌的监测

（1）物理监测法；每次灭菌应连续监测并记录灭菌时的温度、压力和时间等灭菌参数。温度波动范围在 +3℃ 以内，时间满足最低灭菌时间的要求，同时应记录所有临界点的时间、温度与压力值，结果应符合灭菌的要求。

（2）化学监测法：应进行包外、包内化学指示物监测。具体要求为灭菌包包外应有化学指示物，高度危险性物品包内应放置包内化学指示物，置于最难灭菌的部位。如果透过包装材料可直接观察包内化学指示物的颜色变化，则不必放置包外化学指示物。通过观察化学指示物颜色的变化，判定是否达到灭菌合格要求。采用快速压力蒸汽灭菌程序灭菌时，应直接将一片包内化学指示物置于待灭菌物品旁边进行化学监测。

（3）生物监测法：应每周监测一次。紧急情况灭菌置入型器械时，可在生物 PCD 中加用 5 类化学指示物。5 类化学指示物合格可作为提前放行的标志，生物监测的结果应及时通报使用部门。采用新的包装材料和方法进行灭菌时应进行生物监测。小型压力蒸汽灭菌器因一般无标准生物监测包，应选择灭菌器常用的、有代表性的灭菌包制作生物测试包或生物 PCD，置于灭菌器最难灭菌的部位，且灭菌器应处于满载状态。生物测试包或生物 PCD 应侧放，体积大时可平放。采用快速压力蒸汽灭菌程序灭菌时，应直接将一支生物指示物，置于空载的灭菌器内，经一个灭菌周期后取出，规定条件下培养，观察结果。

（4）B－D 试验：预真空（包括脉动真空）压力蒸汽灭菌器应每日开始灭菌运行前进行 B－D 测试，B－D 测试合格后，灭菌器方可使用。B－D 测试失败，应及时查找原因进行改进，监测合格后，灭菌器方可使用。

（5）灭菌器新安装、移位和大修后的监测：应进行物理监测、化学监测和生物监测。物理监测、化学监测通过后，生物监测应空载连续监测三次，合格后灭菌器方可使用。对于小型压力蒸汽灭菌器，生物监测应满载连续监测三次，合格后灭菌器方可使用。预真空（包括脉动真空）压力蒸汽灭菌器应进行 B－D 测试并重复三次，连续监测合格后，灭菌器方可使用。

3）干热灭菌的监测

（1）物理监测法：每灭菌批次应进行物理监测。监测方法为将多点温度检测仪的多个探头分别放于灭菌器各层内、中、外各点，关好柜门，引出导线，由记录仪中观察温度上升与持续时间。温度在设定时间内均达到预置温度，则物理监测合格。

（2）化学监测法：每一灭菌包外应使用包外化学指示物，每一灭菌包内应使用包内化学指示物，并置于最难灭菌的部位。对于未打包的物品，应使用一个或者多个包内化学指示物，放在待灭菌物品附近进行监测。经过一个灭菌周期后取出，据其颜色的改变判断是否达到灭菌要求。

（3）生物监测法：应每周监测一次。

新安装、移位和大修后，应进行物理监测法、化学监测法和生物监测法监测（重复三次），监测合格后，灭菌器方可使用。

4）低温灭菌的监测：低温灭菌方法包括环氧乙烷灭菌法、过氧化氢等离子灭菌法和低温甲醛蒸汽灭菌法等。

通用要求：新安装、移位、大修、灭菌失败、包装材料或被灭菌物品改变，应对灭菌效果进行重新评价，包括采用物理监测法、化学监测法和生物监测法进行监测（重复三次），监测合格后，灭菌器方可使用。

（1）环氧乙烷灭菌的监测

物理监测法：每次灭菌应连续监测并记录灭菌时的温度、压力和时间等灭菌参数。

化学监测法：每个灭菌物品包外应使用包外化学指示物，作为灭菌过程的标志；每包内最难灭菌位置放置包内化学指示物，通过观察其颜色变化，判定其是否达到灭菌合格要求。

生物监测法：每灭菌批次应进行生物监测。

（2）过氧化氢等离子灭菌的监测

物理监测法：每次灭菌应连续监测并记录每个灭菌周期的临界参数，如舱内压、温度、过氧化氢的浓度、电源输入和灭菌时间等灭菌参数。灭菌参数符合灭菌器的使用说明或操作手册的要求。

化学监测法：每个灭菌物品包外应使用包外化学指示物作为灭菌过程的标志；每包内最难灭菌位置放置包内化学指示物，通过观察其颜色变化，判定其是否达到灭菌合格要求。

生物监测法：应每天至少进行一次灭菌循环的生物监测，监测方法应符合国家的有关规定。

（3）低温甲醛蒸汽灭菌的监测

物理监测法：每灭菌批次应进行物理监测。详细记录灭菌过程的参数，包括灭菌温度、湿度、压力与时间。

化学监测法：每个灭菌物品包外应使用包外化学指示物作为灭菌过程的标志；每包内最难灭菌位置放置包内化学指示物，通过观察其颜色变化，判定其是否达到灭菌合格要求。

生物监测法：应每周监测一次。

3. 紫外线消毒应进行日常监测、紫外线灯管照射强度监测和生物监测

（1）日常监测：包括灯管应用时间、照射累计时间和使用者签名。

（2）紫外线灯管照射强度监测：使用中的紫外线灯管照射强度监测应每半年进行一次，灯管照射强度低于 $70\mu W/cm^2$ 应当更换；新灯管的照射强度，普通 30W 直管型紫外线灯不得低于 $90\mu W/cm^2$，30W 高强度紫外线灯不得低于 $180\mu W/cm^2$。

（3）生物监测：必要时进行。经照射消毒后的物品或空气中的自然菌减少率应在 90.00% 以上；人工染菌的杀灭率应达到 99.90%。

三、环境卫生学监测

环境卫生学监测包括对空气、物体表面和医护人员手的卫生学监测。

（一）环境卫生学监测

医院应每月对手术室、重症监护病房（ICU）、产房、母婴室、新生儿病房、骨髓移植病房、血液病房、血液净化室、供应室无菌区、治疗室、换药室等重点部门进行环境卫生学监测。当有医院感染流行，怀疑与医院环境卫生学因素有关时，应及时进行监测。

监测方法参照 GB 15982 - 1995 执行。卫生学标准应符合 GB 15982 - 1995 4.1 "各类环境空气、物体表面、医护人员手卫生标准"的规定，如下文所示。

1. 细菌菌落总数　允许检出值见表 10 - 1。

表 10 - 1　各类环境空气、物体表面、医护人员手细菌菌落总数卫生标准

环境类别	范围	空气（CFU/m^3）	物体表面（CFU/cm^2）	医护人员手（CFU/cm^2）
I	层流洁净手术室、层流洁净病房	≤10	≤5	≤5
II	普通手术室、产房、婴儿室、早产儿室、普通保护性隔离室、供应室无菌区、烧伤病房、重症监护病房	≤200	≤5	≤5
III	儿科病房、妇产科检查室、注射室、换药室、治疗室、供应室清洁区、急诊室、化验室、各类普通病房和房间	≤500	≤10	≤10
IV	传染病科及病房	—	≤15	≤15

2. 致病性微生物　不得检出乙型溶血性链球菌、金黄色葡萄球菌及其他致病性微生物。在可疑污染情况下进行相应指标的检测。母婴同室、早产儿室、婴儿室、新生儿及儿科病房的物体表面和医护人员手上，不得检出沙门菌。

（二）手卫生效果的监测

1. 监测要求　医疗机构应每季度对手术室、产房、导管室、层流洁净病房、骨髓移植病房、器官移植病房、重症监护病房、新生儿室、母婴室、血液透析病房、烧伤病房、感染疾病科、口腔科等部门工作的医务人员手进行消毒效果的监测；当怀疑医院感染暴发与医务人员手卫生有关时，应及时进行监测，并进行相应致病性微生物的检测。

2. 监测方法

（1）采样时间：在接触患者、进行诊疗活动前采样。

（2）采样方法：被检者五指并拢，用浸有含相应中和剂的无菌洗脱液浸湿的棉拭子在双手指腹面从指跟到指端往返涂擦 2 次，一只手涂擦面积约 30cm^2，涂擦过程中同时转动棉拭子；将棉拭子接触操作者的部分剪去，投入 10ml 含相应中和剂的无菌洗脱液试管内，及时送检。

（3）检测方法：将采样管在混匀器上振荡 20 秒或用力振荡 80 次，用无菌吸管吸取 1.0ml 待检样品接种于灭菌平皿，每一样本接种 2 个平皿，平皿内加入已溶化的 45～48℃ 的营养琼脂 15～18ml，边倾注边摇匀，待琼脂凝固，置 36℃±1℃ 温箱培养 48h，计数菌落数。细菌菌落总数计算方法：

细菌菌落总数（CFU/cm^2）＝平板上菌落数×稀释倍数/采样面积（cm^2）。

（4）手卫生合格的判断标准：细菌菌落总数符合如下要求：①卫生手消毒：监测的细菌菌落总数应小于等于 10CFU/cm^2。②外科手消毒：监测的细菌菌落总数应小于等于 5CFU/cm^2。

（杨　婷）

第三节　医院感染的预防与控制

一、概述

预防与控制医院感染，降低医院感染发病率，保证医疗质量，保障患者和医务人员安全，是医院感染管理的最终目的。医院感染预防、控制体系是个复杂管理系统，涉及医院的管理、医疗活动的组织、护理工作模式、药事管理，以及临床检验、消毒供应、手术室、设备管理、后勤部门等有较密切的关系。具有涉及多环节、多领域、多学科的特点。医院感染的预防与控制是医疗机构及其所有工作人员共同的责任，医疗机构的各个部门和全体工作人员都必须为降低患者以及自身发生感染的危险性而通力合作。因此，医疗机构必须加强管理，有目标、有组织、有计划地针对导致医院感染的危险因素，科学实施控制活动，以达到减少医院感染和降低医院感染危险性的目的。

虽然医院感染不能够被消灭，但是通过控制感染源、切断传播途径、保护易感人群等措施，可以大大降低发生医院感染的危险性，有效预防和控制医院感染。美国医院感染控制效果研究（SENIC）结果表明，通过预防与控制措施的实施，1/3 的医院感染是可以预防的。例如：在医院最为常见的泌尿道感染、手术部位感染、呼吸机相关肺炎、血管内导管相关性感染等医院感染，都与侵入性医疗器械或者侵入性操作有关，通过规范地实施无菌操作技术、保证侵入性医疗器械的灭菌以及限制插管留置时间等措施，可以有效地降低发生感染的风险。

医院感染管理应当以预防为主，不仅要对发生的感染及时予以诊断、控制，更要针对相关风险因素进行甄别和干预。例如：世界卫生组织将不同的患者群体对感染的易感性分为三个级别的危险层。侵入性诊疗操作及所使用的诊疗器具，暴露于体液、血液、分泌物等具有潜在感染危险的物质，患者的免疫力水平等都是发生医院感染的危险因素。由此看出，医院内具备危险因素的重点部门，如：重症监护病房、血液透析室、手术室等部门，是医院感染预防与控制的重点部门。关于医院感染的有效预防方面，世界卫生组织于 1986 年向全球推荐的五类措施包括：消毒、隔离、无菌操作、合理使用抗菌药物、监测并通过监测进行感染控制的效果评价。

二、医院感染预防与控制的主要内容

近年来原卫生部发布了一系列有关医院感染管理的法规性文件和技术规范，其中起到宏观指导作用的是《医院感染管理办法》和《医院管理评价指南（2008 年版）》，医院应据此加强医院感染的预防与控制工作。

（一）《医院感染管理办法》中的要求

《医院感染管理办法》于 2006 年 9 月 1 日开始施行，其中第三章"预防与控制"进行了全面的规定。具体内容如下：

（1）医疗机构应当按照有关医院感染管理的规章制度和技术规范，加强医院感染的预防与控制工作。

（2）医疗机构应当按照《消毒管理办法》，严格执行医疗器械、器具的消毒工作技术规范，并达到以下要求：①进入人体组织、无菌器官的医疗器械、器具和物品必须达到灭菌水平。②接触皮肤、黏膜的医疗器械、器具和物品必须达到消毒水平。③各种用于注射、穿刺、采血等有创操作的医疗器具必须一用一灭菌。另外，医疗机构使用的消毒药械、一次性医疗器械和器具应当符合国家有关规定。一次性使用的医疗器械、器具不得重复使用。

（3）医疗机构应当制定具体措施，保证医务人员的手卫生、诊疗环境条件、无菌操作技术和职业卫生防护工作符合规定要求，对医院感染的危险因素进行控制。

（4）医疗机构应当严格执行隔离技术规范，根据病原体传播途径，采取相应的隔离措施。

（5）医疗机构应当制定医务人员职业卫生防护工作的具体措施，提供必要的防护物品，保障医务人员的职业健康。

（6）医疗机构应当严格按照《抗菌药物临床应用指导原则》，加强抗菌药物临床使用和耐药菌监测管理。

（7）医疗机构应当按照医院感染诊断标准及时诊断医院感染病例，建立有效的医院感染监测制度，分析医院感染的危险因素，并针对导致医院感染的危险因素，实施预防与控制措施。医疗机构应当及时发现医院感染病例和医院感染的暴发，分析感染源、感染途径，采取有效的处理和控制措施，积极救治患者。

（8）医疗机构经调查证实发生以下情形时，应当于 12 小时内向所在地的县级地方人民政府卫生行政部门报告，并同时向所在地疾病预防控制机构报告。所在地的县级地方人民政府卫生行政部门确认后，应当于 24 小时内逐级上报至省级人民政府卫生行政部门。省级人民政府卫生行政部门审核后，应当在 24 小时内上报至原卫生部：①5 例以上医院感染暴发。②由于医院感染暴发直接导致患者死亡。③由于医院感染暴发导致 3 人以上人身损害后果。

（9）医疗机构发生以下情形时，应当按照《国家突发公共卫生事件相关信息报告管理工作规范（试行）》的要求进行报告：①10 例以上的医院感染暴发事件。②发生特殊病原体或者新发病原体的医院感染。③可能造成重大公共影响或者严重后果的医院感染。

（10）医疗机构发生的医院感染属于法定传染病的，应当按照《中华人民共和国传染病防治法》和《国家突发公共卫生事件应急预案》的规定进行报告和处理。

（11）医疗机构发生医院感染暴发时，所在地的疾病预防控制机构应当及时进行流行病学调查，查找感染源、感染途径、感染因素，采取控制措施，防止感染源的传播和感染范围的扩大。

（12）卫生行政部门接到报告，应当根据情况指导医疗机构进行医院感染的调查和控制工作，并可以组织提供相应的技术支持。

（二）《医院管理评价指南（2008 年版）》中的要求

原卫生部发布的《医院管理评价指南（2008 年版）》中，"医院感染管理与持续改进"一节要求如下：

（1）根据国家有关的法律、法规，按照《医院感染管理办法》要求，制定并落实医院感染管理的各项规章制度。

（2）根据《医院感染管理办法》要求和医院功能任务，建立完善的医院感染管理组织体系。

（3）医院感染管理部门实行目标管理责任制，职责明确。

（4）医院的建筑布局、设施和工作流程符合医院感染控制要求。

（5）落实医院感染的病例监测、消毒灭菌监测、必要的环境卫生学监测和医院感染报告制度。

（6）加强对医院感染控制重点部门的管理，包括感染性疾病科、口腔科、手术室、重症监护室、新生儿病房、产房、内镜室、血液透析室、导管室、临床检验部门和消毒供应室等。

（7）加强对医院感染控制重点项目的管理，包括呼吸机相关性肺炎、血管内导管所致血行感染、留置导尿管所致尿路感染、手术部位感染、透析相关感染等。

（8）医务人员严格执行无菌技术操作、消毒隔离工作制度、手卫生规范、职业暴露防护制度。

（9）对消毒药械和一次性使用医疗器械、器具相关证明进行审核，按规定可以重复使用的医疗器械，实施严格的清洗、消毒或者灭菌，并进行效果监测。

（10）开展耐药菌株监测，指导合理选用抗菌药物。协助抗菌药物临床应用监测与管理。

（11）加强卫生安全防护工作，保障职工安全。

三、医院感染预防与控制的实施

医疗机构应当建立医院感染管理责任制，制定并落实医院感染管理的规章制度和工作规范、有关技术操作规范和工作标准，有效预防和控制医院感染。

（一）建立医院感染管理责任制

所有医疗机构均应建立预防和控制医院感染的责任制。我国从开始医院感染管理工作至今，大部分医疗机构均成立了医院感染管理组织，医院感染管理专业人员队伍也已形成，但由于各地区的差异、医疗机构级别的差异、管理者的水平差异，人们对此项工作的认识也存在较大差异。不少地方的工作仅靠少数医院感染管理专职人员，因此工作开展不深入，严重的医院感染事件屡有发生。

医院感染的预防与控制是个系统工程，需要全院统一协调的管理，领导重视是作好医院感染管理工作的前提，各职能部门的配合支持关系到医院感染控制系统是否能正常运转，专职人员的水平决定着医院感染管理工作的成效。为此，建立医院感染管理责任制就成为医疗机构在预防医院感染管理工作中组织管理的第一要素。在医院管理系统中，各级行政领导应各有分工，院长及主管副院长应当在管理中承担领导责任，医院感染管理委员会、医院感染管理部门及专兼职人员、其他部门也应各负其责。

《医院感染管理办法》规定，医院感染管理委员会由医院感染管理部门、医务部门、护理部门、临床科室、消毒供应室、手术室、临床检验部门、药事管理部门、设备管理部门、后勤管理部门及其他有关部门的主要负责人组成，主任委员由医院院长或者主管医疗工作的副院长担任。医院感染管理部门、分管部门及医院感染管理专（兼）职人员具体负责医院感染预防与控制方面的管理和业务工作。

（二）制定并落实医院感染管理的规章制度

制度是管理的基础与保证，医院感染管理工作更是如此。近年来，随着医院感染管理工作的深入开展，各地区在医院感染的预防与控制工作中均积累了丰富的经验，特别是在建章立制方面做了很多工作，各地区的医院感染管理规章与制度也在陆续完善，不少医院将医院感染管理制度装订成册，便于使用和查阅。但是，由于医院感染管理工作在我国开始时间不长，可借鉴的经验也有限，有些医院存在互相抄袭制度，只注重形式不注重内容的现象，也有些医院的医院感染管理制度与实际情况脱节，使制度表面化、形式化。为此，加强医院感染管理的制度建设是有效开展工作的保证。一般地，医院感染的管理规章制度应包括以下几个方面：

1. 医院感染管理制度　是根据国家相关的法规及规范，结合医院的具体情况，在医院感染管理方面建立制度。如：医院感染管理委员会的例会制度、医院感染管理相关部门及人员职责、医院感染管理质量考核制度、医院感染管理三级网络制度、医院感染管理监控制度等。

2. 医院感染防控工作制度 是根据医院感染管理制度结合各临床科室的具体情况就工作内容制定的制度。常用的制度包括医院感染知识培训制度、医院感染监测制度、医院感染暴发报告及处置管理制度、重点部门医院感染管理制度（ICU、感染疾病科病房、母婴室、新生儿病房、手术室、产房、消毒供应中心、内镜室、口腔科、输血科、血液透析室、检验科与实验室）、医院环境卫生制度、消毒灭菌与隔离制度、医务人员手卫生制度、消毒药械和一次性使用医疗用品管理制度、抗菌药物临床应用管理制度、医务人员职业卫生防护制度、医疗废物管理制度、传染病和突发公卫事件应急预案等。

（三）编写医院感染防控的标准操作规程并加强执行

1. 标准操作规程简介 标准操作规程（standard operation procedures，SOP）是企业界常用的一种作业方法，近年来被借鉴到其他广泛领域，在医院感染防控工作中也逐步得到应用。SOP 精髓是将细节进行量化，也就是对某一程序中的关键控制点和要求进行细化、量化和优化。SOP 是对一个过程进行描述的程序，是流程下面某个程序中关于控制点如何来规范的程序。SOP 是一种标准的作业程序，是操作层面的程序。如果结合 ISO 9000 体系的标准，SOP 是属于三级文件，即作业性文件。所谓标准，在这里有最优化的概念，即不是随便写出来的操作程序都可以称作 SOP，而一定是经过不断实践总结出来的在当前条件下可以实现的最优化的操作程序设计。就是尽可能地将相关操作步骤进行细化、量化和优化，细化、量化和优化的度就是在正常条件下大家都能理解又不会产生歧义。同时，从宏观层次上讲，SOP 也是一个体系；尤其从管理角度来看，SOP 不可能只是单个的，必然是一个整体和体系。

SOP 的优点在于，一是按规程执行可以避免操作人员的主观随意性，减少不必要的无效劳动，实现规范管理；二是将工作过程以流程的形式分解为一系列具体的步骤，使整个工作流程透明化，实现有效监督；三是流程可以把个体的智慧以流程的形式记录下来，写出具体的步骤，在其他人员学习和执行的过程中，使个体智慧变为集体智慧；四是流程使复杂的问题简单化，变得容易执行，可操作性强，从而提高工作人员的执行力。

2. 与医院感染预防与控制相关的标准操作规程 具体到医院感染预防与控制，应根据国家发布的与医院感染管理相关的法律、法规、规范、标准、指南，依据预防与控制医院感染的原则和医院感染管理制度，结合具体的工作过程，制定相应的标准操作规程。

与医院感染预防与控制相关的标准操作规程包括以下方面：医院感染预防与控制基本方法的标准操作规程、重点部位医院感染预防与控制的标准操作规程、重点部门医院感染预防与控制的标准操作规程、医院感染病例监测的标准操作规程、医院感染暴发与处置的标准操作规程、职业防护与生物安全的标准操作规程、临床微生物检验标本采集与运送的标准操作规程、抗菌药物临床应用管理的标准操作规程、耐药菌监测与防控的标准操作规程、消毒药械和一次性使用医疗器械器具管理的标准操作规程、医院环境清洁消毒与监测的标准操作规程、医疗废物与污水管理的标准操作规程等。

（四）持续质量改进

持续质量改进（continuous quality improvement，CQI）是基于全面质量管理（total quality management，TQM），强调"保证高质量服务过程的管理过程"和"质量改进程序或过程"的现代管理的先进方法。医院感染是医学发展的必然产物，只要有医疗活动，医院感染就不可能完全避免，医院感染管理就是要将人为因素或者医源性因素降低到可以接受的水平或是最大限度地控制它的发生。为此，需要我们通过有效的监测，不断寻找易感因素、易感环节、易感染部位，采取有效的干预措施，这就是持续质量改进的过程。

1. 医院管理持续质量改进（CQI）的基本原理

（1）CQI的含义：是以系统论为理论基础，要求在全面质量管理基础上，以患者需求为动力，对医疗服务系统进行持续的针对具体过程问题的资料收集、系统检测和质量评估方法进行 CQI，从而提高质量。更注重过程管理和提高服务环节质量，强调人人参与质量控制活动、顾客价值以及管理模式的改变，以提高医疗服务质量，降低医疗成本。

（2）CQI基本观点：①过程管理及改进使医疗服务得以满足消费者的需要。②质量改进必然会导致减少医疗资源浪费，以达到降低医疗成本的最终目的。③质量改进则是一种持续性的研究，探索更有效的方法，使质量达到更优、更高标准。

（3）CQI基本原则：满足顾客需求，并超过他们的期望；通过消除错误及浪费达到产品的持续改进；通过加强培训，促使每个员工参加到CQI过程中来；对各种操作过程的测评必须对照最佳效益来掌握如何改进，在什么环节上改进；每一道程序从最开始以及任何时间都要保持高质量；在CQI中必须紧密地与服务供应者及消费者密切配合；组建各类人员参与的CQI小组来引入上述观点到质量改进活动中去。

（4）CQI顾客概念：在医疗服务领域，医院管理者和医护人员为内部顾客，而传统的顾客（患者）则为外部顾客。质量提高的内在动力就在于正确地理解顾客概念并满足其需要。顾客需要是相同的，即高质量的产品和服务、快捷的服务程序以及合理的价格。

（5）完成CQI的10个步骤：明确任务，设计方案，选定提高和评估的重点；划定范围和提出解决步骤；明确感染控制CQI的重要方面；确定指标；建立评价标准，选择标准评价模式；明确推荐指标的来源和资料收集方式，并收集整理资料；确定评价时机、重点反馈信息、评估重点，进行评价；CQI小组提出建议或/和采取行动；评定效果和保证质量提高的连续性：A评价质量是否得到提高，B假如没有，采取新的行动方案，重复A和B，直到提高得以实现和维持，持续监测，周期性评价监测重点；质量改进措施、结果的汇报、交流、传播及信息反馈。

（6）CQI的特点：①目的性：以患者为中心，满足患者一切必要的、合理的需求。②持续性：CQI要求不断进取、创新，才能不断满足患者的需求。③主动性：CQI要在工作中找问题，而不是让问题等改进。④全过程性：CQI注重过程管理、环节质量控制，要全过程满足患者的需求。⑤竞争性：改进就是竞争。只有不断改进，才能保持竞争优势。⑥创新性：改进不等于创新，是创新的基础。CQI是从渐进的日常持续改进，直至战略突破性项目的改进（创新）。⑦效益性：CQI的最终衡量标准是看效益，是否实现高质量、高患者满意率、高经济效益。

（7）CQI的意义：①对质量提出的新要求是质量改进的最直接动力之一：来自于患者、社会公众、国家政府、医疗保险部门和医院自身的高质量需求都要求医院必须持续不断地进行CQI。它是适应日益激烈市场竞争的有力武器，是达到未来超严质量要求的重要手段。CQI帮助我们不断寻求过程中的不良因素，不断关注顾客（内部、外部）需要，通过过程的、持续的、预防性的管理和改进，持续不断提高医院质量。②医院未来发展的重要举措：在日益激烈的国内外医疗市场竞争环境中，医院竞争就说到底是质量的竞争，进行医院CQI，探索更有效的方法，使医院质量达到更优、更高标准，是新时期医院质量管理发展的重点，也将成为未来医院发展的重要举措。CQI已成为现代质量管理的精髓和核心，不管是全面质量管理（TQM），还是ISO 9000标准都把CQI作为永恒的目标。③医院管理评价的需要：《医院管理评价指南（试行）》要求在进行医院管理评价时，坚持"以患者为中心"，把持续改进医疗质量和保障医疗安全作为医院管理的核心内容，并对医院感染管理的CQI作了明确的规定。国际上公认医院评审制度能推动医院CQI。医院在申请评审前先要进行自我评估，能自我发现问题及时改进。评审能促进医院员工参与质量保证，评审是CQI的推动力。

2. 医院感染管理质量持续改进的实施

1）成立医院感染管理科的CQI小组，根据医院感染管理方面的法律、法规、规章及技术规范、标准，负责制定医院感染管理质量改进的方案和制度，并负责方案和规章制度的执行、监督、检查、指导和评价。通过不断评价措施效果并及时提出新的方案，使系统质量循环上升。

2）针对感染监控每一个过程，要求人人参与，包括医院管理者、医务工作者、患者、患者家属乃至社会，使之全面了解感染监控系统的计划、任务、目标和进程，使每个成员都以一种高度负责的态度，关注操作过程中的每一环节、及时有效地去发现影响感染管理质量的问题，并积极参与解决问题，确保感染管理的CQI。医院感染管理的目的不仅是防止患者间的交叉感染，同时也要防止工作人员的职业暴露。只有患者的积极配合与医务人员积极参与感染控制过程的能动性充分发挥，才能实现医院感染管理质量的不断提高。

3）CQI 方法的选择依据：实施医院感染 CQI 方案需要有科学方法指导，需要采取统一的标准以区别应该处理问题以及处理顺序，才能有助于抓住医院感染问题根源，找到解决问题的最佳途径；也有助于保持医院感染制度的长期贯彻。持续的资料收集和质量评估是 CQI 基本措施，也是医院感染管理 CQI 的关键。

（1）资料收集与使用：信息是质量改进的基础和源泉。必须要明确推荐指标的来源和资料收集方式和途径，从对医院感染病例、医院卫生学、消毒、灭菌效果、微生物耐药性等医院感染相关危险因素进行监测的结果；医院感染管理质量监督、检查、考核、评审的结果；患者满意度调查、感染暴发事件、患者的抱怨中获得信息。综合分析找出感染管理中的重点问题、急需改进的问题，为感染管理 CQI 提出课题，并寻求最佳解决方案，制定改正措施和组织实施。经过一段时间的改进后，再次评估，对照、分析存在问题是否得到有益改进，有无出现新的问题等。如此循环往复，扎扎实实地提高医院感染的管理水平。

在实际操作中，应注意解决与医院感染持续质量改进相关信息处理的关键问题：①医院感染管理要素提取：根据 CQI 基本原理，将医院感染按管理功能分类，选择质量控制点，细化控制要素，进行数据采集。②医院感染危险因素回顾性及前瞻性研究：对医院历史资料进行回顾性统计分析，进行医院感染的危险因素多变量分析、医院感染诊断专家判断试验和医院感染预测分析，在医院内外科分别选择几个临床科室作为研究现场，按照研究建立的医院感染管理流程进行前瞻性队列调查研究，并以其他未实施试验科室的结果作为对照进行相应的统计分析，证实医院感染的管理要素。③建立医院感染预测、报警数学模型：采用 logistic 回归分析、判别分析建立数学模型，用统计学中的诊断试验评价方法对模型进行优化和评估，并拟合计算程序的数学模型。④医院感染管理信息系统软件设计与编程：建立医院信息系统（HIS）与本系统数学模型所需要数据源格式要求的数据软件接口，性能指标达到系统的要求。所建立数学模型软件的实现，主要包括：批量数据导入、外部数据录入、参数调整以及结果输出等功能。采用 HIS 的客户/服务器模式平台，设计与系统功能符合的系统环境。

（2）质量评估：采用指标评价法确定评价指标。CQI 提出了医疗服务的 9 项评价指标：服务水平、适宜性、持续性、有效性、效果、效率、患者满意度、安全性、及时性。《指南》中与医院感染管理相关指标：①法定传染病报告率。②无菌手术切口感染率。③医院感染率。④医院感染漏报率。⑤医疗器械消毒灭菌合格率。另外，要根据各单位的具体情况制定适合自己实际需要的各种指标，进行客观评价，并逐渐根据情况修改指标值，以达到 CQI。

（3）将监督检查变成提高质量的催化剂：感染管理人员进行监督检查时，要避免成为"挑问题者"，要以服务者的心态，消除自己与医护人员之间的隔阂和对立。①让感染管理人员与医护人员一起参加有关培训，彼此更好地理解对方。②让感染管理人员成为科室质量小组的一部分，更多的了解科室情况。③提高自己的沟通技巧。

4）过程管理：医院感染管理与其他管理一样，也是通过过程来完成的。首先要依据感染管理 CQI 小组制定的目标和要求识别感染管理质量控制过程，包括感染管理过程的输入和输出、感染管理过程的顺序和相互作用、过程所需的文件和资源、感染管理过程的观察和监测等，通过感染管理过程实施、观察和监测，发现问题，采取新的控制措施，实现感染管理过程的持续改进。感染管理的过程管理不仅关注每个过程的策划和实施，还必须对感染管理过程进行检查和处置即改进。

（1）流程分析与优化：找出已经觉察到的感染管理问题或潜在的问题，进行分析讨论，找出解决或优化的方法并切实地实施，不断收集反馈，进行总结，提出新方案，这样循环向前，从而减少问题，优化流程，提高效率，完善质量。具体要求：①所有相关人员的积极参与。②始终抱着"客户满意"的理念。③团队精神，紧密合作。④有科学的步骤和方法。⑤有良好的组织。

（2）FADE 法：实现 CQI 有许多方法，FADE 只是其中之一，即选择重点（focus）、分析（analyses）、提出（developed）和实施（execute），从医院感染的各个环节、各类疾病、各种人群入手，围绕医院的内部结构、技术、设备、资金等因素以及医疗过程的要素，进行逐层、逐项分解，寻找医院感染的影响因素和制约因素，探讨最佳管理方法和技术手段，进行目标性的感染控制。按 FADE 进行医院感染管理过程的改进是 CQI 的重点。

（3）PDCA 循环：PDCA 循环是全面质量管理所应遵循的科学程序。全面质量管理活动的全部过程，就是质量计划的制订和组织实现的过程，这个过程就是按照 PDCA 循环，不停顿地周而复始地运转的。全面质量管理活动的运转，离不开管理循环的转动，这就是说，改进与解决质量问题，赶超先进水平的各项工作，都要运用 PDCA 循环的科学程序。不论提高产品质量，还是减少不合格品，都要先提出目标，即质量提高到什么程度，不合格品率降低多少，都要有个计划；这个计划不仅包括目标，而且也包括实现这个目标需要采取的措施；计划制定之后，就要按照计划进行检查，看是否达实现了预期效果，有没有达到预期的目标；通过检查找出问题和原因；最后就要进行处理，将经验和教训制定成标准、形成制度。PDCA 循环作为全面质量管理体系运转的基本方法，其实施需要搜集大量数据资料，并综合运用各种管理技术和方法。医院感染管理的 CQI 也需要 PDCA 循环的过程。

（4）其他管理方法：利用职责明确法、过程管理法、顾客满意法、风险管理与缺陷管理、医疗需求与循证医学、临床路径等技术方法进行医院感染管理持续质量改进，也包括导入 ISO 9001：2000 质量管理体系进行医院感染管理。

5）争取领导的重视和支持：CQI 思想不能仅限于管理者，但依赖管理者的支持，实现 CQI 领导重视是关键。要经常将 CQI 的过程和成效与领导汇报和沟通，以确保管理者的支持及改进工作能够继续。

6）教育与培训：感染管理人员不仅要对医院各类人员进行预防和控制感染的知识培训，包括岗前培训和教育培训，还要根据 CQI 要求，进行全员培训，使每个医务人员树立顾客满意的思想，进行换位思维，对服务质量缺陷进行查找，以满足顾客的需求。鼓励大家要将每个人都作为自己的一个重要顾客，想方设法使其满意，感受得到满意服务的欣喜。患者的教育及参与医疗活动有助于保证医疗质量。患者不仅应了解自己的病情，而且对将采取的治疗方法有选择权。如告之医护人员应该何时洗手以避免交叉感染，请患者来监督以改进医护人员的洗手依从性。

3. 医院感染管理持续质量改进的重点方面及应注意的问题

（1）建立制度：认真贯彻医院感染管理方面的法律、法规、规章及技术规范、标准，根据相关法规，制定适合本医院实际的感染管理预防和控制的规章制度，并积极组织监督、检查和指导。

（2）合理建筑布局：医院感染管理专职人员必须履行审核医院医疗用房的职责。根据预防医院感染和卫生学要求，对医院的建筑设计、布局、重点科室建设及改扩建的基本标准、基本设施和工作流程提出改进意见。医院建筑应当符合《综合医院建筑设计规范》，严格掌握人流、物流、水流、气流的流向是否合理，医疗废物及污水处理符合有关规定。从建筑设计开始，排除易引起交叉感染的隐患。

（3）感染性疾病监测与报告：落实感染性疾病病例、暴发事件、重大疫情的监测、调查分析和报告制度，研究并制定医院发生医院感染暴发及出现传染病或特殊病原体感染病例等事件的应急监控和现场处置方案，提出控制措施并指导实施。及时追踪国内外传染病疫情和医院感染暴发事件，并提出预警方案。及时向主管领导和医院感染管理委员会上报传染病疫情和医院感染控制的动态，并向全院通报。

（4）医院感染危险因素监测：以目标监测为主，针对医院感染病例、医院卫生学、消毒、灭菌效果、耐药菌株等医院感染相关危险因素进行监测、分析和反馈，针对发现问题提出改进措施，并指导实施。做好重点部门的空气质量监测和督查（发热门诊、隔离病房、层流病房、层流手术间、负压病房等）。

（5）一次性医疗用品的监督：按照《医院感染管理办法》的规定，对购入消毒药械、一次性使用医疗、卫生用品进行审核，对其储存、使用及用后处理进行监督。

（6）职业安全防护：指导医务人员预防职业暴露，做好职业卫生安全防护，建立标准预防的观念，特别是预防呼吸道传染病，以其针对医务人员锐器伤所引起的血源性感染。制定职业暴露事件的紧急处置程序、方法、上报、记录及治疗方案，提供心理指导等，确保有效的防治措施及时应用，最大限度地保护医务人员。

（7）无菌观念：感染管理人员要对医务人员进行监督和指导，使其严格执行无菌技术操作、消毒隔离技术、手部卫生等。感染患者与非感染患者分开，特殊患者单独安置。追踪消毒隔离的新技术，及时改进技术方法。

（8）加强重点科室的监测与控制，推行精细化管理：包括感染性疾病科、急诊科、口腔科、输血科、重症监护室、新生儿病房、产房、手术室、消毒供应室、内镜室、血液透析室、导管室、临床检验部门和营养室、洗衣房等。

感染性疾病科和发热门诊：①严格执行传染病防治的法律、法规、规章，并组织实施，有效预防和控制传染病的传播和医源性感染。②有专人负责传染病疫情网络直报工作。③感染性疾病科或传染病科和发热门诊建设布局合理，气体流向合理、三区两带分区明确，定期进行消毒隔离防护督查，发现问题及时处理。④定期对工作人员进行传染病防治知识和技能的培训。

手术室：手术感染的因素很多，主要是指术中的接触传播和空气浮游菌通过各种途径降落于手术创面而引起的感染。手术室的合理布局及功能区域的划分，保证手术设备、医疗器具、术者穿戴用具、接送患者车辆、室内空气的洁净度，以及做好无菌操作、皮肤消毒、麻醉处理和正确使用抗生素。手术室与中心供应室工作流程合理，符合预防和控制医院感染的要求。

消毒供应室：除布局合理等因素外，按规定可以重复使用的医疗器械，应当进行严格的消毒或者灭菌，要使重复使用的医疗器械消毒或灭菌成功，消毒前的清洁非常重要。为了保证清洗质量，采取多酶清洗正逐渐开展，特别强调复杂医疗器械的手工清洗，供应室操作质量全过程监控与追溯系统应广泛采用。

重症监护室：ICU 的特殊环境、收治的特殊对象和经常采用的特殊诊疗操作，构成医院感染的众多危险因素。其中只有环境因素和诊疗操作中易于导致污染和感染的环节可以干预。①环境因素：墙壁质地、洗手设施、通风与净化、布局分区合理、病床足够的空间等。②诊疗操作：工作流程合理、严格无菌操作、清洁与污染物处理、各种治疗器械定期消毒、环境的终末消毒等。定期研究感染情况，及时制定各种预防措施，并定期检查执行情况。工作人员的洗手非常重要。③建立监测制度：发病情况、微生物监测、污染源调查、抗生素使用监测等到目标监测，密切关注下呼吸道感染、泌尿道感染、腹部感染、伤口感染和血源性感染，特别是呼吸机相关性肺炎、血管留置导管相关性菌血症等。

新生儿病房和产房：新生儿免疫功能低下，生存环境的巨变，新生儿医院感染的危机与婴儿出生体重不足呈线性关系。母亲的许多疾病也可对新生儿造成威胁。国内主要是金黄色葡萄球菌感染。婴儿室的科学设计和合理布局对控制医院感染至关重要，并保证洁净的空气、充足的阳光和安静的环境，建立新生儿重症监护病房（NICU），严格感染控制措施，限制人员流动等。

内镜室：严格落实《内镜清洗消毒操作技术规范》，注重内镜使用后的擦拭、水洗、多酶洗液浸泡清洗、漂洗、消毒和冲洗各环节的监测、记录和过程管理，注意人为因素对内镜清洗消毒质量的影响。

血液透析室：应设置在清洁、安静区域，定期对血液透析机进行消毒和监测，设置传染病患者隔离血液净化间，固定床位、专机透析。

临床检验科及实验室：落实《病原微生物实验室生物安全管理条例》规定，严格分区布局，符合医院感染控制和生物安全要求，加强流程管理，对所有临床标本视为具有传染性物质，加强感染预防和无害化处理。

（五）医院感染暴发的控制

医院感染暴发是指在医疗机构或其科室的患者中，短时间内发生 3 例以上同种同源感染病例的现象。《医院感染管理办法》第二十一条规定：医疗机构发生医院感染暴发时，所在地的疾病预防控制机构应当及时进行流行病学调查，查找感染源、感染途径、感染因素，采取控制措施，防止感染源的传播和感染范围的扩大。

流行病学调查指对医院感染病例在人群中的分布及其感染因素进行调查研究并提出预防控制措施对策。即通过查明感染源、感染途径、感染因素来采取相应的预防控制措施，防止疫情的进一步蔓延。疾病预防控制机构接到当地医疗机构医院感染暴发的报告后，应当及时进行流行病学调查。

疾控机构人员到达现场后，应尽快确定流行病学调查计划并按照计划开展调查。对医院感染暴发在人群中的发病情况、分布特点进行调查分析，分析暴发的原因，及时采取有效的处理措施，并向当地卫生行政部门和上级疾病预防控制机构通报情况。具体的步骤为：

（1）证实医院感染暴发的发生：对怀疑患有同类感染的病例进行确诊，建立可行的诊断标准。注意避免因诊断标准失误将会夸大疫情或遗漏病例。病例可分为"确诊""假定""可疑"等不同等级，"原发"和"二代"等不同水平。计算其罹患率，若罹患率显著高于该科室或病房历年医院感染一般发病率水平，则证实有暴发。

（2）分析调查资料：计算各种罹患率，对病例的科室分布、人群分布和时间分布进行描述；通过实验室资料分析，初步确定病原类型，计算人群感染率、隐性感染和显性感染所占的比重，评价危险人群的免疫水平。

（3）查找感染源：对患者、接触者、可疑传染源、环境、物品、医务人员及陪护人员等进行病原学检查。视医院感染疾病的特点，可选择患者、接触者、医务人员和陪护人员的各种分泌物、血液、体液、排泄物和组织为标本，同时还应对有关环境和物品等采样。有时病原体的分离有很大的困难，可以通过 PCR、生物芯片技术和血清学检查方法查找感染源。病原体的分离、鉴定对于确定暴发原因具有重要意义，有助于找到针对性的防治和控制措施。通过各种病原学、血清学检查仍然不能确定感染源时可以采用通过综合性分析初步确定几个可能的感染源。

（4）分析引起感染因素：对感染患者及相关人群进行详细流行病学调查。调查感染患者及周围人群发病情况、分布特点并进行分析，根据疾病的特点分析可能的感染途径，对感染患者、疑似患者、病原携带者及其密切接触者进行追踪调查，确定感染途径。

（5）采取控制措施：①对患者和疑似患者应积极进行治疗，必要时进行隔离。②控制感染途径。在确定感染暴发的感染途径如空气传播、经水或食物传播、经接触传播、生物媒介传播、血液及血制品传播、输液制品传播、药品及药液传播、诊疗器械传播和一次性使用无菌医疗用品传播后采取相应的控制措施。对感染源污染的环境必须采取有效的措施，进行正确的消毒处理，去除和杀灭病原体。肠道感染病通过粪便等污染环境，因此应加强被污染物品和周围环境的消毒；呼吸道感染病通过痰和呼出的空气污染环境，通风和空气消毒至关重要；而杀虫是防止虫媒传染病传播的有效途径。③必要时对易感患者隔离治疗，甚至暂停接收新患者。有条件时可以考虑对易感患者采取必要的个人防护技术。

（6）在调查处理结束后，应及时总结经验教训，制定该医院今后的防范措施，必要时疾病控制机构要考虑其他医院有无类似情况，全面采取控制措施。调查结束后应尽快将调查处理过程整理成书面材料，记录暴发经过，调查步骤和所采取的控制措施及其效果，并分析此次调查的得失。

应当注意，流行病学调查和医院感染暴发的控制自始至终是同步进行的。随着调查不断获得新的发现，及时调整控制措施。最终通过管理感染源，切断感染途径，保护易感人群达到控制医院感染暴发的目的。对于一些无法及时明确感染源、感染途径和感染因素的医院感染，也应根据暴发的特征当机立断采取可靠的控制措施。

四、医院感染预防与控制的效果评估

医院感染管理的制度是否落实、管理措施是否有效，必须对预防和控制的效果进行评价。因此，各级医院感染管理部门应当能够定期对所制定的医院感染管理制度、所采取的控制措施、开展的监测方法、医院感染知识培训等工作，进行效果评估，以便于及时改进工作，避免无效工作。近年来，国家和地方各级卫生行政部门以及各级各类医疗机构都对医院感染管理质量加大了考核评价力度。

（一）医院感染管理质量控制的机构与组织

1. 县级以上地方人民政府卫生行政部门　《医院感染管理办法》第五章"监督管理"规定：县级以上地方人民政府卫生行政部门应当按照有关法律法规和本办法的规定，对所辖区域的医疗机构进行监督检查。对医疗机构监督检查的主要内容是：

（1）医院感染管理的规章制度及落实情况。

（2）针对医院感染危险因素的各项工作和控制措施。

（3）消毒灭菌与隔离、医疗废物管理及医务人员职业卫生防护工作状况。

（4）医院感染病例和医院感染暴发的监测工作情况。

（5）现场检查。

2. 医院感染管理质量控制中心　国内大部分省份（如北京、上海、天津、重庆、福建、浙江、辽宁等）在2002年前后，相继成立了"医院感染管理质量控制中心"，其隶属于各省市原卫生厅、局医政处，进行行业内的质量控制。几年来的实践证明、质量控制中心成为卫生行政部门的有力"抓手"和得力"助手"。在应对医院感染应急事件、落实原卫生部检查要求、保障医患安全提高医疗质量、促进医院感染管理事业进步等方面起到了非常大的作用。原卫生部组织的历次医院管理检查中，负责医院感染管理方面检查的专家均来自于各省质量控制中心。全军医院感染管理质量控制中心也于2010年成立。

医院感染管理质量控制中心主要职能和工作如下（摘自湖南省医院感染管理质量控制中心文件并作调整）：

（1）在卫生厅医政处的直接领导下，结合本省实际情况，进行医院感染管理的策略研究，提供咨询意见。

（2）根据国家有关医院感染管理的政策法规和规章制度，制定全省医院感染管理质量控制的指标体系、控制标准和评价方法。

（3）对全省医院感染管理情况进行督促检查和考核评价。

（4）对全省医院感染的质量管理情况组织交流，接受各医院的咨询，帮助指导全省各级医院的质量管理工作。

（5）协助对本省发生的医院感染事件进行调查、分析，提出处理建议；制订突发医院感染暴发流行处理预案，担负应急处理任务。

（6）对本省医院感染管理的相关课题进行研究；对将引入的新技术、新方法进行医院感染质量控制的论证，提出引入标准。

（7）对全省医院感染专职人员和相关人员进行必要的专业技术培训。

（8）建设健全本省医院感染监控网络，收集分析资料，为制定措施提供依据。

（9）完成省卫生厅医政处交给的其他相关任务。

3. 医院范围内的医院感染管理质量控制组织　《医院感染管理办法》规定医院感染管理委员会的职责之一是研究并确定本医院的医院感染管理工作计划，并对计划的实施进行考核和评价；规定医院感染管理部门对有关预防和控制医院感染管理规章制度的落实情况进行检查和指导。实际实施过程中以后者为主。

（二）医院感染管理质量考核评价标准

根据国家发布的与医院感染管理相关的法律、法规、规范、标准、指南，借鉴国际成功的经验，原卫生部于2006年组织相关专家编写了《医院感染控制质量管理评价标准（征求意见稿）》，各级卫生行政部门、各省医院感染管理质量控制中心和医院编写了不同层面的《医院感染管理质量考核评价标准》，逐步形成了医院感染管理质量控制体系。考评标准一般包括质控项目（即考评内容，含标准值）、考评方法、评分方法（包括分值与扣分值、统计分析）等。

《医院管理评价指南（2008年版）》中规定了与医院感染防控相关的三级综合医院评价指标参考值：①法定传染病报告率100%。②清洁手术切口甲级愈合率≥97%。③清洁手术切口感染率≤1.5%。④医院感染现患率≤10%。⑤医院感染现患调查实查率≥96%。⑥医疗器械消毒灭菌合格率100%。

（三）医院感染管理质量考核评价的实施

1. 现场检查　由医院感染管理专业人员组成检查组，制作统一的现场考评表，经过集中培训后到现场进行检查、考评。包括实地查看（文件资料、设施设备、布局流程、演练操作等）、询问相关人员

（防控知识、技术方法等）。可携带考评表，检查的同时即时评分，再统一汇总、分析。此方法的优点是结果客观，真实可靠，能够实现边检查边督导，易于实现质量改进；缺点是耗费人力和时间。

2. 问卷调查与远程上报　属于被动考评方法。根据医院感染管理质量考核评价标准，设计科学合理的问卷（或考卷）、制作方便实用的调查软件，对相关医院或科室进行定向发放，回收后进行统计、分析，也可得到相应的考评结果。相对现场检查，此方法的优点是节省人力和时间，缺点是主观影响因素较大，结果欠客观，无法实现及时督导、及时改进。

（杨　婷）

第四节　医院感染管理的发展趋势

医院感染已成为影响患者安全、医疗质量和增加医疗费用的重要原因，也是医疗高新技术开展的主要障碍之一。

随着医疗技术的不断发展，医院感染的预防与控制面临着更多的持久战，大量介入性诊断、治疗技术普遍应用于临床，放疗、化疗以及抗菌药物广泛应用，加之疾病谱的变化和人口老龄化程度的不断提高，使得医院感染在传染源、传播途径和易感人群等方面都发生了很大变化。在病原学方面，医院感染病原体的复杂性、多样性及其新的演变趋势给医院感染管理和临床诊疗工作提出了许多新的课题，原已被控制的一些传染病存在死灰复燃、卷土重来的可能，不能掉以轻心，同时，新的传染病陆续出现，在我国已经发现十余种新发传染病，如艾滋病、莱姆病、SARS、人禽流感、诺如病毒引起的腹泻、甲型H1N1流感等。随着病原体的变异和抗菌药物的推陈出新，导致了微生物的耐药性，并在医院内传播。目前，肺炎球菌、葡萄球菌、肠球菌和结核杆菌对许多曾经有效的抗菌药物耐药，耐甲氧西林金黄色葡萄球菌（MRSA）、耐万古霉素金黄色葡萄球菌（VRA）及多重耐药菌株不断增加，如多重耐药的铜绿假单胞菌、鲍曼不动杆菌等。在感染宿主方面，由慢性非传染性疾病患者、老年人口以及儿童构成的易感人群队伍在迅速增加。医院感染的问题愈来愈突出，管理的难度逐步加大，对医院感染管理和专业人员的专业技术水平提出了更高要求。

在过去的几十年中，许多发达国家已将医院感染管理作为一门专业，针对在医疗、护理、检验活动过程中不断出现的感染情况，研究分析导致医院感染的各种危险因素，运用有关的理论和方法，总结医院感染发生规律，并为减少医院感染和降低医院感染的危险性而实施了有组织、有计划的预防和控制措施。我国有组织地开展医院感染和管理工作起始于1986年，虽然起步较晚，但三十余年来我国医院感染管理在组织建设、建章立制、开展监测、学术研究和交流、专业人员培训方面都取得了迅速发展，使我国医院感染管理工作步入规范化管理轨道。但是，目前我国医院感染管理工作仍然存在许多问题，主要表现在：部分医院没有明确和落实对预防和控制医院感染、保证患者安全应负有的责任，一味追求高精诊疗技术的发展，忽视感染预防措施的同步实施；部分医院对医院感染预防与控制工作重视不够，认为该项工作"只花钱，不挣钱"，在人力、物力、财力方面投入不足或者根本不投入，特别是医院在侵入性诊疗器械的消毒灭菌、医务人员手卫生等基础性工作方面存在着诸多隐患；各级卫生行政部门对医院的监管力度不够，存在着对医院的问题、隐患失察，以及发现问题未予坚决纠正的问题；医院感染管理专业人员的知识和技术水平需要提高，医务人员预防和控制医院感染的意识需要增强，等等。

一、医院感染的新发展与新理念

1. 现代医学模式更加重视疾病的预防　现代医学模式已由单纯生物医学模式转变为生物－心理－社会医学模式，从而使医院的医疗服务由个体扩大到群体、由生理扩大到心理、由单纯医疗服务扩大到预防、医疗、保健、康复等有机结合的综合医疗服务。医疗模式从医疗救治向预防转变，也促进了医院感染预防与控制的发展，但我们也要看到，医院感染管理具有复杂性和艰巨性，可以说有医院，就会有医院感染。同时，随着人们生活水平的提高，知识的进步，法律意识的增强，对疾病知识的掌握、对治疗方法的了解、医院动作模式的熟悉和对自身的关爱程度的提高，促使患者和家属对医疗过程和医疗安全也越来越关注，医院感染问题也越来越受到医务人员、患者、患者家属和全社会的重视，医院感染需要将监测与预防的关口前移，需要对住院患者的全过程的监督，需要与社区医疗体系进行联合预防耐药菌的播散。

2. 医院感染定义在内涵上有扩展的趋势　在概述中有关医院感染定义中，我们讲到了引入医疗相关感染的概念，它包括了一切与医院或医疗活动相关的感染，不局限于医院内感染，也包括社区感染，不再强调"医院获得"。因为，医院感染与社区感染的界线有时并不十分清晰，且不少发病机制、诊治和预防控制具有共性。因此，近年来，国外趋向用范围更广的"感染控制"概念，而不是"医院感染控制"，也是新的提法。

3. 医院感染专职人员向感染预防专家（infection preventionist，IP）转变　医院感染管理部门是一个兼有业务和管理职能的科室，要求专职人员既要有感染防控的业务能力还要具备一定的管理能力。

在业务上，努力成为感染预防专家。做感控人易，做感控行家难，原因是感染管理是综合性的交叉学科，涉及学科知识多，感染防控新理论、新技术不断涌现，只有充分掌握和不断更新自己的知识和技能，才能更好地指导临床；掌握应用循证医学理论推选有效的感染预防方法，制订与实施感染预防控制计划项目，增加培训医务人员和患者的能力，将感染预防关口前移；严格执行预防手术切口感染、呼吸机相关性肺炎、导管相关性血流感染及泌尿系感染等一系列感染防控方案，重视感染防控过程和结果监控结合，努力使自己成为受人尊重的感染防控的"杂家"。

在管理上，努力学习现代的管理知识，学会开发领导和与人沟通的技巧，树立科学发展、以患者为中心和"医院不能给患者带来伤害"的理念，应深入理解和提倡医院感染零宽容（zero tolerance）。准确掌握医院感染管理方面的法律法规，树立依法管理，科学防控的思想，才能在工作中得心应手。将管理学知识融入医院感染预防与控制，如将持续质量改进、ISO 9001 质量体系、六西格玛管理法等，应用到医院感染管理中，会收到事半功倍的效果。将医院感染管理与医院发展建设挂钩，必须建立良好的医院感染管理质量评价体系与指标，定期反馈和公布感染信息。将医院感染管理与医院文化建设挂钩，提倡团队精神，在医院文化建设中构建未来，规划职业生涯，运用专业知识和综合素质使自己成为感染防控工作流程中的关键，与其他成员保持良好的沟通与协调，关注工作细节，最大限度地调动工作的积极性、主动性和创造性，高效率地完成自己的工作，充满自信和快乐的为降低医院感染率，确保医患安全贡献力量。医院感染管理感染的发生原因多、途径复杂，涉及人员面广，感控人员少，需要与医院管理部门及临床科室人员相互协调与配合，才能做好感染控制工作，多学科协作规范化决策模式——MDT（multi - discipinary team）应在感染管理有很好的应用。在工作中，树立服务与保障意识，采取换位思维，主动与临床科室沟通，建立彼此间的信任关系，转变感控人员就是检查的、扣分的形象，了解科室开展新技术、新业务的情况，协助解决具体问题，通过每一次感染事件的处理和防控督导，交一批临床朋友，使科室从不欢迎感控人员来→问一下感控人员这样做行不行→请感控人员来帮忙的良性循环。

4. 医院建筑学方面融入感染预防的理念　根据环境卫生学和感染预防的隔离传染源的要求，在医院建筑新建改建中，按照医院感染预防与控制流程进行设计和改造，正如美国医疗机构评审国际联合委员会编著《医院评审标准（第三版）》的要求，医疗机构降低拆除、建设、装修场所的感染风险。在计划拆除、建筑或装修时，医疗机构使用风险标准，包括装修或建筑对空气质量的影响要求、感染控制、公用设施的需求、噪声、振动和紧急情况处理程序等。

5. 感染控制的"零宽容"理念　"零宽容"是指我们对待每一个医院感染都要当作它永远都不该发生那样去追根溯源。每一个医务人员，特别是医院感染管理专职人员应该有追求可预防感染的"零宽容"目标的愿望。"零宽容"是一个目标、方向、承诺、态度、文化。"零宽容"不仅意味着降低"感染率"，更在于尽可能避免每个可预防感染案例的发生，意味着发生了可预防的感染案例，不再是"可接受"，仅仅低于国家平均感染水平并不足够好；"零宽容"并不意味着惩罚那些发生了无法预防的医院感染的医疗机构或ICP，并不意味着惩罚那些因条件所限而无法遵从感染控制措施的医疗团队。

6. 医疗安全和职业暴露与防护受到重视　患者和医务人员的安全成为全球关注的重点。医院感染影响医疗质量，直接影响到患者的安全，患者安全是世界各国所面临的共同问题，"患者安全国际联盟"提出了21世纪医疗系统质量改进的目标：安全（safe）、有效（effective）、以患者为中心（patient - centered）、及时（timely）、效率（efficient）、公平（equitable）。"安全"是医疗质量的首要问题和最基本的要求。2005年至2006年"全球患者安全挑战"以"清洁保健，增进安全"为主题，其目的在于加强会员国对处理卫生保健相关感染问题的承诺，为实现这一目标，该行动在开展血液安全、注射和免疫接种安全、临床操作安全、安全饮水、卫生设施和废弃物处理行动的同时，推出新制定的《WHO卫生保健中手部卫生准则（最新草案）》。

2007年底我国"全球患者安全倡议活动"启动仪式暨"医院感染与患者安全"会议上，黄洁夫副部长在会上宣读"中国卫生部支持预防和控制医院感染、保障患者安全"的声明，宣示我国加入"全球患者安全联盟倡议"。

7. 手卫生更加受到重视和执行　随着国际上对手部卫生的重视和研究，经手接触传播细菌是医院感染的最主要传播途径，约80%的感染是经手传播的，因此，手卫生成为了国际最关注的感控措施，洗手和手消毒被认为是预防医院感染最基本、最有效、最经济、最简单的预防措施，甚至提出了手卫生能够挽救生命。许多具体加强手卫生的措施，也在我国各级医院得到了实施，手卫生设施设置在走廊，快速手消毒液的应用、非接触式水龙头的广泛使用，干手用纸巾的应用等。针对手卫生依从率的调查和督查，加入到医院感染督查中。我国2009年出台了国家手卫生标准《医务人员手卫生规范》，规范的宣传和执行，提高了我国医务人员对手卫生的重视程度和依从性，重视手部卫生正逐渐成为医务人员的意识和行动，影响医务人员医疗过程中的行为。

8. 关注医院感染与经济效益的关系　医院感染专职人员要使医院领导改变感染防控只投入、无产出的错误认识，了解医院感染管理与医院效益密切相关。据美国医院感染控制效果研究显示：感染控制成本8亿美元/年，医院感染控制节约资金24亿美元/年，成本效益比为1：3。医院感染暴发事件的发生，给医院造成的名誉损失和经济损失是显而易见的，但散发病例所造成的损失也逐渐清晰起来，美国联邦医疗保险与医疗救助服务中心2008年10月开始，拒绝支付部分医院感染造成的费用支出，即在出院的患者中，如果出现插管相关尿路感染、血管插管相关感染、手术部位感染——冠状动脉搭桥术后的纵隔炎等所造成的费用被拒绝支付。目前，正在论证停止支付费用的部分：全膝关节转换术后的手术感染、军团菌病、呼吸机相关肺炎、金葡菌败血症、艰难梭菌病等。这是迄今最具有冲击力的政策改变，也是医院感染与经济效益最直接的关联事例。医院不能收回为患者感染进行治疗的费用，就意味着医院自己来支付患者这方面的费用。这些政策对医院感染防控带来了巨大的冲击力，让医院领导和临床医务人员普遍感受压力，必将导致对医院感染预防与控制的真正重视，使预防医院感染转为自觉行动。同样，我国原卫生部正在大力推行临床路径和单病种付费，未来我国医院也将面临患者部分感染治疗费用收不回来的问题。

二、医院感染监测关注目标监测和充分利用信息技术

1. 医院感染监测方法的转变　除应用信息技术提高感染监测效率，从监测方式上也从原来的综合监测向目标监测转变。美国已经停止开展全面综合性监测，原因是已经了解医院感染发病率基线与危险因素，全面综合性监测花费人力太大，减少了感染管理专职人员进行干预时间，不同医院和科室的综合监测结果缺乏可比性，而目标性监测具有针对性，省时省力。目前开展的监测目标有：①ICU监测。②HAP监测。③外科手术部位感染监测。④细菌耐药性监测。⑤抗菌药物使用监测。各医院可以结合各自的综合性监测资料基础上发现的问题，或在目标性监测基础上发现的新问题做进一步的目标性监测，目标性监测应包括对干预措施效果的评价等，如采取某项感染控制措施或技术后对某些感染率的影响等。我国2009年公布的《医院感染监测规范》规定，新建的医院或未全面监测及小型医院，还是要进行2年的综合性监测。

目标性监测的优点：集中有限的资源用在高危部门监测；聚焦于已知有控制措施的医院感染监测；能确定有效的标准；灵活性，能结合其他策略进行监控；增加监测的效率；省下时间，使感控人员开展其他感控活动。目标性监测的缺点：收集资料限于目标人群或危险因素，可能会遗漏非监测部门或人群

的感染的暴发。

2. 医院感染管理的信息化建设飞速发展 加强医院感染信息化建设，不仅能够提高医院感染信息的及时性，与其他部门沟通的速率和感控工作的效率，提高医院感染预防与控制措施的实施效果，而且可以实现对住院患者全过程监控，如基于 HIS 建立的医院感染实时监测预警系统，能够从多个资源点对感染相关因素进行主动、连续和系统地监测分析，提示医院感染相关事件，简化目标性监测，分析抗菌药物合理应用及病原菌的耐药性，提升了感染监控效率和质量，密切与临床人员的沟通，也使感控人员对临床感染病例的及时干预得以实现。同时，国家、地区的医院感染监测网络、耐药菌监测系统相继建立，对促进我国医院感染监测的整体水平，起到了促进作用。

在感染控制方面，应用网上挂号、电话预约服务、电脑自助挂号机、气动物流传输系统、视频系统与门禁系统的应用等，减少了患者在医院停留时间或来院次数，满足解决了患者家属探视时与患者相互沟通和了解患者病情的需要，从而减少被污染或感染的机会，避免了微生物的相互污染和传播，也可减缓医院中的耐药菌向社区扩散速度和机会。

通过感染专业网站，如原中华人民共和国卫生部（www. moh. gov. cn）、中国医院感染管理网（www. nimc. org. cn）、中 国 医 院 感 染 网（www. yygr. cn）、上 海 国 际 医 院 感 染 控 制 论 坛（www. icchina. org. cn）、中国疾病预防控制中心（www. chinacdc. net. cn）和国外的感染相关网站，及时追踪和收集国内外医院感染信息和传染病疫情，新的预防控制措施、新的标准、规范，用以指导医院感染控制和传染病防控工作。利用远程医学网和院内闭路电视、院内办公网，进行网络教育、授课和宣讲。充分利用医院内部网络，定期或不定期发布医院感染监控信息和传染病疫情及防治信息，为全院同志及时了解医院感染控制、传染病疫情及防控信息，作好预防提供支持。

3. 微生物实验室在监测预警中的作用受到更大的重视 微生物实验室是把医院感染控制和研究工作引向深入的基础和前提，感染防控或流行病学调查效果取决于正确鉴定病原菌的能力、快速分析致病菌的数据，以及结果的通报；特别是在病原微生物的检验和耐药细菌的筛选等方面对临床感染控制的支持上。因此，感染管理专职人员应加强与临床微生物实验室的沟通和联系。大力支持和积极参与医院感染控制工作，也是临床微生物实验室责无旁贷的工作职责。感染管理科建立自己的实验室也是目前感染控制学科发展的一种趋势，有的医院将医院感染控制办公室设立于临床微生物科或临床微生物室设立于医院感染控制科，以此加强感染管理与实验室之间的沟通与联系。

实验室人员所参与的感染控制工作：①正确鉴定医院感染中涉及的病原微生物。②医院内各种环境标本的细菌学监测。③精确进行抗生素敏感试验。④定期通报实验室数据。⑤对医务人员医学微生物学知识的教育培训。⑥做好实验室内的感染管理与生物安全。⑦参加医院感染管理委员会及感控工作。⑧加强与临床医务人员及感染管理人员的协作沟通。

三、医院感染管理更加规范化、科学化、精细化

1. 医院感染管理制度建设走向规范化、科学化 在我国 2003 年突如其来的 SARS 疫情，促使我国全社会重新重视疾病预防与控制工作，特别在传染病防治和医院感染预防与控制有了新的认识，医院感染管理工作得到了应有的重视和迎来了新的发展机遇。相继出台了一系列法律、法规、规范、指南和标准，原卫生部 2006 年成立了医院感染管理标准委员会，每年将会有 3～5 个医院感染方面的规范和标准出台，标准的制订过程，参考国外的法规与指南，借鉴以往的成功经验，以循证医学为基础，结合医院的实际情况，进行科学严谨的调研论证，避免执行过程过于烦琐的现象，使制度制订过程更加科学合理，新的规范和标准的操作性、实用性更强。

卫生行政部门也加大制度执行的督查，各级医院在如何帮助医务人员更好地做好感控工作上下工夫，将感染防控过程和各种制度进行仔细分析分解，制订各种 SOP，实行精细化管理，加大制度的执行力度，同时，采取持续改进的管理理念，采用 PADC 循环方法，开展制度体系效能性评估，量化具体的考核机制，发现不足，及时修改，不断提高感控管理的质量和效率。

2. 行业内部管理得到了加强 各地相继成立了医院感染管理质量控制中心，在当地卫生行政部门

的直接领导下，进行行业内部的管理与督导、检查工作；各地根据国家法规、指南和标准等制定了本地的医院感染管理质量考核评价实施细则，给医院感染管理者及医务人员明晰的责任和检查标准，促进了医院感染管理知识的普及和防控措施的实施；同时，加强了地区内医院感染的监测工作，特别是近年来，各地开展的手术切口感染的目标监测，多中心同时开展大样本的调查，不仅掌握了各医院的基本情况，而且还进行了医院间的横向比较，提升了医院开展感染控制压力和动力。

3. 医院感染管理为医院等级评审和医院管理质量考核评价中的重要内容 原卫生部的"医院管理年"活动中，医院感染管理专家参与其中，医院感染管理内容成为"医院管理年"活动的九项内容之一，极大地提高了医院感染管理在医院管理中的作用和地位，随后的各级各类医院管理监督检查中，医院感染管理均为重要检查内容之一，所占权重也有逐年增加的趋势。2008 年的《医院管理评价指南》以及目前正在开展的医院等级评审内容中，医院感染管理也成为其重要内容之一，促使医院管理者提高了对医院感染管理工作的重视和支持。

4. 医院感染监督与检查趋向量化、精细化 在医院感染管理监察督导过程中，督查的内容也在逐渐具体化，对制度的落实和防控措施是否实施向量化和精细化方向发展，如：有具有本院特色的医院感染管理规章制度；有独立的医院感染管理科、职责明确，配备的人员能满足开展工作的需要；开展了医院感染的监测、资料有分析、反馈；有根据监测发现问题的改进措施；医院感染的报告符合《医院感染管理办法》及《医院感染监测规范》要求；具体举例 MRSA 或 VRE 的控制措施，并达到相关法规、标准的要求［包括如何发现（诊断）、报告、抗菌药物应用的指导、消毒措施、接触隔离措施（标识）、手卫生措施、医疗废物的处理、医务人员与患者的宣教等；到发生 MRSA 的病房询问医务人员的做法］。

检查手卫生设施及医务人员的手卫生实施情况：分别抽查内外科病房各 1 个，有洗手设施与用品，干手方法正确，观察 5 例医务人员洗手的依从性（洗手率，含用速干手消毒剂消毒手），洗手方法正确，有洗手标识，配有速干手消毒剂，并查看洗手液与手消毒剂的领用量。查看全院第 2 季度速干手消毒剂的进货量，判断其使用的真实情况。

口腔诊疗器械包括手机的清洗消毒设备、流程、方法、监测符合《医院感染管理规范》要求，并查看洗手设施包括洗手池数量、干手方式、洗手液与手消毒剂的领用量，每天诊疗人次数，计算与手机数、洗手液与消毒液用量的比例能否达到要求。

查看胃镜肠镜工作站的计算机诊疗记录系统一周的检查患者数与功能完好的电子胃镜数量，判断是否能满足诊疗与清洗消毒的要求；设施、设备符合"规范"要求，手工清洗消毒符合要求，登记清楚，符合要求，查多酶洗液的领用量与使用量是否吻合，干燥、储存符合《医院感染管理规范》要求，附件的消毒达到要求。查看一周腹腔镜手术量与功能完好的腹腔镜数量，其消毒灭菌仪器、方法、过程符合《医院感染管理规范》要求，打开一个包直接查看清洗消毒质量。

记录某月中一星期具体的医疗废物量；查看病房登记的重量是否与暂存地登记的重量相符合，是否送有资质的单位处置，登记、交接清楚，记录保存符合要求。

5. 医院感染培训增加了新的内容和观念 从强调对感染管理专职人员和医务人员，以及全院员工的感染预防与控制知识培训，增加了对患者、陪住、探视家属的培训，采用宣传栏、科普书、张贴画、知识卡和入院须知等多种形式，对他们进行预防和控制医院感染的宣传教育，增强清洁、卫生观念，配合落实医院消毒隔离制度、探视及陪住制度，规范他们在医院的行为，更为重要的是，患者及家属了解了医院感染防控措施和做法，可以督促和监督医护人员，可以提升医务人员的执行力，落实医院感染预防与控制措施。

6. 加强了医院感染事件的问责 医院感染监测、控制、管理水平是衡量一个医院管理水平、技术水平和整体形象的标志，医院感染的发生，特别是医院感染暴发事件的发生会给医院带来严重的后果，患者及家属生命、财产损失巨大，影响医院在社会的形象和信誉，会造成大量患者流失，经济赔付数额巨大，甚至造成医院领导的问责，2008 年以来，原卫生部公布的医院感染暴发事件均进行了问责，发生医院感染暴发的医院，从医院院长、副院长、护理部主任、医务处（科）长，到发生暴发感染事件的科室领导、护士长，感染管理科主任和具体医务人员均被撤职、免职或处分，在医院管理者中产生了极大的震撼，也促使他们更加关注医院感染的预防与控制。

四、加强合理使用抗菌药物管理和耐药菌的预防与控制

1. 加强合理使用抗菌药物管理　目前抗菌药物不合理使用现象变得较为普遍，主要表现是：预防用药太多，使用时间过长，用药档次过高，联合用药过多。抗菌药物合理使用是医院感染管理的难点和重点，抗菌药物不合理使用已造成了严重的危害，引起了耐药菌株不断增长，细菌变异，菌群失调，多重耐药菌株的出现等，给患者带来了很多痛苦和经济负担，延长住院时间，消耗了社会医疗资源。为此，国家出台了《抗菌药物临床应用指导原则》。

对抗菌药物实行分级管理。将抗菌药物分为非限制使用、限制使用与特殊使用三类进行分级管理。临床选用抗菌药物应遵循本《指导原则》，根据感染部位、严重程度、致病菌种类以及细菌耐药情况、患者病理生理特点、药物价格等因素加以综合分析考虑，参照"各类细菌性感染的治疗原则及病原治疗"，一般对轻度与局部感染患者应首先选用非限制使用抗菌药物进行治疗；严重感染、免疫功能低下者并发感染或病原菌只对限制使用抗菌药物敏感时，可选用限制使用抗菌药物治疗；特殊使用抗菌药物的选用应从严控制。临床医师可根据诊断和患者病情开具非限制使用抗菌药物处方；患者需要应用限制使用抗菌药物治疗时，应经具有主治医师以上专业技术职务任职资格的医师同意，并签名；患者病情需要应用特殊使用抗菌药物，应具有严格临床用药指征或确凿依据，经抗感染或有关专家会诊同意，处方需经具有高级专业技术职务任职资格医师签名。紧急情况下临床医师可以越级使用高于权限的抗菌药物，但仅限于1天用量。

抗菌药物合理使用的管理，一方面应加大宣传教育力度，使各级医生了解抗菌药物不合理使用的危害；另一方面要制定合理使用抗菌药物规章制度，使临床医生了解抗菌药物合理使用的原则和方法，管理部门定期对临床科室进行考评，监测抗菌药物使用情况，及时分析、反馈存在问题，提出改进措施。

在抗菌药物临床应用管理方面，提出以严格控制Ⅰ类切口手术预防用药为重点，进一步加强围手术期抗菌药物预防性应用的管理；严格控制氟喹诺酮类药物临床应用；严格执行抗菌药物分级管理制度，明确指定了"特殊使用"的抗菌药物种类：①第四代头孢菌素：头孢吡肟、头孢匹罗、头孢噻利等。②碳青霉烯类抗菌药物：亚胺培南/西司他丁、美罗培南、帕尼培南/倍他米隆、比阿培南等。③多肽类与其他抗菌药物：万古霉素、去甲万古霉素、替考拉宁、利奈唑胺等。④抗真菌药物：卡泊芬净、米卡芬净、伊曲康唑（口服液、注射剂）、伏立康唑（口服剂、注射剂）、两性霉素B含脂制剂等。同时规定，"特殊使用"抗菌药物须经由医疗机构药事管理委员会认定、具有抗感染临床经验的感染或相关专业专家会诊同意，由具有高级专业技术职务任职资格的医师开具处方后方可使用。医师在临床使用"特殊使用"抗菌药物时要严格掌握适应证，药师要严格审核处方。紧急情况下未经会诊同意或需越级使用的，处方量不得超过1日用量，并做好相关病历记录。

2. 耐药菌及多重耐药菌更受关注　2008年原卫生部颁发关于加强耐药菌管理的文件，要求重视和加强耐药菌及多重耐药菌的医院感染管理，建立和完善对多重耐药菌的监测，包括MRSA、VRE、EBSLs、多重耐药的鲍曼不动杆菌、绿脓菌等；预防和控制多重耐药菌的传播，加强医务人员的手卫生、严格实施隔离措施、切实遵守无菌技术操作规程、加强医院环境卫生管理，加强抗菌药物的合理应用，加强对医务人员的教育和培训，加强对医疗机构的监管。

加强临床微生物检测与细菌耐药监测工作，建立抗菌药物临床应用预警机制，建立了全国医院细菌耐药监测网络，约900余所医院参加。要根据全国和本地区细菌耐药监测结果，结合本机构实际情况，并采取相应的干预措施：①对主要目标细菌耐药率超过30%的抗菌药物，应及时将预警信息通报本机构医务人员。②对主要目标细菌耐药率超过40%的抗菌药物，应慎重经验用药。③对主要目标细菌耐药率超过50%的抗菌药物，应参照药敏试验结果选用。④对主要目标细菌耐药率超过75%的抗菌药物，应暂停该类抗菌药物的临床应用，根据追踪细菌耐药监测结果，再决定是否恢复临床应用。

国际上也提出了预防抗菌药物耐药的12项措施。在预防感染方面：①接种疫苗。②拔除导管。在

有效的诊断和治疗过程中：①针对性病原治疗。②控制抗菌药物应用。在合理应用抗菌药物过程中：①应用当地资料。②专家会诊。③治疗感染，而非污染。④治疗感染，而非寄殖。⑤严格掌握万古霉素应用指征。⑥及时停用抗菌药物。在预防疾病传播方面：①隔离患者。②遏制医务工作者传播。

总之，医院感染防控是一项系统工程，关键需要领导重视、医护人员认真负责、广泛开展教育、培训、制定制度去约束影响医护人员及其他职工的行为。不同医院由于患者构成、环境、医护人员行为、治疗、可利用资源不同而需要不同的感染监控措施。医院感染监控措施的评估，要根据医院的需要而定，较大医院所采取的一些医院感染监控措施，在方法和程序上并非金标准，只是针对某些问题制定的，并未经过严格的评价。因此，需要医院感染管理专职人员对本院的医院感染防控措施有一个持续改进的过程，来提高医务人员和自己的执行力，确保医患安全和医疗质量。

（陈　帅）

第五节　医院感染监控管理信息系统的应用

医院感染是与医院相依并存，随现代医学的发展，传染源、传播途径和易感人群都发生显著变化，使医院感染发生的影响因素复杂化，特别是近年来介入性诊疗方法的开展，放疗化疗以及滥用抗菌药物，导致细菌变异，耐药菌株增多，以及老年长寿人群增多，慢性疾病患者生存时间延长等均为医院感染发生的重要因素，与医院感染影响突出的因素有致死性的原发疾病、全身广谱抗生素的应用、伤口引流、免疫抑制剂的应用、机械通气、免疫缺陷、留置导尿、长期住院、高龄等。因此，医院感染管理是现代医学发展中面临的重大难题，也是医疗质量管理的重要组成部分。随着人们对医疗质量和医疗安全的关注，医院感染管理能力与监控手段已成为衡量一个医院管理水平、技术水平、医疗质量和医德医风的一个重要标志，医院应用信息技术提高感染管理和监控水平成为一种必然趋势。建立一个完善的医院感染监控与管理体系，有利于各方面相互协调、相互支持与合作，可以从根本上降低医院感染的发生率，预防医院感染的暴发散发流行，缩短患者病程和住院时间，减少患者的医疗费用和国家财政开支。长期的实践业已证明，建立和完善医院监控与管理体系，切实抓好医院感染监控与管理工作，对于提高医疗质量，增强经济效益和社会效益具有重要意义。

一、国内外医院感染信息化管理进展

（一）国外医院感染监测系统

1. 监测方法　为了在不同的医疗机构和区域间实现有意义的医院感染数据比较，必须在监测系统中建立标准化的病例诊断标准和监测方法。只有当各医疗机构采用同样的病例定义和监测方法时，不同医疗机构间医院感染发生和控制的水平才具有可比性。1988 年，美国 CDC 制定并发布了用于 NNIS 系统的医院感染定义和监测标准。由于临床诊断技术的迅速发展和监测经验的逐渐积累，美国 CDC 专家组在 1992 年对其做了进一步的修订。受其影响，此后建立起来的法国、英国、德国、加拿大等国家的医院感染监测系统，均采用了 NNIS 系统对医院感染的定义。NHSN 监测网络建立后，对 NNIS 原有的医院感染定义和监测标准做了修订，并于 2008 年发布了对急性病诊疗机构（acute care setting）医院感染监测的定义和标准。

在医院感染定义和监测方法标准化的前提下，不同医疗机构医院感染的发生率仍会受到疾病严重程度、医疗设备、医院环境等多方面因素的影响。为了提高不同医疗机构间数据比较的价值，NNIS 系统按临床科室和解剖部位（新生儿按出生体重）进行分层。在比较某种医院感染的发生率时，以感染病例数作为分子，以某种操作或设备使用天数作为分母，从而最大程度的消除了混杂因素的影响。对于手术切口部位的感染，NNIS 用危险指数进行分层分析，以校正手术患者基础疾病、手术切口部位污染程度和手术操作持续时间的影响。

2. 监测目标　最初，NNIS 建立了 4 个监测模块，即全院综合性监测模块（hospital – wide surveillance component）、成人和儿科重症监护病房监测模块（adult and pediatric intensive care unit surveillance

component)、高危新生儿监测模块（high risk nursery surveillance component）和手术患者监测模块（surgical patients surveillance component）。参与 NNIS 的医疗机构可以选择 1 个或多个模块的内容，按照 NNIS 的定义和指导方案进行大于等于 1 个月的医院感染监测。

然而，全院医院感染监测在占用大量的时间和资源的同时，却无法对所有影响因素进行危险度分层或调整，不能实现医院、区域或国家间医院感染水平的比较。鉴于此，在已经了解全国医院感染发生率和危险因素的前提下，部分专家于 20 世纪 80 年代提出了选择性地进行全院综合性医院感染监测，部分医疗机构由于自身资源限制和监测重点等问题，不再进行全院综合性医院感染监测。1999 年，NNIS 系统取消了全院医院感染监测模块，将监测的重点转移到 ICU 和抗菌药物应用与耐药性（antimicrobial use and resistance）监测。

Klevens 等对 1990—2002 年美国 1 737 125 例医院感染病例信息的分析结果显示，尿道感染占 32%，手术切口部位感染占 22%，肺炎占 15%，血流感染占 14%，共占医院感染的 83%。其中近 24.57% 的医院感染病例发生在 ICU。因此，在 NNIS 和 NHSN 的报道中，导管相关性感染（包括尿管、中心静脉导管和气管插管）、手术切口部位感染、高危新生儿感染及抗菌药物使用情况均成为监测的重点。

根据各自的国情，欧洲其他发达国家均在医院感染监测系统中有针对性的开发了本国的医院感染监测模块。英国的监测系统创建于 1996 年，由医院获得性病原体、尿管相关性尿路感染和手术室感染 3 个子项目组成。

3. 监测效果　随着医院感染监测的深入开展和大规模应用，医院感染的相关干预措施也被不断应用到实践当中。为了评价医院感染监测及干预措施对医院感染控制的效果，美国于 30 年前开展了一项针对 NNIS 系统的医院感染控制效果研究（SENIC）。该研究旨在确认医院感染监测和控制计划是否降低了医院感染的发生率，进而描述医院感染发生的真实情况，探索医院感染监测对医疗机构感染发生率的影响。该研究结果显示，1970—1976 年，参与医院感染监测及相关干预措施的实施（包括配备 1 名经验丰富的感染控制医师、每 250 张床配备 1 名感染控制护士、定期开展活动、按要求规律上报数据）的医疗机构，医院感染发生率平均降低了 32%，而未进行监测的医疗机构医院感染发生率则增加了 18%。对德国参与 KISS 系统大于 3 年的医院感染监测数据进行分析后发现，与第 1 年相比，参与监测第 3 年的呼吸机相关性肺炎感染发生率由 11.2‰ 下降为 8.0‰，而导管相关性血流感染发生率则由 2.1‰ 下降为 1.9‰。这些研究结果也说明，医院感染监测本身就是一个有效的干预过程，是对临床及相关工作人员医院感染知识的持续培训过程。

比较而言，欧美发达国家的医院感染监测系统走在了前列。医院感染监测系统主要是整合在医院的 HIS（医院信息系统）系统上，通过监控某个地区，如各个省市、州的医院中发生医院感染患者的医疗情况（疾病进展、医疗费用、治疗方案、预后情况等），对可能发生疫青的区域设立警报系统，并可快速采取控制措施，这主要是依赖于大量临床数据库资料的积累。如美国的监测系统内容丰富、功能强大，包括感染病例识别、临床预警、感染控制、抗生素使用、细菌耐药性等诸多方面，数据采集、统计、分析、处理等实现了高度的自动化、实时性。但同时存在操作复杂、价格昂贵等问题。英国的 IC-Net 系统则体现了操作简便、实用性强、价格低廉等特点，被英国卫生部推荐使用，已在英国本土和英联邦多个国家的医院推广，取得了良好应用效果。

（二）我国医院感染信息化的管理

我国医院感染监测起步相对较晚，在 20 世纪 80 年代中后期才有了可喜的开端，随后不少医院相继研制出了自己医院的单机版软件，但标准很难统一。

在原卫生部医政司的领导下，1986 年成立了全国医院感染监控网，由中国预防医学科学院流行病研究所牵头，全国 9 个省市 16 所医院加入了医院感染监控网。1990 年，医院感染监控网扩大到全国 28 个省、市、自治区的 103 所医院，直至 1994 年扩大到 134 所医院。尽管全国监控网成员不断增加，但尚未开展监控网的信息化管理。1994 年浙江大学第二附属医院研制了"医院感染网络管理系统"，对全省医院感染管理问题展开调查研究，并建立了全省医院感染监控网。

1998 年 6 月原卫生部委托中南大学湘雅医院负责全国医院感染监控网的业务管理工作。1999 年 2

月，湘雅医院研制了"医院感染管理计算机系统"，主要应用于全国医院感染监控网的一些成员医院。经过了不断的摸索与改进，已进行了三次改版。1998 年 10 月，由解放军 304 医院研制开发的"医院感染监控管理自动化软件"开始在全军医院推广使用。

2001 年，原卫生部为了提高医院感染计算机监测管理水平，将湘雅医院的"医院感染管理计算机系统"在全国医院感染监控网全面推广，推动了医院感染实行计算机管理的工作。随后，监控网各家医院陆续引进了该系统。但是该系统并不是一个网络版管理软件，仅仅是单机版应用软件，医院将监测结果，通过电子邮件方式发回监测中心，所以实际上并未真正实现全国计算机联网。

近年来，随着医院信息系统（HIS 系统）在我国医疗机构的广泛应用，在医院的诊疗、检验和收费等环节均实现了信息联通和资料共享。有的医院为了满足自己的需求，将医院感染监测系统与 HIS 系统整合，自行开发适合自己医院情况的小型局域网管理软件和具有目标监测功能的监测软件，基本功能包括：患者基本信息、医院感染信息、环境卫生学监测、手术情况、抗菌药物使用情况、病原学监测、相关危险因素分析、医疗锐器伤监测、流行暴发预警、综合性统计分析和医院感染监测质量评估功能。

在提高了数据准确性的同时，也减少了感染控制人员的工作量，使医院感染管理人员在及时了解医院感染相关信息并采取有效的处理措施方面得到了增强。多个省市和医疗机构开发了区域性的医院感染监控系统，利用前瞻或回顾性的研究方法监测住院病例医院感染的发生情况。但大部分未能实际自动数据上报，及时性和预警功能比较薄弱，基本上处于半自动化的医院感染区域化监测阶段。

二、信息技术在医院感染预防控制中的应用

近年来，医院管理信息系统（HIS）和数字化医院的发展迅速。所谓数字化医院，就是运用数字化医疗设备、计算机网络平台和各类应用软件，及时、准确、系统、便捷地对医疗服务和管理信息进行收集、整理、统计、分析和反馈，实现医院各项业务数字化运作和智能化管理，并与医院外部的信息系统进行数据交换和信息共享（随时、随地），具有无纸、无胶片、无线网络三无特征的医院管理模式。内容包括：医院管理数字信息化、医疗服务数字信息化、区域医疗卫生服务信息化。而 HIS 还包括若干子系统，如收费系统、病案系统、医保系统、实验室信息管理系统（LIS）、医学图像存储与传输系统（PACS）、体检信息系统、合理用药监测系统、手术麻醉监护系统等。充分利用数字化医院和 HIS 的发展成果，做好医院感染监测与控制工作，是每一位医院感染专职人员的责任。医院是患者和多种病原菌、耐药菌集中的场所，对于免疫力低下的患者来讲，到医院次数越多，在医院时间越长，受到感染的机会就越多。充分利用信息技术优化诊疗过程，减少患者在医院的时间，以达到减少感染的机会。

1. 门诊预约挂号系统及流程再造　据调查，大型综合医院的门诊业务量大，候诊时间长，排队检查时间长，取药时间长，患者在门诊科室、医技科室之间往返奔波，窗口、挂号大厅、候诊大厅面积的限制，经常人满为患，容易引起交叉感染；以卫生信息技术和医院信息系统为纽带，充分利用先进的卫生信息技术对现行门诊流程进行再造，高起点地优化和整合门诊服务流程，重建面向患者的门诊业务流程。充分利用电子病历的各种优势来组织门诊服务流程，重组方案尽可能通过信息流动，实现患者少跑路、少排队、少等待。医院采用门诊预约挂号系统，患者通过电话、网络等通讯工具可享受网上挂号、电话挂号、预约服务，以及门诊楼各楼层安装电脑自助挂号机等。以减少患者在门诊的停留时间或来院次数，从而减少被污染或感染的机会，也可减缓医院中的耐药菌向社区扩散的速度和机会。

2. 无纸化的医院办公系统的应用　越来越多的医疗信息通过电子化进行传输、保存。无纸化将是医院发展的趋势，通过电子处方、电子病历、PACS、LIS 等系统的使用，实现了影像诊断和检验结果数字化，医生在自己的电脑上就可以直接调出患者的影像资料和检验结果对患者进行诊断。从而减少检验申请单、检验报告单、X 线片、CT 片等资料在实验室与门诊或各病区内传递，既减少了由于化验单引起的污染或交叉感染的危险和人员流动，同时减少了化验单消毒这个难题。特别是减少了耐药菌和感染性疾病通过这些媒介在病区传播的机会。同时，电子处方强大的数据统计功能能有效地推进和落实抗菌药物的合理使用。

3. 视频系统与门禁系统的应用　视频系统不仅满足了患者家属探视时与患者相互沟通和了解患者

病情的需要，同时，也避免了微生物的相互污染和传播，对防止交叉感染有意义。在病区安装门禁系统，患者出入病区能够自动地反映到护士站，便于管理。从医院感染防控的角度看，限制了探视的人数，维护了病区的正常秩序，保护了机体抵抗力下降的患者，防止了交叉感染的发生，也从某种程度上防止了医院耐药菌向社会的扩散。

4. 气动物流系统的采用　进行全封闭式的物品传送，将医院内的人流与物流进行有效的分离；所传送的物品放在密闭的载体中，避免了物品受到污染或污染环境，减少了人员的流动，避免各种病原菌的流动，有效预防传染病与交叉感染的发生，防止院内感染是医院工作的重要一环。如安装智能化真空物流回收系统，全封闭式地将病区内的生活垃圾和污衣，自动回收到垃圾处理中心和洗衣房，不仅避免了"专职递送队伍＋手推车＋多部电梯"，人流与物流混在一起的现象，使医院环境更符合卫生学要求，更加清洁，也避免了生活垃圾和污衣在回收过程中对环境的污染和传播疾病的危险性。同样，安装气动物流传输系统，减少了标本、化验单及结果、药品和运送人员的人流与物流混合，还缩短了患者就诊等候时间。同时物流系统的使用也与当前的医院数字化方向是一致的，医院物流传输系统是医院后勤保障信息化、智能化的重要体现和保障。

5. 清洗消毒中的追溯系统　医院消毒供应中心的工作人员虽然不直接面对患者，但他们的工作与医院感染和医源性感染的预防与控制密切相关，直接关系到医疗质量和患者的医疗安全。医院采用无线射频识别技术（RFID）和条形码技术，结合无线网络、中间件等技术，对消毒供应中心清洗消毒的复用医疗器械处理进行实时的过程追溯管理，不仅使工作更加高效、准确、便捷，也更有效地控制复用器械的质量，达到消毒目的，避免交叉感染，确保医疗安全。

6. 床单位智能化清洗消毒系统　医院引进整套床单位清洗消毒及管理系统，实现了病区需要床单位消毒申请开始，消毒供应中心人员下送洁净床单位到病区，回收需要消毒的床单位，床单位清洗消毒的全过程管理，病区提示与工作统计均由相关程序管理，使各病区床单位清洗消毒及时有序的进行。

7. 无线移动查房和移动护理　医生可使用手持式平板笔记本电脑（可用手写笔）或专用移动查房车查阅病情及相关资料（电子病历、PACS、LIS等）录入医嘱，进行合理用药查询，书写上级医生查房录，改变了传统的查房方式。同时，也可及时了解患者感染信息，做好感染预防和控制。

无线移动护理专用的掌上电脑PDA，具有键盘输入和专用笔输入，带有无线网卡和条形码扫描头，具备扫描摄影摄像等多种功能，体积小重量轻，可方便地放入护士口袋，可核对住院患者的一次性专用腕带信息，也可对患者感染信息和预防控制措施进行查询。

三、信息技术在医院感染控制人员管理中的应用

1. 在医院感染知识获取与培训方面　利用各种医院感染管理与防控网站、知识数据库，进行医院感染知识、文献的查询和检索，为进行医院感染科学研究获取前沿信息。为撰写课题申报书、论文、课件提供相关资料。同时，可通过专业网站，及时追踪和收集国内外医院感染信息和传染病疫情，新的预防控制措施、新的标准、规范，用以指导医院感染控制和传染病防控工作。

目前国内与医院感染有关的专业网站有：原中华人民共和国卫生部（www.moh.gov.cn）、中国医院感染管理网（www.nimc.org.cn）、中国医院感染网（www.yygr.cn）、上海国际医院感染控制论坛（www.lcchina.org.cn）、中国疾病预防控制中心（www.chinacdc.net.cn）和国外的感染相关网站，及时追踪和收集国内外医院感染信息和传染病疫情，新的预防控制措施，新的标准、规范，用以指导医院感染控制和传染病防控工作。

检索医学文献，为医院感染管理的科研提供有力支持。主要检索的网站有中国生物医学文献数据库（CBMdisc）、中国生物医学期刊文献数据库（CMMCC）、中国生物医学期刊引文数据库和国外的有关网站，如MEDLINE、EMBASE（荷兰医学文摘）等。重要的在线检索有Pub.MED（www.ncbi.nlm.nih.gov/entrez/query.fcgi）美国国家医学图书馆为读者提供的一项服务，可提供全文，有的需付费。还有BioMed中心的www.biomedcentral.com可直接提供免费浏览文章全文。

2. 利用信息技术进行感染防控知识宣教　利用远程医学网和院内闭路电视、院内办公网，进行网

络教育、授课和宣讲。将就诊流程录制成宣传片，在全院有线电视播放，吸引广大临床医务人员和患者参与，提供医院感染防控的信息、知识、案例分析、专家论坛与答疑、学术交流、课件资料和法律法规等资讯。充分利用医院内部网络，建立感染管理科室网站或网页，定期或不定期发布医院感染监控信息和传染病疫情及防治信息，如《监测预警信息》和《疫情快报》，为全院同志及时了解医院感染控制、传染病疫情及防控信息，做好预防提供支持。

3. 构建医院感染管理专职人员信息数据库　建立专职人员和临床感染控制医师、科室医院感染监控护士的信息数据库，对医院三级医院感染管理组织的组成人员进行分类管理。各地区医院感染管理质量控制中心也需要建立专职人员的信息数据库，对人员岗前教育、资格认证管理、联系方式等信息进行管理。

四、信息技术在细菌耐药监控和抗菌药物合理应用管理中的作用

我国是世界上滥用抗菌药物最为严重的国家之一，每年约有8万人死于滥用抗生素。抗生素的不规范使用危害很大。临床上很多严重感染者死亡，多是因为耐药菌感染抗生素治疗无效引起的。尤其对婴幼儿和老年人、免疫机制低下者的生命构成威胁。比如，结核病在很多年前控制得非常好，但现在耐药结核菌的病例很多，治疗起来很困难。一般来说，科学工作者开发一种新的抗生素需要10年左右，而产生新一代耐药菌只要2年时间，新药的研制速度远远赶不上耐药菌的繁殖速度。此外，抗生素在发挥治疗效果的同时会引起不良反应。比如，儿童使用了庆大霉素、阿米卡星可能出现耳聋，成人可能会出现肾脏问题。而红霉素里面的四环素会损害肝脏，小孩使用还会影响牙齿和骨骼发育。为将感染性疾病的发病率和病死率降低，合理使用抗菌药物，延缓耐药性的发生，必须重视和开展细菌耐性监测工作。

目前，在欧美等发达国家，抗生素的使用量大致占到所有药品的10%左右，而我国最低的医院是占到30%，基层医院可能高达50%。究其原因，与医生滥用药、厂家随意生产药以及市民随便购买药都有关系。而医生滥用抗菌药物的主要表现在：①用药指征控制不严，抗菌药物使用率过高。据原卫生部医院监测网数据，我国住院患者目前抗菌药物使用率约80%，而美国及英国则为20%～30%。②围手术期用药术后使用时间过长。③药品选择与联合使用不合理，严重影响了医疗质量，增加了医疗费用。

监测的内容：在抗菌药物合理应用方面包括围手术期用药使用比例和使用时间、抗菌药物使用总量、三级抗菌药物使用量。软件的使用为抗菌药物的动态消耗提供及时监控，为及时分析不合理用药提供监控范围、抗菌药物名称、代码、生产厂家、规格、单位、数量等查询信息。同时，自动监测重要的特殊微生物，如VRE、MRSA、VISA、VRSA、PRSP、ESBLs等，自动追踪抗生素使用情况、使用人数、预防用药、治疗用药等，自动追踪微生物-药物配对使用情况，及时准确地分析全院及各科抗生素使用与医院感染的关系，一旦出现耐药即可警告医院感染专业人员和其他临床人员，为临床医生合理使用抗微生物药物提供科学依据。

（一）国内细菌耐药性监测网

国家细菌耐药性监测中心成立于1985年。国内细菌耐药性监测网始建于1988年，由中国药品和生物制品检定所（北京）牵头组织，1997年在全国范围内开始建立国家级细菌耐药性监测网络，至2006年已在全国12个省、市、自治区建立了地方监测网，共计82家三级甲等医院参加有中心组织的监测工作。

国内其他较早的大型监测系统包括上海复旦大学附属华山医院抗生素研究所牵头的中国耐药性监测网"Chinet"（上海地区监测网有11家医院），开展监测已经有十余年，积累了大量的上海地区细菌耐药性资料；以北京大学临床药理研究所为首的中国细菌耐药监测研究组的研究涵盖全国9个城市13家大型医院；以中国医学科学院北京协和医院为首的医院内病原菌耐药性监测网的监测在10个城市32家医院内进行。

另外，还有一些地区监测系统，如湖北、广州、云南等地成立的细菌耐药性监测网。

这些监测工作为药物敏感性试验的标准化和规范化，指导临床医师合理使用抗菌药物，了解我国细

菌耐药性的发展趋势和耐药菌的变迁，以及制订抗菌药物研制计划等提供信息等方面发挥了重要作用。其目的就是通过不同地区、不同级别的医院细菌耐药性监测数据收集和分析，阐明我国不同层次医院临床细菌分离株耐药性差异。

2005 年原卫生部、国家中医药管理局和总后卫生部决定建立全国"抗菌药物临床应用监测网"和"细菌耐药监测网"，委托中国医院协会（原中华医院管理学会）药事管理专业委员会和北京大学临床药理研究所分别负责两个监测网的总体规划设计、运行工作及第一批 109 所医院的抗药物临床应用监测和细菌耐药监测工作。全国医药经济信息网在中国医院协会药事管理专业委员会统一安排下参与部分具体网络运行工作。目的是为贯彻落实原卫生部 2004 年颁布《抗菌药物临床应用指导原则》，加强医疗机构抗菌药物临床应用的监督和管理，促进合理用药，提高我国抗菌药物临床应用水平，保护患者用药权益。

Mohnarin 监测发现：医院 ICU 是细菌耐药的重灾区，主要是铜绿假单胞菌、不动杆菌和葡萄球菌。与国外相比，我国部分细菌耐药情况高于国外平均水平，个别细菌耐药位居全球前列，如 MRSA、产 ESBLS 大肠埃希菌比例普遍高于欧美国家，但低于日本、韩国等周边国家。耐万古霉素肠球菌发生比例仍然较低。

在病原菌监测方面，重点关注特殊微生物，如：MRSA、VISA、VRSA 和 VRE，以及肺炎链球菌、流感嗜血杆菌、结核分枝杆菌、不动杆菌属、铜绿假单胞菌等泛耐药株（PDRS）和 ESBLs、AmpC 酶等产生菌的监测；同时，设立耐药菌监测的预警：对检测出 MRSA、VRE、VISA、VRSA 等进行一级警示；检出多重耐药菌不动杆菌、铜绿假单胞菌，ESBLs、AmpC 酶等产生菌，进行二级警示；对手术后 5 天体温仍然很高的患者和手术后 72 小时仍使用抗菌药物的患者等进行三级警示。在屏幕上用不同颜色进行报警，提请医院感染专职人员关注。

2010 年，为加强临床微生物检测与细菌耐药监测工作，建立抗菌药物临床应用预警机制，原卫生部、国家中医药管理局和总后卫生部联合印发了《关于加强全国合理用药监测工作的通知》（卫办医政发〔2009〕13 号，以下简称《通知》），建立全国合理用药监测系统网站（www.cnrud.com），和"全国合理用药监测系统"，包括药物临床应用监测子系统、处方监测子系统、用药（械）相关医疗损害事件监测子系统、重点单病种监测子系统。组织制订了全国合理用药监测方案（技术部分），并确定了第一批全国合理用药监测系统监测点医院共 960 家，其中，医院信息化水平较高的 473 家医院作为核心监测点医院。全国合理用药监测的信息上报采用网络直报方式，数据主要从医院信息系统（HIS）中逐一提取上报信息项。

（二）国际细菌耐药性监测网

欧美先进国家的细菌耐药监测开展较早，如有 315 个医院和 400 多个实验室分别参加了美国医院感染监测系统（NNIS）和欧洲耐药性监测网（EARSS）。WHO 西太地区 1991 年建立了多国细菌耐药性监测网络，15 个国家和地区参加。1994 年起 WHO 总部传染疾病监测控制处负责指导、协调各国的细菌耐药性监测工作。WHO 细菌耐药性监测合作中心主任 Thomas O'Brien 教授启动了旨在收集全球细菌耐药性监测数据的 WHONET 系统。现国内、外多数监测网使用的分析软件属该系统。细菌耐药性监测是 WHO 倡导"控制细菌耐药的全球性策略"，关系到国民经济发展、人民的生命安全、人类健康的大计。

五、我国医院感染监测存在的问题与改进

（一）我国医院感染监测急需解决的瓶颈问题

1. 监测标准不统一 在医院感染监测过程中，建立统一的医院感染监测标准，成为国内监测工作中的主要问题。原卫生部专家在 NNIS 系统医院感染监测定义和标准的基础上，编写了我国的《医院感染诊断标准》（2001 年），成为我国目前诊断医院感染病例的主要依据。近年来，医疗诊断技术和水平得到迅速提高，但在该诊断标准中未体现这种趋势，缺乏与临床诊断技术和医院感染监测系统的结合，在操作的执行过程中很难得到临床医务人员的认可。在采集病例的方法上，各医院感染监测系统均不一

致，且未建立病例采集和报告的操作规范。医院管理系统（HIS）、实验室信息系统（LIS）和上报程序的数据字典不同，包括诊断、手术、抗菌药物、病原体等信息，需要进行大量复杂的数据对照工作，才能保证医院感染信息正确完整的导出到上报接口，这造成了数据收集环节不可控因素过多，直接影响了监测结果的可信度。

2. 监测方法相对滞后　能否及时发现医院感染病例，是预防与控制医院感染暴发和流行的关键；能否在临床一线发现耐药细菌感染的流行，是控制耐药菌暴发和流行至关重要的环节。目前我国医院感染病例监测采用的模式仍多为：医护人员发现医院感染病例→医护人员填报医院感染病例信息→医院感染管理人员根据上报信息到病房核实情况→确认医院感染诊断→二次录入信息后上报监测系统。在该过程中，医院感染管理人员了解的医院感染信息相对滞后，甚至待患者出院后才能收到其医院感染监测信息。使用此调查方法，医院感染管理人员不能及时了解临床的实际情况，不能在关键时刻发现和应对威胁患者和医务人员安全的问题，在一定程度上失去了监测的意义和目的。

另外，较为先进一些的监测软件，也存在着尚难克服的问题，如危险因素预警的过滤条件固定，尚难进行修改和补充，影响了系统的灵活性与可扩展性。不支持对影像报告或者电子病历等复杂的结构化文本信息的自动检索，仍需医院感染人员另行查询。

3. 监测目的不明确　随着国际医院感染监测的主流由全院综合性监测转移到目标性监测，我国各医院感染监测系统和医疗机构分别建立了各自的医院感染目标性监测模块或体系，监测的目标包括：手术部位感染监测、重症监护病房患者感染监测、导管相关性血流感染监测、高危新生儿感染监测、抗菌药物监测、环境卫生学监测、职业暴露监测等。多种监测目标及多样的监测模块造成产出的医院感染监测数据难以共享和进行危险因素分析，更不能为医院感染控制提供有效的干预措施。此外，个别参与医院感染目标性监测的医疗机构未能理解目标性监测的实际目的，为了监测而监测，每2～3个月转换1次监测目标，造成了人力和资源浪费，未能达到降低医院感染的根本目的。

4. 监管体系不健全　SARS之后，我国提高了对医院感染管理工作的重视，加快了医院感染管理三级网络建设：以医院感染管理委员会为中心，医院感染管理科为桥梁，充分调动临床一线医院感染管理小组的监督作用。社会的进步和患者安全意识的提高，对医疗质量提出了更高的要求，如何科学、有效的监管医院感染管理工作是摆在卫生行政部门面前的一个重要课题。医院感染不但会增加患者的痛苦和住院费用，延长住院时间，还有可能引发医疗纠纷，这无疑使当前"看病难，看病贵"的矛盾更加突出和激化。从医疗机构的角度看，在我国现有的医疗体制下，患者按照诊疗项目支付住院费用，医院感染的发生不会影响患者选择医疗机构的取向和医疗机构的收入。从卫生行政部门的角度看，由于缺乏专业知识和衡量指标，卫生行政部门难以对医疗机构的医院感染管理水平进行判断和监管。面对突如其来的医院感染暴发事件，要求各级卫生行政部门"加大对医疗机构的监管力度"则显得无的放矢。

（二）医院感染监测的改进建议

1. 制定统一的医院感染监测标准与方法　建立统一标准和数据字典的工作也提到日程上来。未来还将在基于HIS的医院感染实时监测预警系统的基础上，研制出医院感染区域统计分析上报系统，或设计出与原有上报系统无缝连接的接口，增加了不同医院相互间医院感染信息的横向比较，即不同的用户按其权限查阅相应的数据资料，系统将提供同等级别医院感染监测的平均参数，为监测医院了解自身感染情况和比较控制效果。因此，医院感染监测系统应达到3个基本要求：目的必须非常明确；必须使用标准化的定义、数据条目和规则；必须指定一个机构来标准化定义和规则、接收数据并评估其质量、标准化危险调整基准方法、解释和发布数据。

2. 科学制定监测目标，以监测指导干预　经过近20年的全面综合性监测，部分区域和医疗机构已基本掌握了其医院感染发生的水平、重点部门及环节，我国正处于由全面综合性监测向重点环节目标性监测的转型时期。针对医院规模、诊疗范围和患者人群等不同特点，医疗机构可以选择其重点部门、重点环节和重点流程进行目标性监测。为了收集和分享有效的监测信息，应在全国或以区域为中心确定监测目标，了解与掌握各区域的医院感染重点环节和主要危险因素，并以监测的结果指导医院感染控制工作。

3. 建立医院感染管理信息化三级监控网络　包括各级医院院内网络信息共享平台；地区级信息网络平台；国家级信息网络平台。在各省、自治区、直辖市卫生行政部门的领导下，各地区分别建立了医院感染管理质量控制和改进中心，搭建了卫生行政部门与医疗机构之间的桥梁，初步实现了医院感染管理的区域化指导和监管工作。医院感染质控中心通过医院感染监测系统掌握各医疗机构医院感染的发生和控制情况，并给予医疗机构专业指导；与此同时，医院感染质控中心定期向卫生行政部门反馈其辖区内医疗机构医院感染控制情况，使其对医疗机构的监管重点突出、有的放矢。卫生行政机构监管工作的加强，能够在一定程度上提高医院管理者对医院感染监测和控制的重视。

4. 建立医院感染病例监测的预警功能　由感染管理专职人员与各临床科室医务人员，根据各科室具体病种和感染危险因素（致死性原发疾病产、全身广谱抗药菌物的应用、伤口引流、免疫抑制剂的应用、机械通气、免疫缺陷、留置导尿管、长期住院、高龄等）等充分讨论设定，建立评价体系，对在院患者进行医院感染危险性评分来预测患者面临的感染危险，由计算机自动运行，进行预警运算，系统提示感染专职人员及时和有的放矢进行医院感染的预防控制。

随着信息技术在医院感染监测与控制方面应用的推广和提高，使得医院感染监测在增加数据的精确性和统计速度；节约开发成本；能够对医院感染相关因素进行主动、连续和系统地监测分析；可从多个资源点持续监测和分析患者数据，如电子病历、药房、实验室、放射科，以及其他电子资源，从而自动地捕获相关信息，提示医院感染相关事件，提高医院感染管理专职人员对感染事件的干预效果，更新临床医务人员的感染控制观念和增强感染控制意识，确保医疗质量和医患安全，都会起到强大的促进作用。

（陈　帅）

第十一章

公共卫生管理

第一节 突发公共事件与突发公共卫生事件

一、突发公共事件

（一）突发公共事件的概念

突发公共事件（public emergency）是一种特别的、迫在眉睫的危机或危险局势。其影响公民的生命安全和日常活动，妨碍国家机关依法行使权力，对社会的正常秩序构成威胁，必须采取特殊对抗措施才能恢复正常。

突发公共事件可以简单地理解为一种突然发生的，危及公共安全、社会秩序和人民生活的非寻常的紧急情况。突发公共事件可以是自然的因素、社会的因素或人为的因素所造成。

在《国家突发公共事件总体应急预案》的"总则"第一条中指出：突发公共事件是指突然发生，造成或者可能造成重大人员伤亡、财产损失、生态环境破坏和严重社会危害，危及公共安全的紧急事件。突发公共事件的影响常波及多个地区、国家和大洲，具有跨行政区域、跨国家的特征。

（二）21 世纪重大突发公共事件案例

1. 国际

（1）禽流感流行：禽流感病毒是一种变异性极高的病毒，从近年来感染禽流感的频率来看，禽流感病毒正逐步演变成为人畜共患病毒。1997 年，我国香港特别行政区发生 H5N1 型人禽流感，导致 6 人死亡，引起了全球广泛关注。2003 年，香港再度发生人感染 H5N1 禽流感病毒事件；之后，越南、泰国、柬埔寨、印度尼西亚、伊拉克、土耳其、尼日利亚、埃及、亚塞拜疆和中国内地等 15 个国家相继出现有人感染禽流感的病例报告。截至 2009 年 1 月 29 日，世界卫生组织（WHO）报道的全球确诊人感染禽流感共 403 例，死亡 254 例；其中中国 37 例，死亡 25 例。禽流感已在许多国家造成了重大损失，尤其对农业影响较大。亚洲开发银行在《禽流感对亚洲经济的潜在影响》报告中指出，禽流感可能导致亚洲地区的经济损失达到 990 亿～2 830 亿美元。

（2）劫持客机：2001 年 9 月 11 日，恐怖分子劫持两架波音客机撞向美国纽约世贸大楼，死亡近 3 000 人，直接损失 3 000 亿美元，间接损失 5 000 亿美元，使世界经济的增长率降低了 1 个百分点。

（3）大海啸：2004 年 12 月 26 日，印度尼西亚 8.9 级强地震引发前所未有的大海啸，造成印度洋沿岸的印度尼西亚、斯里兰卡、泰国、印度、索马里、塞舌尔、肯尼亚等 11 个国家 25 万多人死亡，数百万人无家可归，仅印度尼西亚死亡和失踪的人数达 23 万多人，经济损失高达 136 亿美元。据估算，印度尼西亚灾后重建计划将耗资 50 亿美元。

（4）飓风：2005 年，美国"卡特里娜"飓风波及美国的密西西比州、亚拉巴马州、佛罗里达州，使人口达 50 万的美国南方名城新奥尔良被迫弃城，造成 1 209 人死亡，上万人失踪，投保财产损失达到 344 亿美元，成为美国历史上最严重的天灾。飓风之后的几个月大约有 40 万人失业，2005 年下半年美国经济增长率降低 1 个百分点。美国国会首期拨款 100 亿美元进行重建，灾后重建需耗时数年之久。

（5）强烈地震：2005 年 10 月 8 日，巴基斯坦的克什米尔地区发生里氏 7.6 级强烈地震，8 万人在地震中遇难，65 038 人受伤，330 万人无家可归。

2. 国内

（1）井喷：2003 年 12 月 23 日，四川开县气矿发生天然气井喷，因硫化氢中毒住院治疗 2 142 人，死亡 243 人，6.5 万人被紧急疏散安置，直接经济损失达 6 432.31 万元。

（2）踩踏：2004 年 2 月 5 日，北京市密云县密虹公园举办的第二届迎春灯展，因一游人在公园桥上跌倒，导致拥挤的游人发生踩死、挤伤的特大恶性事故，造成 37 人死亡，15 人受伤。

（3）汶川大地震：2008 年 5 月 12 日，四川省汶川发生里氏 8.0 级强烈地震，波及陕西、甘肃等省。据国务院新闻办公布，69 000 多人死亡，18 000 多人失踪，死亡和失踪近 9 万人，直接经济损失达 8 451 亿元。

（4）低温雨雪冰冻极端天气：2008 年 1 月中旬到 2 月上旬，我国南方地区遭受低温雨雪冰冻的极端天气袭击，13 个省（区、市）输配电系统受到影响，170 个县（市）的供电被迫中断，3.67 万条线路中断，2 018 座变电站停运，2.17 亿亩农作物受灾，3 076 万亩绝收，共造成 129 人死亡，4 人失踪，直接经济损失达 1 516.5 亿元。

（5）拉萨暴乱：2008 年 3 月 14 日，藏独分子在西藏拉萨的街头肆意打、砸、抢、烧，22 家建筑物被砸烂或被烧，18 名无辜民众死亡，380 多人受伤，暴行严重危害了人民的生命财产安全，危害西藏地区的稳定与发展，破坏了民族团结，有损国家的尊严和形象。

（三）突发公共事件的分类

《国家突发公共事件总体应急预案》根据突发公共事件的发生过程、性质和机制，将突发公共事件主要分为以下四类，如表 11-1 所示。

表 11-1 突发公共事件应急管理领域

领域	示例
自然灾害	水旱灾害、气象灾害、地震灾害、地质灾害、海洋灾害、生物灾害和森林草原火灾等
事故灾难	危险化学品事故、矿山事故、特种设备事故、轨道交通运营突发事件、道路损害抢险、桥梁突发事故、人防工程事故、道路交通事故、火灾事故、建筑施工突发事故、城市公共供水突发事件、城市排水突发事件、重大和特大电力突发事件、燃气事故、供热事故、环境污染与生态破坏突发事件、核事件与放射性污染、通信线路和通信设施事故、地下管线事故、信息安全事件与高技术犯罪、超高层建筑综合事故、旅游场所突发事件
公共卫生	重大传染病疫情（SARS、流感、霍乱、炭疽等）、重大动植物疫情（口蹄疫、禽流感等）、食品安全与职业危害（食物中毒等）、群体性不明原因疾病以及其他严重影响公众健康和生命安全的事件
社会安全	经济安全事件（经济危机、金融危机、粮食危机等）、重大群体事件（重大群体上访、公共场所滋事、民族宗教群体性事件、校园安全事件等）、重大刑事案件（重大恐怖事件、刑事案件等）、涉外突发事件（外交事件、使馆周边事件等）、重大社会活动（奥运会、世博会、APPEC 会议等）

（四）突发公共事件的分级

各类突发公共事件按照其性质、严重程度、可控性和影响范围等因素，一般分为五级：Ⅰ级（特别重大）、Ⅱ级（重大）、Ⅲ级（较大）、Ⅳ级（一般）和Ⅴ级（较小），依次用红色、橙色、黄色、蓝色和绿色表示。

（五）突发公共事件是政府和公众都必须面对的挑战

突发公共事件是一类危害人民生命、财产和社会安全与稳定的突然爆发的事件。事故灾害的发生不仅能造成众多死伤，公众的生活节奏被打乱，对居民健康和心理造成巨大冲击，而且还会导致巨大的经济损失。政府和公众必须确立这样的危机观念和忧患意识：突发公共事件不是会不会发生，而是必定会发生，或早或迟、或大或小，终究要出现，我们应该立足于如何应对明天就可能发生的突发公共事件。

1. 公共安全形势严峻 我国经济社会发展已经进入一个关键时期，经济体制变革，社会结构变动，利益格局调整，人们思想观念变化。这既是关键发展期，又是矛盾凸显期。一方面，由人民内部矛盾引发的群体性事件明显增多，影响国家安全和社会稳定的因素依然存在；另一方面，居民不断增长的物质文化需求，对公共安全的要求越来越高。

2. 国际形势复杂多变 世界多极化、经济全球化，与国际上政治、经济、军事、安全等因素相互交织，地缘、宗教和文化冲突与政治经济矛盾相互作用，不稳定、不确定、不安全的因素在增加；国际上的恐怖主义、恐怖活动的威胁上升，国内外极端势力制造的各种恐怖事件危及国家安全和社会稳定。

3. 城镇化和城市现代化进程加快 现代工业、高技术和信息产业的高速发展，在为国家和个人提供全新的发展机遇和生活空间的同时，也带来了新的安全隐患和危机。粗放型经济增长方式与公共安全的矛盾依然突出，重大、特大生产/生活事故时有发生，每年全国发生的各类事故造成 13 万人死亡和 70 多万人受伤，直接和间接经济损失达 2 500 亿元。

4. 自然灾害频发 自然生态被严重破坏导致不断加剧的全球性气候反常，城市温室效应使气候持续变暖，以及我国特有的地质构造条件和自然地理环境，使极端气候事件和地质灾害明显增多增强。近十年来，每年因自然灾害造成的经济损失都在 2 000 亿元以上，死亡 2 000～3 000 人。2008 年地震和低温冰冻雪灾等自然灾害所造成的直接经济损失逾万亿元，死亡近 10 万人。中国已成为继日本和美国之后世界上第三个自然灾害损失最严重的国家。

5. 公共卫生事件威胁着居民的生命和健康 多种传染病尚未得到有效的遏制，新发现的 30 余种传染病半数在我国被发现，重大传染病、慢性病和伤害的流行状况仍比较严重；国际经济贸易不断扩大，加大了外来有害生物和传染患者侵我国的可能性；职业病危害呈上升趋势；生产、销售假冒伪劣食品和药品的违法犯罪活动尚未得到有效遏制，食品安全与药品安全事故接二连三发生，每年的重大食物中毒事件都在 200 起以上，数万居民的健康受到威胁。

自然灾害、生产/生活事故、公共卫生和社会安全等突发公共事件每年造成非正常死亡超过 20 万人，伤残超过 200 万人，经济损失约超过 6 000 亿元，相当于我国 GDP 的 1/20。突发公共事件需要政府协调多个部门采取紧急措施，启动应急措施预案，统一调配社会资源，动员公众群测、群防、群控，如果不采取有效控制措施，事态可能进一步扩大。

各种各样的天灾人祸所引发的突发公共事件，使各国政府认识到人类正处在一个新的全球化的时代，始发于某一地区的突发公共事件都有可能演变为跨地区甚至全球性的事件，这样的突发公共事件是无法孤立地解决的。SARS 危机是一次典型的全球性的突发公共事件，对世界的经济运行、社会生活都产生了巨大的影响。应对突发事件不仅需要建立起完善的国家内部信息交流系统，而且需要一个国际性的信息分享、监测与合作系统，并且在此基础上构建高效能的突发事件的区域应急管理系统与预警机制，促进不同部门、不同区域以至不同国家之间的协作。

二、突发公共卫生事件

（一）突发公共卫生事件的概念

突发公共卫生事件（public health emergency）是指突然发生的，对公众健康和生命造成严重影响的事件，需要立即采取紧急应对措施的事件。突发公共卫生事件是一种紧迫的危机局势，它不仅威胁人民的生命安全，而且危害经济发展和社会安定，是现实生活中必定会发生的重大社会问题，必须采取特殊对抗措施才能恢复秩序。

2003 年 5 月 7 日国务院第七次常务会议通过的《突发公共卫生事件应急条例》中"总则"第二条明文指出：本条例所称突发公共卫生事件是指突然发生，造成或者可能造成社会公众健康严重损害的重大传染病疫情、群体性不明原因疾病、重大食物和职业中毒以及其他严重影响公众健康的事件。

在《国际卫生条例》中，"国际关注的突发公共卫生事件"是指：疾病的国际传播构成对其他国家的公共危害（可能损及人群健康），需要采取协调一致的国际应对措施。

（二）我国重大突发公共卫生事件案例

在我们的日常生活中，或大或小的突发公共卫生事件屡见不鲜，对于以下的事件，我们至今记忆犹新。

（1）"毒鼠强"特大投毒案件：2002年9月14日，南京市江宁区汤山镇中学有许多学生在食用了油条、烧饼、麻团等食物后，相继出现呕吐等中毒症状。随后，南京市公安局陆续接到群众类似的紧急报案。接报后，南京市公安局立即组织赶赴现场开展调查，发现中毒学生和民工都有食用农贸市场"正武面食店"出售的早点的经历，先后共有300多人发生中毒症状。事件惊动了江苏省委、省政府和党中央、国务院，原卫生部、公安部立即派人赴南京组织抢救和查处案件，至9月19日，已死亡42人。最后查明这是一起剧毒鼠药"毒鼠强"特大投毒案件。

（2）SARS流行：2003年1月2日，广东省河源市发生一起不明原因肺炎局部暴发的报告，2例重症肺部感染的患者，以及随后7位有接触史的医务人员发病。2月28日，WHO将这种由SARS冠状病毒所引起的新发传染病称为严重急性呼吸综合征（Severe Acute Respiratory Syndrome，SARS）。至4月19日，全球有26个国家（地区）报告发病3 547例，死亡182例。其中，中国内地报告发病1 512例，死亡65例；香港发病1 358例，死亡81例。SARS是21世纪初期严重威胁人类健康的疾病，是继艾滋病后第二个引起全球流行的新发传染病。

（3）松花江重大环境污染事件：2005年11月13日，中石油吉化双苯厂爆炸导致松花江发生重大环境污染事件，约100吨苯类污染物进入松花江水体，形成的硝基苯污染带，流经吉林、黑龙江两省，在我国境内历时42天，于12月25日进入俄罗斯境内。污染团进入松原市境内的时候，最大的硝基苯浓度超标40倍，污染带长约80千米，持续时间约40小时，致使哈尔滨市停水4天。此次水污染事件虽然没有直接造成重大人员伤亡，但由于污染饮用水，危害生态环境和人体健康，造成的社会经济损失大大超过一般的安全事故。

（4）亮菌甲素注射液事件：2006年4月24日，中山大学附属第三医院多名患者在使用黑龙江省齐齐哈尔第二制药公司生产的亮菌甲素注射液过程中，出现急性肾功能衰竭的临床症状。经药品检验部门检验查明，此批问题药品中含有毒物质二甘醇，二甘醇是导致急性肾功能衰竭的元凶。中山三院共有65名患者曾使用过这批含二甘醇的亮菌甲素注射液，经甄别确认有15名急性肾功能衰竭患者与注射亮菌甲素注射液有关，其中13名死亡。经查明，齐二药厂相关主管人员和工序责任人违反有关药品采购及质量检验的管理规定，将有毒的二甘醇冒充丙二醇作为药辅料生产亮菌甲素注射液，导致药害事件发生。

（5）三鹿牌奶粉受三聚氰胺污染事件：2009年1月12日，原卫生部在召开例行新闻发布会上公告，因三鹿牌婴幼儿配方奶粉受三聚氰胺污染造成重大食品安全事故，截至2008年12月，全国累计筛查2 240.1万人，报告患儿29.6万人，住院治疗52 898人，其中6人死亡。

（三）突发公共卫生事件包括的内容

突发公共卫生事件包括所有突然发生的，造成或者可能造成社会公众身心健康严重损害的重大传染病、群体性不明原因疾病、重大食物和职业中毒以及因自然灾害、事故灾难或社会安全等公共卫生事件。其中特别重大的突发公共卫生事件主要包括：

（1）肺鼠疫、肺炭疽在大、中城市发生并有扩散趋势，或肺鼠疫、肺炭疽疫情波及2个以上的省份，并有进一步扩散趋势。

（2）发生SARS、人感染高致病性禽流感病例，并有扩散趋势。

（3）涉及多个省份的群体性不明原因疾病，并有扩散趋势。

（4）发生新传染病或我国尚未发现的传染病发生或传入，并有扩散趋势；或发现我国已消灭的传染病重新流行。

（5）发生烈性病菌株、毒株、致病因子等丢失事件。

（6）周边以及与我国通航的国家和地区发生特大传染病疫情，并出现输入性病例，严重危及我国公共卫生安全的事件。

（7）国务院卫生行政部门认定的其他特别重大突发公共卫生事件。

（四）突发公共卫生事件的分类

突发公共卫生事件有不同的分类方法，我国将它分为重大传染病疫情、群体性不明原因疾病、重大食物中毒或职业中毒和其他严重影响公众健康的事件四大类。

1. 重大传染病疫情　包括肺鼠疫、肺炭疽和霍乱的发生或暴发，动物间鼠疫、布氏菌病和炭疽等流行，乙类传染病和丙类传染病暴发或多例死亡。

（1）常见的传染病暴发：在局部地区短期内突然发生多例同一种传染病。

（2）常见的传染病流行：一个地区某种传染病发病率显著超过该病历年的发病率水平。

（3）罕见的传染病或已消灭的传染病再度发生。

（4）新发传染病的疑似病例或确诊病例出现。

2. 群体性不明原因疾病　指发生 3 人以上的不明原因疾病。

3. 重大食物中毒或职业中毒

（1）指一次中毒人数超过 30 人，或发生 1 例以上死亡的饮用水或食物中毒。

（2）短期内发生 3 人以上或出现 1 例以上死亡的职业中毒。

4. 其他严重影响公众健康的事件

（1）医源性感染暴发。

（2）药品或免疫接种引起的群体性反应或死亡事件。

（3）严重威胁或危害公众健康的水、环境、食品污染。

（4）有毒有害化学品生物毒素等引起的集体性急性中毒事件。

（5）放射性、有毒有害化学性物质丢失、泄漏等事件。

（6）生物、化学、核辐射等恐怖袭击事件。

（7）有潜在威胁的传染病动物宿主、媒介生物发生异常。

（8）学生中发生自杀或他杀事件，出现 1 例以上的死亡。

（9）突发灾害/伤害事件：①造成群死群伤或对居民生命财产和心理造成巨大威胁的天灾。②严重的火灾或爆炸事件。③重大交通伤害：如空难、海难、机车事故、地铁事故或特大道路交通伤害（包括桥梁断塌）。④工程（矿山、建筑、工厂、仓库等）事故。⑤公共场所、娱乐场所或居民区的骚乱、暴动。⑥恐怖活动，有组织的暴力活动，如暗杀、枪杀、袭击、劫持人质和邪教集体自杀等。⑦国内或国际恐怖分子的恐怖袭击。

（10）上级卫生行政部门临时认定的其他重大公共卫生事件。

（五）突发公共卫生事件的界定

符合下列情况时即可界定为突发公共卫生事件：

（1）范围为一个社区（城市的居委会、农村的自然村）或以上。

（2）伤亡人数较多或可能危及居民生命安全和财产损失。

（3）如不采取有效控制措施，事态可能进一步扩大。

（4）需要政府协调多个部门参与，统一调配社会整体资源。

（5）必须动员公众群测、群防、群控。

（6）需要启动应急措施预案。

（六）突发公共卫生事件的分级

1. 突发公共卫生事件分级　根据突发公共卫生事件性质、危害程度、涉及范围，突发公共卫生事件划分为特别重大（Ⅰ级）、重大（Ⅱ级）、较大（Ⅲ级）和一般（Ⅳ级）四级。

2. 医疗卫生救援事件分级　根据突发公共事件导致人员伤亡和健康危害情况相应地将医疗卫生救援事件分为特别重大（Ⅰ级）、重大（Ⅱ级）、较大（Ⅲ级）和一般（Ⅳ级）四级。

（1）特别重大事件（Ⅰ级）：①一次事件出现特别重大人员伤亡，且危重人员多，或者核事故和突发放射事件、化学品泄漏事故导致大量人员伤亡，事件发生地的省级人民政府或有关部门请求国家在医疗卫生救援工作上给予支持的突发公共事件。②跨省（区、市）的有特别严重人员伤亡的突发公共事件。③国务院及其有关部门确定的其他需要开展医疗卫生救援工作的特别重大突发公共事件。

（2）重大事件（Ⅱ级）：①一次事件出现重大人员伤亡，其中死亡和危重病例超过 5 例的突发公共事件。②跨市（地）的有严重人员伤亡的突发公共事件。③省级人民政府及其有关部门确定的其他需要开展医疗卫生救援工作的重大突发公共事件。

（3）较大事件（Ⅲ级）：①一次事件出现较大人员伤亡，其中死亡和危重病例超过 3 例的突发公共事件。②市（地）级人民政府及其有关部门确定的其他需要开展医疗卫生救援工作的较大突发公共事件。

（4）一般事件（Ⅳ级）：①一次事件出现一定数量人员伤亡，其中死亡和危重病例超过 1 例的突发公共事件。②县级人民政府及其有关部门确定的其他需要开展医疗卫生救援工作的一般突发公共事件。

（陈　帅）

第二节　突发公共卫生事件发生概况与特征

一、突发公共卫生事件发生概况

（一）传染病暴发流行

20 世纪人类的死亡率下降，平均寿命增加，全球消灭天花，许多传染病得到控制，但是仍然有许多灾难性传染病暴发并流行。例如，流感在 1918 年、1957 年、1968 年发生了三次全球大流行，1918 年流感大流行造成 2 000 万人死亡，被称为人类现代史上最大的瘟疫；1910 年第 6 次霍乱流行延续 16 年，1961 年开始的第 7 次大流行波及五大洲 140 个以上的国家和地区，报告患者 350 万以上。艾滋病从 20 世纪 80 年代初期出现，已在全球夺去 2 500 万条生命，目前尚有艾滋病病毒感染者 3 300 万人。在 20 世纪下半叶，我国的急性传染病、虫媒传染病、寄生虫病和地方病得到有效控制，传染病在死因构成中的位次从原来的第 2 位退居第 8 位。与此同时，霍乱、病毒性肝炎、结核病、麻疹等传染病和某些虫媒传染病仍高居不下，间或有局部地区流行发生；鼠疫疫源地的鼠间鼠疫活跃，人间鼠疫明显增加；霍乱自从 1961 年传入我国以后，一直呈周期性流行，形势仍然严峻；病毒性肝炎的报告发病率和死亡率独占鳌头；性传播疾病、布氏菌病、登革热和血吸虫病等报告病例数再度上升或出现流行。从 1985 年我国发现第一例艾滋病患者开始，至 2008 年 9 月 30 日全国累计报告艾滋病病毒感染者及艾滋患者 26.5 万人，其中患者 7.8 万，已死亡 3.5 人，每年新感染 5 万人，目前实际感染存活人数为 70 万。

（二）环境污染

20 世纪世界发生多起环境污染事件，如比利时的马斯河谷事件、美国多诺拉事件、英国伦敦的烟雾事件、美国的洛杉矶光化学烟雾事件、日本水俣事件、日本神东川的骨痛病事件和四日市事件及日本米糠油事件、苏联切尔诺贝利核泄漏事件、印度博帕尔事件、意大利塞维索化学污染事故、美国三里岛核电站泄漏事故、墨西哥液化气爆炸事件和德国莱茵河污染事故等。兹择要介绍如下：

（1）伦敦烟雾事件：1952 年 12 月发生在英国伦敦。由燃煤产生的烟尘、二氧化硫与浓雾混合在一起笼罩地面，并有酸雾形成，长达 4 天之久，使市民发生胸闷、咳嗽、喉痛、呼吸困难等症状，4 000 多人患呼吸系统疾病死亡。在此之后的两个月内又有 8 000 多人因为烟雾事件而死于呼吸系统疾病。

（2）日本"水俣病"：1972 年日本氮肥公司将含有大量汞的废水排放入水俣湾，使水俣镇居民在食用含甲基汞的鱼后，产生一种神经汞中毒的"水俣病"，4 万居民的水俣镇有 283 人患病，60 多人死亡，受害居民万余人。

（3）印度的农药厂氯泄漏：1984 年 12 月 3 日，印度博帕尔市美资农药厂发生氯泄漏，2 500 人死

— 149 —

亡，50 万人中毒，10 万人终身残疾。到 1994 年，死亡人数已达 6 495 人，另有 4 万人濒临死亡。

（4）苏联切尔诺贝利核电站核泄漏：1986 年 4 月 26 日，苏联乌克兰的切尔诺贝利核电站核泄漏，产生的放射污染相当于日本广岛原子弹爆炸的放射污染 100 倍。全球有 20 亿人口受影响，27 万人因此患上癌症，其中致死 9.3 万人，直接经济损失在 2 350 亿美元以上。完全消除这场浩劫的影响最少需要 800 年，迄今已在善后事务上花费了 150 亿美元，到 2015 年将耗资 1 700 亿美元。

（三）食物中毒

食物中毒是每个国家或地区常见的突发公共卫生事件。食物中毒有意外中毒和故意投毒之分。中毒来源有微生物（细菌或病毒）、生物（动物或植物）、化学（有机物或无机物）和重金属污染等。全球不断发生重大食品安全事件，如比利时二噁英事件、英国疯牛病、日本的大肠杆菌 O157 ∶ H7 食物中毒，以及我国霉变毒米、苏丹红事件等，可见无论是在发达国家还是发展中国家，食品污染和食源性疾病依然严重地危害着人们的健康和安全。每年全球因食物污染而致病者数亿人，在发展中国家每年腹泻及其相关疾病有 2.7 亿病例，导致 240 万 5 岁以下儿童死亡；美国每年约有 7 600 万人发生食源性疾病，其中约 5 000 人死亡。食源性疾病带来的经济损失：美国为 1 100 亿元、澳大利亚为 26 亿澳元、英格兰和威尔士为 3 亿~7 亿英镑。1986 年引起全球恐慌的疯牛病，共宰杀 1 100 多万头病牛，经济损失达数百亿英镑。

食源性疾病已成为危害中国居民健康的重要因素之一。我国每年食物中毒报告人数为 2 万~4 万人，这一数字尚不到实际发生数的十分之一，可见每年食物中毒人数为 20 万~40 万人。浙江省白砂糖中添加"吊白块"案件、重庆市"毛发水"酱油案件、江西省河豚中毒案件、内蒙古死因不明羊肉案件、广东省中山市甲胺磷农药蔬菜中毒案件、杭州市和广东省信宜县"瘦肉精"猪肉中毒案件，因假酒、农药残留、食品或饲料中添加违禁物质造成的食物中毒，以及三鹿奶粉事件等危害人民身体健康甚至危及生命的食品重大事件频频发生。

（四）城市突发公共卫生事件

人类社会发展所带来的突发公共卫生事件不断增多，天灾与人祸此起彼伏，人为危害已明显大于自然灾害。

21 世纪是一个"城市世纪"，全球 50% 的人口生活在不足 1% 地球表面的城市中。近代史中惊心动魄的城市突发公共卫生事件，给人类社会带来一次次危害严重、损失巨大、影响深远甚至是毁灭性的灾难。

1. 火灾和爆炸　全球每年发生火灾 600 万~700 万起，死亡约 7 万人。城市火灾多是人为造成的，往往伴随着爆炸。新世纪以来，国内外的特大火灾有：

（1）2004 年 12 月 30 日，阿根廷首都布宜诺斯艾利斯一夜总会火灾，194 人死亡，1 432 人受伤。

（2）2008 年 9 月 20 日，深圳舞王俱乐部特大火灾，43 人遇难，59 人住院。

（3）2009 年 1 月 31 日，福建省长乐市拉丁酒吧特大火灾，15 人死亡，24 人受伤。

2. 重大交通事故　交通事故有空难、海难、机车事故和道路交通伤害等。

（1）空难：2005 年是空难死亡人数最多的一年，全年共发生 174 起空难，1 454 人死亡。此后逐年递减：2006 年 156 起，1 292 人死亡；2007 年 136 起，965 人罹难；2008 年 147 起，876 人遇难。

（2）道路交通伤害：2000 年以来中国每年车祸死亡人数在 10 万左右，受伤人数 50 万左右，死亡数约占全球道路交通伤害死亡人数（120 万人）的 8.3%，占中国居民死亡总数（760 万）的 1.3%。2002 年道路交通伤害死亡率（8.79/10 万人口）是有记录以来的最高一年，2003 年以来有下降的趋势。

（3）机车事故：近年来许多国家发生机车事故，例如：

2002 年，埃及火车失火，362 人死亡。

2004 年，朝鲜一列满载石油的火车和一列液化天然气火车在龙川火车站相撞爆炸，161 人死亡，1 300 多人受伤，龙川市中心 40% 的房屋被毁。

2005 年，巴基斯坦发生三列火车相撞事故，200 多人死亡，近千人受伤。

2008 年，我国山东胶济铁路火车相撞，71 人死亡，416 人受伤。

（4）海难：21 世纪的"泰坦尼克号事件"发生在 2006 年 2 月 2 日，载有近 1 400 人的埃及"萨拉姆 98 号"客轮在风急浪大并伴有降雨的红海沉没，1 000 人死亡。

2007 年 12 月 15 日和 16 日，载有 418 名偷渡者的两艘船相继在也门亚丁湾倾覆，造成约 200 人死亡或失踪。

2008 年 6 月 21 日，菲律宾载有 862 人的"群星公主"号渡轮遭遇台风"风神"沉没，获救者不足 50 人。

3. 重大工业事故

（1）泄漏：自然或人为因素造成化学物质或高压能量燃烧爆炸，有毒化学品的泄漏和污染，给居民的生命财产和生态环境带来严重威胁，例如：

2001 年 9 月 21 日，法国图卢兹化工厂化工原料泄漏爆炸，30 人死亡，数千人受伤，周围 3 000 公顷范围内被夷为平地，保险公司赔付 6 亿美元。

2003 年，四川开县气矿天然气发生井喷，因硫化氢中毒 2 142 人，死亡 243 人，6.5 万人被紧急疏散安置，直接经济损失达 6 432.31 万元。

2005 年 3 月 29 日，京沪高速公路车祸致液氯泄漏，28 人死亡，300 多人中毒。

（2）矿难：中国煤炭产量占世界 35%，但矿难的死亡人数却占世界 80%。例如：

2000 年 9 月 27 日，贵州木冲沟煤矿瓦斯爆炸，162 人死亡，82 人受伤。

2004 年 11 月 28 日，陕西铜川陈家山煤矿瓦斯爆炸，188 人死亡。

2005 年 2 月 14 日，辽宁省阜新市矿难，214 死亡。

2007 年 12 月 5 日，山西洪洞县煤矿瓦斯爆炸，105 人死亡。

2008 年 9 月 8 日，山西临汾尾库溃坝特大事故，276 人遇难。

2009 年 2 月 22 日，山西屯兰煤矿瓦斯爆炸事故，77 人遇难，114 人受伤。

4. 恐怖袭击和人质劫持等恐怖/暴力事件　国际的恐怖袭击和人质劫持等暴力事件有增无减，在一些地区愈演愈烈。影响我国国家安全和社会稳定的因素依然存在，群死群伤的爆炸、投毒等恶性案件时有发生，杀人、绑架等暴力犯罪屡见报道，由人民内部矛盾引发的群体性事件也明显增多，国内外极端势力制造的各种恐怖事件危及国家安宁。

（1）恐怖袭击：2001 年美国"9·11"以后全球恐怖袭击事件频发，恐怖主义严重威胁着全球安全。隶属不同组织的恐怖分子在伊拉克、阿富汗、巴基斯坦和阿尔及利亚等许多国家制造爆炸、枪击等恐怖事件，导致大量人员死亡。在伊拉克，包括"基地"组织伊拉克分支在内的多个恐怖组织活动频繁，针对高官、军警和平民的恐怖袭击层出不穷；随着塔利班武装活动加剧，阿富汗境内自杀式袭击和绑架等恐怖活动愈演愈烈，安全形势严峻；印度尼西亚、英国、巴基斯坦、阿尔及利亚、俄罗斯、土耳其先后遭受连环汽车炸弹袭击、自杀式袭击或连环爆炸。自杀式袭击已成为恐怖事件的一种主要方式，仅 2005 年全球就至少发生 360 起自杀式恐怖袭击，造成 3 000 人丧生。

（2）人质劫持：人质劫持也称人质危机，是一种最极端的犯罪类型，其危害性仅次于恐怖袭击。据中国人民公安大学的统计，我国劫持的发案率低于 40 次/万，而欧美一些国家的发案率平均为 800 次/万。国际劫持一般都有特定的政治目的或为了勒索钱财。自"9·11"以来恐怖分子通过劫持平民作为人质，提出政治要求的事件层出不穷。伊拉克武装分子绑架人质要求外国军队离开伊拉克，车臣分离势力劫持平民要求俄政府就范于地方分裂，索马里海盗劫持过往货轮则是为了勒索钱财。人质危机正逐渐成为我国社会公共安全的最大威胁之一，首当其冲的是中小学校和少年儿童。劫持人质案件有"泛化"的危险，劫持案件不仅越来越多、越来越大，而且出现群体人对群体人的劫持，甚至恐怖劫持。

国际上最大的一次劫持人质事件发生在 2004 年 9 月 1 日，武装分子占领俄罗斯北奥塞梯共和国别斯兰市第一中学，将 1 200 名参加开学典礼的师生和家长作为人质。在解救人质过程中，338 人死亡，700 多人受伤。

（3）生化恐怖袭击：生物化学恐怖袭击是指使用化学毒剂或致病性微生物及其产物（常称为化学因子和生物因子）进行的恐怖袭击。与常规武器等恐怖袭击方式不同，生化恐怖袭击可能造成生态灾难，可以引起大规模流行病，导致数以千计的民众患病和死亡，甚至造成国家的分裂和经济的巨大损失。

近年来，生物化学恐怖袭击事件不断在世界各地出现。1995 年东京的地铁沙林毒气案，酿成近百人伤亡的惨剧；2001 年"9·11"恐怖袭击后，美国遭遇的炭疽芽孢恐怖袭击，至少造成 5 人死亡；2004 年 2 月 2 日，美国国会山出现致命的蓖麻毒素，虽未造成人员伤亡，但引起当地民众的极大恐慌；2003 年在我国黑龙江省齐齐哈尔市发生一起侵华日军遗弃化学毒剂泄漏致多人受伤事件，受害人数达36 人。这些让我们深切体会到生物化学恐怖袭击的严重威胁，制定防生化恐怖袭击（防核、防生物、防化）应急预案迫在眉睫。美国国土安全部耗资 6 000 万美元在 31 个城市建立了监测生化恐怖威胁的探测网，这些设备持续不断地分析 31 个城市的空气，可以在大规模袭击发生的最初几天里挽救成千上万人的生命。

5. 自然灾害　自然灾害造成人员伤亡，国家、集体及个人的财产损失，引起人民的惊恐、社会的动荡和国家的安全。从 2004 年印尼 8.9 级强地震引发前所未有的大海啸，到 2005 年克什米尔 7.6 级强烈地震；从 2005 年美国"卡特里娜"飓风，到 2007 年孟加拉国"锡德"热带风暴和 2008 年缅甸"纳尔吉斯"热带风暴，无一不说明自然灾害是最常见的突发公共卫生事件。

我国是世界上自然灾害最严重的少数国家之一，自然灾害平均每年造成近 2 万人死亡，直接经济损失高达国家财政收入的 1/6 至 1/4。随着社会经济的发展和人类活动的增强，全球性的自然环境恶化，区域性生态平衡失调，自然灾害的损失不断增长。21 世纪以来我国每年自然灾害的损失高达上千亿元，给人民的生命、财产造成了巨大损失。2008 年年初我国南方地区遭受低温冰冻雪灾和"5·12"汶川 8级强烈地震，给我们留下了永难忘却的伤痛。

接二连三的自然灾害催生了灾害医学的出现。灾害医学正在从医学紧急救援向灾害综合预防的防控与干预并重方面转向，逐渐形成了由灾害组织指挥学、灾害流行病学、灾害救治医学、灾害医学管理、灾害康复医学、灾害心理学、灾害基础医学等多部分组成的灾害医学体系，成为医学领域中的一门独立新兴学科。2000 年 12 月，我国成立国家地震灾害紧急救援队，对外称中国国际救援队（China International Search and Rescue Team），是我国第一支可以参加世界各地紧急救援的队伍。汶川大地震后，国家有关决策层已深刻认识到建立灾害医学体系的重要性和紧迫性，并提出了构建灾害医学体系的构思。

二、突发公共卫生事件的特征

突发公共卫生事件是由物理、化学、生物等因素造成的群体性急性发病事件，具有突发性、不确定性、社会性、多变与多元性和严重危害性等特征。

1. 突发性　突发公共卫生事件是一种迫在眉睫的危险状态，事件以迅雷不及掩耳之势在极短的时间内突然爆发，其发生时间、事件规模、发展态势和影响程度常出乎意料。事件一旦发生，对居民生命安全和社会环境的摧毁能量被迅速释放，呈快速蔓延之势，而且变化迅速，解决问题的机会稍纵即逝，如果不及时采取应对措施，将会造成更大的危害和损失。

突发公共卫生事件虽然是一种非正常的状态，但它也是社会生活的一种常态，是一种必然会出现的事件。突发公共卫生事件在发生之前常常有一些先兆和征象，然而由于人们认识上的局限而不能预知其来临。公共卫生工作中的各种各样的监测，就是监视、探测、分析、判断和发现突发事件的蛛丝马迹，在突发公共卫生事件暴发之前或发生初期及时警觉。

2. 不确定性　由于突发公共事件的随机性，很多信息是随着事态的发展而演变的，而且所得到的信息是不及时、不全面的，在信息的反馈和处理过程中，信息的准确性和有效性也难以保证。不确定性表现在事件产生的原因、进展速度、波及范围、发展趋势和危害程度等各个方面都无规可循，事件瞬息万变，难以准确预测和把握其态势。突发公共卫生事件在爆发前可能被认为是不可能的，甚至在事件刚开始出现时也没有引起必要的注意，但最后却会导致意想不到的结局。不确定性和人类理性的有限使得人们在突发事件面前往往无所适从，同时也增加了人们的恐慌感与不安全感。美国人目睹或听说在纽约曼哈顿闹市区，两架飞机先后撞击世界贸易中心摩天大楼致使世贸双塔轰然倒塌时，大多数人不能置信，随即感到不安和惊慌，岌岌自危，不知道不幸将在什么时候会在自己身边发生。

有备无患，以不变应万变。对突发公共卫生事件的预警、预报和应急准备，就是使政府和公众在突如其来的不确定事件面前不至于惊慌失措，变被动为主动，化消极为积极，有序地落实应对措施。

3. 社会性 社会性的表现在于突发公共卫生事件往往关系到个体、社区（系统或部门）和社会等各种主体，其影响和涉及的主体具有群体性和社会性。有的事件虽然所直接涉及的范围不一定是公众领域，但是事件却因迅速传播而引起公众的关注，成为公共热点并造成公共损失、公众心理恐慌和社会秩序混乱。随着经济全球化和对外开放的扩大，一些突发公共卫生事件在空间上波及的范围越来越广。例如 2003 年发生的 SARS 疫情，2005 年的禽流感等，它们虽然只在一些国家和地区发生，但是其影响却是广泛的、全球性的。造成各地风声鹤唳、草木皆兵，"疑似病例"此起彼伏。

社会性的另一方面的表现是自然灾害、社会公害和所有社会安全事件都能演变为突发公共卫生事件。当前我国正处于经济转轨和社会转型的关键时期，许多深层次的矛盾和问题逐渐显现，诱发突发公共卫生事件的社会性因素也不断增多。例如劳资关系、劳企关系紧张，纠纷、冲突和职业伤害呈上升趋势；社会秩序受到破坏，犯罪、治安事件日益突出，形形色色的暴力事件崭露；各类交通、火灾、工伤和建筑事故频频发生，群死群伤的恶性事件层出不穷；在利润的驱使下，一些人道德缺失，致使食品安全和药品安全事件不断发生。社会不稳定因素增多，突发事件所引发的公共卫生问题与日俱增。

4. 多变与多元性 突发公共卫生事件无论是事件本身或是其所造成的伤害，在不同的情景中的表现形式各不相同，因事件的独特性而无法照章办事；同样的突发事件因发生的时间、地点、原因及变化的趋势的不同，其表现形式和结果千变万化，使决策者面临着巨大的决策压力和紧迫感；突发事件还可能衍生次生事件、二次事件和再燃，眼看即将平息的事件旋即风云骤变急转直下，再度出现意想不到的另一种紧急状态。紧迫、多元、多变是所有突发事件的共性，既无经验可借鉴，也无规律可循。例如，1976 年在刚果发生的埃博拉出血热，事隔 3 年于 1979—1980 年在苏丹、象牙海岸和肯尼亚再度出现，15 年后在扎伊尔（1995 年）再次发生。SARS 在 2003—2004 年发生和流行，已销声匿迹 5 个年头，会不会像埃博拉出血热那样有朝一日卷土重来？尚不可知。

5. 严重危害性 不论什么性质和规模的突发公共卫生事件，必然造成不同程度的人员伤亡、社会破坏、混乱和恐慌，带来无可估量的损失和社会危害。随着突发公共卫生事件扩散力和传染力的增强，波及的范围不断扩大，给社会带来的危害也越来越大。公共卫生问题的危害不只关系到公众健康，导致疾病、损伤、死亡或残疾，而且也表现在引发社会恐慌心理，破坏正常生产、生活秩序，产生社会的混乱和不稳定性，直接或间接影响到政治、经济、社会秩序和国家的安全。

（田　鑫）

第三节　突发公共卫生事件应急管理的现状

一、国外突发公共卫生事件应急管理的现状

（一）美国

美国是世界上突发公共卫生事件管理体系发展最为完善，公共卫生技术和设备最为先进的国家。

1. 突发公共卫生事件应对系统 美国的突发公共卫生事件应对系统是一个全方位、立体化、多层次和综合性的应急管理网络，包括公共卫生、突发事件管理、执法、医疗服务、科研力量和第一现场应对人员（如消防员、救护人员等）的多维度、多领域的综合、联动、协作系统。包括：

（1）全国公共卫生信息系统。

（2）全国公共卫生实验室快速诊断应急网络系统。

（3）现场流行病学调查控制机动队伍和网络系统。

（4）全国大都市医学应急网络系统。

（5）全国医药器械应急物品救援快速反应系统。

2. 突发公共卫生事件危机管理的结构体系 美国不仅有完善的决策和执行系统，而且投入了大量的资金用于信息网络建设、更新医疗设备、人员培训和物资及药品储备。

（1）决策系统：以总统、国家安全委员会、国土安全部（DHS）、联邦应急管理局（FEMA）、卫生部和疾病预防与控制中心，形成对突发公共卫生事件管理的重要决策、协调和执行机构。

（2）信息系统：包括国立卫生研究院、国立医学图书馆、国立医学图书馆互联网、国家公共卫生统计、信息系统联合会和国家卫生统计中心。

（3）执行系统：执行联邦反应计划中所包含的十二个紧急支援功能，每个功能由一个职能部门负责。

（4）保障系统：包括资源保障、资金支撑、社会心理支持和首位反应者职业安全保障等。

3. 突发公共卫生事件危机管理的功能体系 突发公共卫生事件危机管理的功能体系包括美国疾病控制与预防中心、卫生资源和服务部及大都市医疗反应系统三个垂直系统：

（1）疾病控制与预防中心（CDC）：隶属于卫生部，是美国突发公共卫生事件应对系统的核心和协调中心，突发公共卫生事件的具体决策和执行机构之一。其主要职能是制定全国性疾病控制和预防战略，进行公共卫生监测和预警，应对突发事件，整合资源，培养公共卫生领域管理者及工作人员。疾病控制与预防中心在国际卫生合作中同样扮演着重要角色，对国际疾病预防和控制的支持也是其重要职责之一。为突发公共事件提供先期预防与准备、突发事件反应、突发事件应急救援和灾后重建服务。

（2）卫生资源和服务部（HRSA）：隶属于卫生部，通过"HRSA医院应急准备系统"提高州/地方医院、门诊中心和其他卫生保健部门的应急救援能力，执行区域应对突发公共卫生事件的各项措施。

（3）大都市医疗反应系统（MMRS）：美国不仅在国家层面建立了完备的公共卫生突发事件管理体系，而且在人口密集、易遭突发事件袭击的大都市建立了较完备的大都市医疗反应系统，以增强大都市对突发公共卫生事件的应对能力。确保大都市在突发公共卫生事件发生后最初的48小时内，第一时间启动本城市跨部门之间的协调运作有效应对，直到州或联邦政府应急反应力量的到来。

（二）英国

英国的突发公共卫生事件应急管理由卫生部及其指导下的国民医疗服务系统共同承担。卫生部的突发事件规划协调小组所颁布的"国民健康服务系统突发事件应对计划"构成了英国突发公共卫生事件应对体系的综合框架。

这一应对体系包括战略层面和执行层面两部分。

1. 战略层面 突发公共卫生事件的战略性指导政策的制定主要集中在中央，由设立在卫生部的突发事件规划协调小组、卫生保护局、卫生部首席医疗官、卫生部执行主任，以及伦敦、英格兰北部、中南部和东部四个大区的卫生和社会保障委员会负责。主要的职能部门有：

（1）卫生部突发事件规划协调小组：负责协调突发事件规划，使国民医疗服务体系在响应重大事件上始终处于一种准备就绪状态。

（2）卫生保护局：卫生保护局是2003年新成立的非部门公共实体，职能是保障国民的健康，减少传染病、化学危害、毒物和放射性物质危害的影响，召集有关卫生专家共同应对传染病、毒物、化学和射线危害等突发事件，向公众提供公正权威的信息和专业建议，向政府提供政策建议，开展研发、教育和培训等。

2. 执行层面 对突发公共卫生事件的响应和执行则是在地方层面。在英国的大多数突发公共卫生事件是在地方层面处理的，地方响应是突发事件响应的重点，在这一过程中，初级保健联合体和地方政府扮演着重要的角色。只有在事件的影响范围和事件本身的影响程度上超过了地方范围，并超出了地方国民医疗服务体系所能承受的能力以外，才能寻求更高一级的地区协调或中央政府的支持。

英国突发公共卫生事件管理的主要特点：

（1）英国的突发公共卫生事件管理，是一个以卫生部和国民医疗服务体系为主导的垂直管理体系，地方政府并没有设立处理突发公共卫生事件相应的部门。

（2）中央卫生部是危机应对的"掌舵者"，负责制定应对公共卫生突发事件的战略性指导纲要，为地方提供智力支持，对地方的相关部门进行绩效评估；地方国民医疗服务体系服务实体是突发公共卫生事件应对的"划桨者"，不仅要负责制定突发公共卫生危机的规划，而且要直接承担应对危机的服务。

（3）完善的传染病监控系统，构筑了由12个区域传染病监测中心所组成的传染病监控网络，传染病监测中心设有国家和区域两个层次公共卫生实验室。

（4）英国的突发公共卫生事件应急反应是以社区为中心的快速响应体系，即以初级保健联合体为核心，以社区为基础、自下而上的突发事件响应体系。

（三）日本

1998年，日本厚生省第一次拟订综合的突发公共卫生事件管理计划，而后迅速改变了以往只在突发公共卫生事件发生时才采取措施的传统，并实施以预防为中心的突发公共卫生事件管理系统。

1. 日本的突发公共卫生事件应急管理体系　日本的突发公共卫生事件应急管理体系由主管健康卫生、福利、劳保的厚生劳动省负责建立并以之为核心，这一系统同时被纳入整个国家危机管理体系。日本的突发公共卫生事件应急管理体系覆盖面很广，通过纵向行业系统管理和分地区管理的衔接，形成全国突发公共卫生事件应急管理网络。

（1）由厚生劳动省、8个派驻地区分局、13家检疫所、47所国立大学医学系和附属医院、62家国立医院、125家国立疗养所、5家国立研究构成国家突发公共卫生事件应急管理系统。中央主管突发公共卫生事件应急管理的职责是收集信息、制定和实施应急对策。

（2）由都道府县卫生健康局、卫生试验所、保健所、县立医院、市村町及保健中心组成的地方管理系统。

2. 突发公共卫生事件应急管理的特点　以预防为中心的突发公共卫生事件管理的特点是"重保健于平日，化瘟疫于无形；警觉始于传播之初，险情终于萌芽之时"。迅速的层层上报制度，及时向公众发布信息，有效地防止了突发事件的事态扩大，防止疫情的扩散，制止公众的心理恐慌。这些对于有效地预防和应对突发公共卫生事件，使危机在萌芽之时被控制或化解起到了关键作用。

在经济发达国家已逐渐建立起一套较为完善的突发公共卫生事件应急管理体系，将突发公共卫生事件应对计划、核心协调机构、危机应对网络和社会应对能力包容在应急管理体系之中，这套应急管理体系基本上是按行政区域逐级分设的。然而，20世纪90年代以来突发公共卫生事件呈现跨行政区划的特征，如何合理地整合与配置应对资源，迅速、有效地应对突发公共卫生事件，怎样组织和协调国家与地方政府，跨国家、跨地区以至全球的应急联动，这些都是各国突发公共卫生事件应急管理必须面对的新挑战。

二、我国突发公共卫生事件应急管理的概况

2003年，党中央和国务院在认真总结SARS防治工作的经验和教训的基础上，布置了应急管理"一案三制"（应对突发公共事件所制定的应急预案、管理体制、运行机制和有关法律制度）的建设工作，拉开了我国突发公共事件应急管理体系构建工作的序幕。2006年1月1日，中央人民政府门户网站（www.gov.cn）正式开通，在网站主页的明显位置上设置了"应急管理"专栏。1月8日，国务院发布了全国应急管理体系的总纲领《国家突发公共事件总体应急预案》。国务院各有关部门编制了国家专项预案和部门预案；各省、自治区、直辖市编制了省级突发公共事件总体应急预案，我国政府的突发公共事件应急管理机制逐步形成了整体性的应急管理脉络。

《国家突发公共事件总体应急预案》明确了我国的应急管理体制是"分类管理、分级负责、条块结合、属地管理"。

我国应急管理的基本工作原则是"以人为本原则、预防原则、属地管理原则、依法原则、联动原则、科学原则"。

（一）我国突发公共卫生事件应急管理网络

我国突发公共卫生事件应急管理网络由"中央－省－地市－县"四级疾病控制预防与卫生监督工作网络组成。

（1）国务院设立突发公共卫生事件应急处理指挥部，由国务院有关部门和军队有关部门组成。国务院主管领导人担任总指挥，负责对全国突发公共卫生事件应急处理的统一领导、统一指挥。原卫生部和其所属的疾病控制和卫生监督机构（如中国疾病控制与预防中心等）在各自职责范围内做好突发公共卫生事件应急处理的有关工作。

（2）省、自治区、直辖市人民政府成立地方突发公共卫生事件处理指挥部，由省、自治区、直辖市人民政府的主要领导人担任总指挥，负责领导、指挥本行政区域内突发公共卫生事件处理的有关工作。

（3）地方政府有关部门、卫生行政主管部门具体负责组织突发公共卫生事件的调查、控制和医疗救治工作，其他有关部门在各自职责范围内做好突发公共卫生事件处理的有关工作。

（二）我国突发公共卫生事件应急管理架构

（1）2004年3月，原卫生部组建了卫生应急办公室（突发公共卫生事件应急指挥中心），主要职责是：①依法组织协调有关突发公共卫生事件应急处理工作。②负责起草卫生应急工作的相关法律、法规，拟订应急处理方针和政策措施。③组建监测和预警系统，制定突发公共卫生事件应急预案。④组织预案培训和演练，培训公共卫生和医疗救助专业人员。⑤指导各地实施突发公共卫生事件预案，帮助和指导各地应对经常性突发事件的伤病救治工作。⑥担负救灾、反恐、中毒、放射事故等重大安全事件中有关公共卫生的组织协调和重大人员伤亡事件紧急医疗救护工作。

（2）省、自治区、直辖市卫生厅局成立了卫生应急办公室。

（3）中国疾病预防控制中心和部分省级疾病预防控制中心也成立了专门的应急处置部门。

（4）原卫生部组建了国家卫生应急专家咨询委员会和国家突发公共卫生事件应急专家库，组建并完善国家各类卫生应急队伍建设。

（三）我国突发公共卫生事件应急预案体系

制定各种突发公共卫生事件应急预案，建立突发公共卫生事件应急预案体系，对规范指导卫生应急工作起到了重要作用。

（1）2003年5月7日，国务院第7次常务会议通过了《突发公共卫生事件应急条例》。

（2）根据国务院和《国家突发公共事件总体应急预案》的要求，2006年颁布了《国家突发公共卫生事件应急预案》《国家突发公共事件医疗卫生救援应急预案》《人感染高致病性禽流感应急预案》《疟疾突发疫情应急处理预案》《卫生部应对流感大流行准备计划与应急预案》；2007年颁布了《群体性不明原因疾病应急处置（试行）方案》《高温中暑事件卫生应急预案》《出入境口岸猴痘防治预案》；2008年颁布了《非职业性一氧化碳中毒事件应急预案》《地震灾区鼠疫等3种传染病疫情应急处理预案》《国家重大食品安全事故应急预案》。

（3）组织预案培训、宣传和实施，动员全社会参与，积极开展卫生应急知识宣传和培训。为了加强应急能力建设，原卫生部组织编写了《卫生应急工作手册》，作为全国卫生应急工作的培训教材，指导卫生应急队伍现场处置工作，规范卫生应急工作；同时制订了全国应急工作培训计划。

（四）完善监测预警系统，加快全国应急指挥与决策系统建设

加强传染病网络直报系统的建设，实现传染病报告的动态性、实时性和网络化管理。2005年底，全国已有66%的乡镇卫生院、93.21%的县级以上医疗卫生机构和100%的疾病预防控制中心实现传染病及突发公共卫生事件网络直报。依托网络直报系统，逐步完善从国家到地方的突发公共卫生事件监测、评估、预警、反应机制，为做好传染病等突发公共卫生事件的预测预警工作奠定了良好的基础。

（五）应急指挥决策系统项目

为实现信息畅通、统一指挥、协调有序、迅速应对突发公共卫生事件的目标，原卫生部和各地正在

抓紧实施突发公共卫生事件应急指挥决策系统项目。项目建设包括网络平台、资源数据库、分析咨询系统、指挥决策系统。

（田　鑫）

第四节　突发公共卫生事件的应急管理

一、突发公共卫生事件应急管理的内容

突发公共卫生事件应急管理指一旦发生突发公共卫生事件，迅速组织，开赴现场，及时开展救治，最低限度减少伤亡，减少损失，保障公众生命安全。宏观的应急管理的内容包括应急管理体系、运行机制，应急管理指导原则等；微观的应急管理的内容包括资源管理、预案管理、教育培训、人员撤离等。本节主要介绍宏观的应急管理的内容。

（一）突发公共卫生事件发生之前做好预防工作

1. 建立应急管理系统　建立突发公共卫生事件应急管理系统和合理的管理机制，做好监测、预测、预报，预防突发公共卫生事件发生。

2. 制定应急预案　制定应对突发公共卫生事件的预案并实施监控、培训和演练，判断事件发生的可能性，采取有效的化解与缓解措施。

3. 保障疫情信息体系　建立畅通的疫情信息和卫生信息网络体系。

4. 完善医疗救治体系　建立应急救援队伍，包括心理医生、法医和院内感染科护士等。

5. 健全疾病预防体系　健全疾病预防控制体系与卫生监督体系并建立应急卫生防疫队伍。

6. 储备应急救援物资　应急资源储备与调配，如药品、医疗器械消毒药品、杀虫剂，设备齐全的急救车辆、救护车、防疫车、卫生检测车等。

7. 加强公众危机教育　采用多种形式加强对公众的危机教育。

（二）突发公共卫生事件发生时的应对工作

（1）做好各部门协同作战的指挥，协调各系统、各部门的救援力量，迅速、有效地控制事态扩展。

（2）启动应急预案和落实各项应急措施，回应民众愿望，满足社会需求，减少事件对社会的危害。

（3）迅速派遣医疗应急救援队和卫生防疫应急救援队，设立现场急救站或野战医院，就地及时处置危重伤患者。

（4）时间就是生命，以第一时间抢救伤病员为首要任务，使受到危害的群众获得及时、正确的急救、治疗和照料，迅速合理转送，做好医院内感染的预防，妥善做好尸体处理。

（5）开展现场流行病学调查和公共卫生学侦察与评估，拟订现场紧急卫生防疫方案，组织力量，开展疫情收集与报告、疾病的预防与控制和各项卫生监测检验、监督与评价工作；进行健康教育与促进，发动群众，开展群众性卫生运动。

（三）突发公共卫生事件发生后的恢复工作

（1）尽快恢复正常生活秩序，重建医疗卫生服务体系。

（2）最大限度地对抗突发事件的后果，把损失降低到最低程度。

（3）严防事态再燃或衍生灾害。

（4）总结经验，对事件应对工作的全过程进行评估。

二、突发公共卫生事件应急管理体系

突发公共卫生事件应急管理是一项复杂的系统工程，需要一个科学、合理、协调的运行体系来保证应急管理高效、有序的展开。突发公共卫生事件应急管理体系是为应对突发公共卫生事件而建立的组织结构，是保证应急管理工作有效运行的一系列组织安排和条件保障，是应急管理的基础和核心。

应急管理体系的组构原则：统一领导，有常设的管理机构，属地管理，分级管理（行政管理分级管理与事件分级），协调整体应急工作。

（一）指挥系统

按照《国家突发公共卫生事件应急预案》的规定，应急指挥部按两级结构组建，分全国应急指挥部和省级行政区应急指挥部。

1. 全国突发公共卫生事件应急指挥部　当日卫生部依照职责和《国家突发公共卫生事件应急预案》的规定，在国务院统一领导下，负责组织、协调全国突发公共卫生事件应急处理工作，并根据突发公共卫生事件应急处理工作的实际需要，成立全国突发公共卫生事件应急指挥部。全国突发公共卫生事件应急指挥部负责对特别重大突发公共卫生事件的统一领导、统一指挥，做出处理突发公共卫生事件的重大决策。

2. 省级突发公共卫生事件应急指挥部　实行属地管理的原则，负责对本行政区域内突发公共卫生事件应急处理的协调和指挥。

3. 日常管理机构　国务院卫生行政部门设立卫生应急办公室（突发公共卫生事件应急指挥中心），负责全国突发公共卫生事件应急处理的日常管理工作；各省级、市（地）级、县级卫生行政部门指定突发公共卫生事件的日常管理机构，负责本行政区域或本系统内突发公共卫生事件应急的协调、管理工作。

4. 专家咨询委员会　国务院卫生行政部门和省级卫生行政部门都必须组建突发公共卫生事件专家咨询委员会。

5. 应急处理专业技术机构　医疗机构、疾病预防控制机构、卫生监督机构、出入境检验检疫机构等都是突发公共卫生事件应急处理的专业技术机构。

（二）监测预警系统

通过长期不间断地监测公众健康和公共卫生问题，发现危机的蛛丝马迹或突发事件的苗头、迹象，迅速、准确地做出突发公共卫生事件预警报告，制定防范的具体措施，做好应对突发公共卫生事件的准备。科学的监测是有效预防和控制突发公共卫生事件的基础，也是做好突发公共卫生事件应急处理工作的前提。监控系统的建设包括全国医院传染病监控、全国疾病报告系统、食源性疾病动态监控、全球新发传染病监控等。

1. 突发公共卫生事件的监测

（1）国家建立统一的突发公共卫生事件监测、预警与报告网络体系，各级医疗机构、疾病预防控制机构、卫生监督机构和出入境检疫机构负责开展突发公共卫生事件的日常监测工作。

（2）省级人民政府卫生行政部门要按照国家统一规定和要求，结合实际，组织开展重点传染病和突发公共卫生事件的主动监测。

（3）国务院卫生行政部门和地方各级人民政府卫生行政部门要加强对监测工作的管理和监督，保证监测质量。

2. 突发公共卫生事件的预警　各级人民政府卫生行政部门根据医疗机构、疾病预防控制机构、卫生监督机构提供的监测信息，按照突发公共卫生事件的发生、发展规律和特点，及时分析其对公众身心健康的危害程度、可能的发展趋势，及时预警。

3. 应急信息共享　在充分利用现有资源的基础上建设医疗救治信息网络，实现卫生行政部门、医疗救治机构与疾病预防控制机构之间的信息共享。

（三）反应系统

突发事件一旦发生，各系统都应根据事先制订的计划和相关法律条规进行程序化运作，快速启动反应系统，从而使各项救援工作有条不紊地进行。要充分发挥现有医疗机构、疾病预防控制中心与卫生监督所的应急救援作用，与此同时，根据应急工作的需要，可派遣或临时组建医疗应急救援队伍和卫生防疫应急救援队伍。

1. 应急医疗救治体系 按照"中央指导、地方负责、统筹兼顾、平战结合、因地制宜、合理布局"的原则，逐步在全国范围内建成包括急救机构、传染病救治机构和化学中毒与核辐射救治基地在内的，符合国情、覆盖城乡、功能完善、反应灵敏、运转协调、持续发展的医疗紧急救治体系。

2. 实验室检测体系 当突发公共卫生事件出现时，为了能及时确诊病源及确认生物或化学恐怖物质，必须建立一套综合的、多层次的实验室应急网络，保证先进、快速的生物鉴别和诊断能力，及时为应急工作提供准确的科学依据。国家和省级的疾病预防控制中心卫生监督机构指定的专业检验检测单位，在地方专业机构的配合下，按有关技术规范采集足量、足够的标本，分送省级和国家应急处理功能网络实验室检测，查找致病原因。

3. 疾病预防控制体系 国家建立统一的疾病预防控制体系和疾病控制专业队伍，各省（区、市）、市（地）、县（市）加强疾病预防控制机构和基层预防保健组织建设，强化医疗卫生机构中的疾病预防控制的责任，健全快速畅通的疫情信息网络，改善疾病预防控制机构基础设施和实验室设备条件，提高流行病学调查、现场处置和实验室检测检验能力。

4. 卫生执法监督体系 国家建立统一的卫生执法监督体系，各级卫生行政部门明确职能，落实责任，规范执法监督行为，加强卫生执法监督队伍建设。对卫生监督人员实行资格准入制度和在岗培训制度，全面提高卫生执法监督的能力和水平。

5. 医疗卫生应急救援队伍 略。

（四）信息发布系统

透明的信息在突发公共卫生事件的应急处理中有着重要的作用。因此，应急处理体系中必须要有一套准确、透明的信息发布体系。国家建立突发公共卫生事件应急决策指挥系统的信息、技术平台，承担突发公共卫生事件及相关信息收集、处理、分析、发布和传递等工作，采取分级负责的方式实施。

（五）保障系统

要做到反应迅速和及时控制突发事件，关键在于拥有一个强大的保障体系，才能做到防患于未然。我国突发公共卫生应急管理体系正在逐步建立一个全面的保障系统，包括物资保障、经费保障、通信与交通保障、法律保障和社会公众的宣传教育等。

三、突发公共卫生事件应急管理机制

（一）概述

突发公共卫生事件应急管理机制是为做好应对工作而制定的一套行为准则和规范，明确各机构的职责和它们之间的联系，以及用来协调各管理层面工作的规则、法律、法规、政策等。

突发公共卫生事件应急机制的建设方针是：预防为主和常备不懈。

突发公共卫生事件应急机制的建设原则是：政府主导，预防为主；统一领导，分级负责；功能齐全，责任明确；反应灵敏，协调有序；运转高效，保障有力。

突发公共卫生事件应急机制包括指挥决策机制、组织协调机制、监测预警机制、应急响应机制、信息通报机制、社会动员机制、应急保障机制、督导评估机制和恢复重建机制。

有关应急机制建设的基本内容在《应急管理的理论与实践》和《应急运转管理》等课程中已有详细介绍。本节仅讨论在突发公共卫生事件应急机制建设中与公共卫生应对相关的内容。

（二）突发公共卫生事件指挥决策机制

原国家卫生部设应急办公室（突发公共卫生事件应急指挥中心）负责突发公共卫生事件预警、应对准备和应急处理组织协调等工作；专家咨询委员会为应急管理提供决策建议。

全国各省、自治区、直辖市成立卫生应急办公室或指定专门机构负责卫生应急工作。全国已初步形成政府领导、统一指挥、属地管理、分级负责、部门协调的突发公共卫生事件应急指挥体系和日常工作管理组织网络。遇到重大疫情和突发公共卫生事件时，各级应急机构应能够及时协调和组织力量开展调查处理和医疗救治，并及时向地方政府报告，提出应对措施建议。原卫生部突发公共卫生事件应急指挥决策系统项目建设，包括网络平台、资源数据库、分析咨询系统、指挥决策系统、视频会议系统和调整评估等。

（三）突发公共卫生事件组织协调机制

建立组织协调机制有利于优化资源配置，降低管理成本，提高快速响应能力与效率。组织协调机制主要有以下三个方面：

1. 中央与地方的组织协调

（1）区域联防联控：例如根据鼠疫疫源地的性质和行政区域，分别建立西北5省、东北4省、北方7省、南方13省的联防机制，实行疫情通报，联手协防，快速响应，有效控制；又如2003年组成了京、津、冀、晋、内蒙、华北5省SARS联防机制。

（2）重大疾病联防联控：例如2006年6月由原卫生部牵头会同有关部委，参加APEC所组织的流感大流行演练；又如青藏铁路通车后，为预防鼠疫疫情扩散，2006年9月原卫生部、铁道部、青海省人民政府、西藏自治区人民政府在青海西宁联合举行"青藏铁路鼠疫防控应急处置演练"。

（3）与港澳台地区联防联控：2003年9月，粤港澳建立传染病防治信息通报机制和定期交流会晤制度；2005年，原卫生部、香港特区政府卫生福利及食品局、澳门特区政府社会文化司联合签署《关于突发公共卫生事件应急机制的合作协议》，确定有关重大突发公共卫生事件和传染病疫情的信息通报，应急处置的协调联动应急处置的技术、培训及科研等方面的合作，与台湾地区也建立了突发公共卫生事件沟通渠道。

2. 政府部门间的组织协调　为了及时、有效地预防和应对突发公共卫生事件，原卫生部与31个部门建立了突发公共卫生应急协调机制；原卫生部与农业部建立了防控人感染高致病性禽流感、人感染猪链球菌病等人畜共患疾病联防联控协调工作机制；原卫生部与质检总局建立口岸突发公共卫生事件联防联控协调机制；原卫生部与铁道部、交通部、质检总局和民航总局联合下发通知，预防控制传染病境外传入和通过交通工具传播；原卫生部与教育部联合发文，在学校建立专职或兼职教师责任报告制度，及时发现、报告学校传染病等突发公共卫生事件。通过以上措施，初步形成了部门配合、协调应对突发公共卫生事件的部门协调机制。

3. 卫生部门内的组织协调　卫生部门与医疗机构、疾病控制机构、卫生监督机构的协调与沟通。

（四）突发公共卫生事件预测预警机制

初步建立突发公共卫生事件应急预案体系。依据《传染病防治法》和《突发公共卫生事件应急条例》，国家建立了传染病监测制度和传染病与突发公共卫生事件监测预警系统。

突发公共卫生事件监测预警系统通过加强传染病网络直报系统建设，实现传染病报告的动态性、实时性和网络化，为做好传染病预测预警工作提供了良好的信息基础。目前，全国已有66%的乡镇卫生院、93.21%的县级以上医疗卫生机构和100%的疾病预防控制中心实现传染病及突发公共卫生事件网络直报，为逐步完善从国家到地方建立突发公共卫生事件监测、评估、预警、反应机制奠定了良好的基础。

预测与预警主要包括建立预警机制、预测预警系统和进行风险分析三项内容，做到早发现、早报告、早处置。

预测与预警机制的运行步骤：

（1）识别突发事件的类别和级别。

（2）对突发事件可能涉及范畴和态势的估测。

（3）对预警范围与领域的确定。

（4）预警级别的设定及表达方法的规定。

（5）预警信息的发布次序、范围和方式。

（五）突发公共卫生事件应急响应机制

1. 响应过程

1）应急准备

（1）应急救援队伍建设：按照原卫生部《关于建立应急卫生救治队伍的意见》，在医疗卫生机构中选择医术较高、临床经验丰富的医护人员和具有现场处置经验的疾病预防控制人员，组成应急救援医疗队伍和应急救援卫生防疫队伍，配备必要的医疗救治和现场卫生处置设备。在此基础上，建立国家级应急队伍专家库，组建国家级卫生应急队伍，并随时保持应急战备状态。

（2）开展卫生应急管理和专业人员培训：为提高卫生应急能力，原卫生部组织开展了全国应急管理和专业人员培训，如 SARS、禽流感、鼠疫等重点传染病防治，中毒、核辐射伤害等突发公共卫生事件应对培训，并指导地方卫生部门逐级开展培训，滚动实施。同时，客观地进行演练，检验培训效果，全面提高全国卫生系统管理和专业人员的危机意识和应急能力。

（3）公众的应急准备：为提高社会大众避险、抗灾、自救、互救、防范、应急的能力，掌握应对突发公共卫生事件的知识，卫生部门积极开展宣传教育工作，制作了面向大众的应对突发公共卫生事件宣传手册、电视宣传片、画册和应急指引等；根据国务院全国应急管理工作会议精神，原卫生部组织编写应急管理健康教育方案并逐步展开宣传、教育、培训与演练。

（4）卫生应急物资储备。

2）先期处置：突发公共卫生事件事发的社区（厂矿、机关、学校、公共场所、部队、口岸）一级政府，在事发的第一时间应采取先期应急处置，将危机控制在最小的范围，有效地应对突发事件。先期处置的内容有：按照有关应急条例和预案向上一级政府报告；把人的生命安全放在第一位，迅速组织协调应急救援力量，救治伤病员，紧急疏散（或隔离）居民；实施必要的管制措施，积极控制局势，防止事态进一步发展；一边应对，一边调研，核查原因，追溯源头，动态监测，判断趋势等。

3）应急响应：启动相应的预案，在当地政府领导下，现场应急指挥部按照预案的规定，根据突发公共卫生事件的性质、级别和特点，以及当地当时的具体情况落实各项应急响应措施。

4）应急终止：一旦突发公共卫生事件已经被有效控制，并且没有衍生事件发生的可能时，在经过专家评估确认之后，按一定的程序由政府宣布终止应急。

2. 响应分级　各级卫生行政部门组织应急专家委员会对突发公共卫生事件的性质以及危害性确定响应级别。

3. 响应程序　根据响应级别启动应急预案，实施现场紧急救援；一旦事态可能进一步扩大或属于特别重大（危急）的突发公共卫生事件，需要采取扩大应急行动；应急响应结束。

4. 应急措施　突发公共卫生事件涉及地区的政府和各有关医疗卫生机构（包括出入境检验检疫机构）按国家与地方的应急条例/预案各司其职；非事件发生地区则要做好重点地区、要害部门和脆弱人群的监测和预防（如免疫预防），开展有关应急知识的宣传教育，实施交通检疫与地区的卫生检疫，准备必须的药品、消毒器具和疫苗等。

（田　鑫）

第五节　应急救援概述

一、应急救援及其技术支持

（一）应急救援

突发公共事件的应急救援是维护公民健康和全社会安全必要的保障措施。针对不同的突发事件，应急救援可分为生产安全应急救援、医疗卫生应急救援、社会安全应急救援、自然灾害应急救援等。

完整的应急救援一般包括以下四个方面。

1. 信息管理　实现监测数据的输入、存储、运算、分析、模拟，为系统的稳定运转提供必要信息基础。

2. 安全预警　包括突发公共事件的监测预报、环境容量预警、污染物超标预警提示等。

3. 应急救援　根据实时数据和突发事件发生实况，生成对突发事件的应急预案，指挥和调配相关职能部门实施救援活动。

4. 办公服务　对系统与数据的日常维护与管理。

（二）应急救援系统的技术支持

1. 信息系统（GIS）　GIS 是系统集成的基础平台，完成对信息的输入、存储、查询、运算、分析，通过对数据及其地理空间位置进行各种分析处理，研究各种空间实体的相互关系。

2. 全球定位系统（GPS）　GPS 完成对地面情况的实时监测，提供目标及其环境的相关信息，并加以分析处理。

3. 三维可视化系统（VS）　VS 则将结果由"不可视"变为"可视"，通过直观、形象的表现方式显示出来。

4. 专家系统（ES）　决策信息的生成则由 ES 辅助完成。

二、医疗卫生应急救援

（一）医疗卫生应急救援体系

绝大部分突发公共事件都有人员伤亡，医疗卫生应急救援是应急救援工作中不可或缺而且是十分重要的部分。为了充分体现救援工作"以人为本"的精神，满足突发公共事件救援服务需求，最大限度地减少突发事件所造成的伤亡，各级人民政府的卫生行政部门都要建立突发公共事件医疗卫生应急救援体系。

医疗卫生应急救援体系必须依靠与发挥现有医疗机构、疾病预防控制中心、卫生监督所和社区卫生服务中心（站）在应急救援工作中的作用（本章第四节将介绍），同时也要建立医疗卫生应急救援队伍；此外，根据突发事件（伤病员的多寡及分布）的情况，可组建临时医疗救援队伍或卫生防疫救援队伍。志愿者医疗卫生紧急救援队也是一支不可忽视的紧急救援力量。我国的志愿者服务体系从 1993 年开始建立，至 2008 年，已有 2.68 亿人次的青年志愿者参与扶贫开发、社区建设、生态环保、应急救援、大型活动等方面的志愿服务。

（二）医疗卫生应急救援队伍

医疗卫生应急救援队伍包括医疗应急救援队伍和卫生防疫应急救援队伍，及时开展对受危害群众的救治、疾病控制和卫生监督等工作；心理救援也是医疗卫生救援中不可缺少的部分。

1. 医疗应急救援队伍　医疗应急救援体系主要由院前急救和医院急诊两部分组成，通过信息网络系统和指挥调度系统进行信息联系和调度指挥，在保护人民身体健康和生命安全、维护社会稳定、促进经济社会协调发展等方面发挥着重要作用。其中院前急救已发展形成 5 种主要模式，如表 11-2 所示。

2. 卫生防疫应急救援队伍　卫生防疫应急救援队伍负责现场卫生防疫应急工作：开展对疫情的控制和流行病学调查、卫生监督和卫生宣教、改善卫生条件、改变不健康行为等工作。

由临床急救、卫生、流行病、检验（检疫）、心理医生和现场工作者共同组成的医疗卫生应急救援队伍，是一支有"实事"无"实体"的组织，即平时分散，"战"时集中，招之即来，来之能"战"，定期进行快速反应培训、学习和演练。应急救援人员包括专职应急救援人员、兼职应急救援人员、一般的医疗卫生人员和志愿者。不论专职/兼职的应急救援人员、一般的医疗卫生人员还是志愿者，都应当接受专业应急救援培训，具备相关的应急救援知识与技能，满足应急救援工作的需要，熟练掌握应急救援器材和设备的使用并持证上岗。

表 11－2　我国院前急救模式的特征和特点

院前急救模式类别	代表城市	模式特征	模式特点
行政指挥模式	广州	急救中心统一调度安排市内各医院急救力量，属于单纯的医疗行政部门；医院急救小组按照中心调度，负责院前救助和院内医疗工作	该模式的建立只需建立急救中心，投资小；能够按照就近原则，合理高效调配医疗资源，但在调度工作中，医院与中心之间的协调比较困难
单纯院前急救模式	上海	急救中心下设急救分站及急救站点，分站与站点负责院前的急救工作，而院内治疗由医院负责	院前急救合理高效，但院前救助业务单一，业务能力很难提高，令人担忧
急救中心依托模式	重庆	急救中心设在市内某一家综合医院中，拥有急救设备与救护车辆	中心投资小，对院前患者救护能力较强，但很难实现全市范围内救援力量的指挥调度，指挥权威性较差
应急联动模式	中国香港	医疗、消防、司警系统通过通信网络连成统一系统，统一联动救助服务，属于社会公益性医疗救助模式	事故救援效率高；各部门分工细致明确；遇大事故时，医疗救助队、消防署等机构联合参与救援，日常院前医疗救助则由消防署负责
应急联动与院前急救结合模式	南宁	医院、消防、公安系统统一接警，事件经分类处理后，由指挥中心合理调度救援力量进行救助	事故救援灵活性大，方便快捷、高效

三、医疗卫生应急救援体系建构

突发公共事件发生后，在短时间内受伤人数可能急剧增加，为了充分利用医疗卫生资源，及时收集人员伤亡情报，合理调度救援力量，高效救治伤员、病员，必须建立医疗卫生应急救援区划体系和应急救援组织。

（一）医疗卫生应急救援的区划单元

城市医疗卫生应急救援区划单元是指在城市范围内进行医疗卫生搜救的最小单位，在一般的医疗卫生救援中，区划单元的理论半径为 3～8km，如考虑到突发事件可能造成对道路通行性能的影响，城市救援区划单元理论半径也可取为 7～10km；实际上，区划单元通常以城市中的主、次干道作为划分界线。每个区划单元内应该设置一个急救中心（站）或社区卫生服务中心（站），负责伤员的分类、临时医疗处置和转运，担负所负责的单元中卫生防疫和卫生宣教工作的开展，以及群众性卫生运动的组织。

（二）医疗卫生应急救援的区划组团

医疗应急救援区划组团是由若干个应急救援区划单元所组成的区域，每个组团面积大约是城市中的一个行政区（如街道办事处），区划组团内至少有一家二级或二级以上综合医院，负责伤病员的救治、转运与卫生防疫工作，与区划单元内其他医疗卫生机构共同组成医疗卫生应急救援网络。区划组团应具备相对独立的应急救援和事后恢复重建的能力。区划组团通常以城市中的绿化隔离带、城市主干道作为划分的界线。

（三）医疗应急救援组织

一般为两级医疗救护网络体系：

一级医疗应急救援组织以二级及二级以上医院为核心，其主要功能是负责事发地区重伤员的医疗诊治及事后的医疗机构的恢复重建。

二级医疗应急救援组织由分布于各区划单元的一级及一级以下医院、社区卫生服务中心（站）、急救站、医疗救援队组成，主要负责单元内现场急救和轻伤人员就地救治、伤员分类及转运。

城市医疗急救指挥中心负责平时指挥调度城市院前救护力量，完成城市日常急救任务；在突发事件发生时，在政府领导下统一调配应急救援力量，成为医疗应急救援指挥中心。

（四）卫生防疫应急救援组织

一般为两级疾病控制/卫生监督网络体系，即现行的市、区两级疾病控制/卫生监督机构和社区卫生服务中心（站），在突发公共事件发生时承担事发地区的卫生防疫应急救援工作任务。

四、医疗卫生应急救援的主要任务及其应急工作内容

（一）医疗卫生应急救援的主要功能

（1）在突发公共事件尚未发生之前防患于未然，开展对疾病/卫生/行为等的监测、预防和控制。

（2）在突发公共事件发生时减少伤亡，包括制定应急救援决策、计划和处理措施。

（3）事件结束后通过评价和总结来提高对突发公共事件的应急救援能力。

（二）医疗卫生应急救援的主要任务

1. 预防 包括卫生宣传与安全促进，制定应对突发公共事件医疗卫生应急预案，建立各种有关的信息网络系统，完善医疗救治系统，建立急救绿色通道，健全疾病预防控制/卫生监督系统。

2. 准备 包括平时准备、战时转换和战时准备，实现平战结合与平战转换；制订应急救援措施和方案，建立应急救援队伍并进行组织培训、演练；落实现场调查、标本采集和应急器材等所需的物资准备。

3. 快速反应 要求信息完整、准确、快捷；第一时间赶赴事发现场；到达后以抢救生命为第一任务，对伤病员进行规范分类，迅速、科学地对现场伤员进行、就地急救、院前救治和伤员运送，从绿色通道进入医院急救（ICU 或手术）。

4. 公共卫生学评估 突发公共事件的现状调查，了解突发公共事件对居民健康所造成和可能造成的危害与影响，迅速做出对现场的公共卫生学评估，并界定警戒区域和预警级别；通过对事件现状的快速调查与分析，做出合理判断，制定和实施应急卫生防疫措施；统一领导、统一发布信息；分工负责，协同作战，狠抓落实，督办到位。

5. 恢复 后期恢复生产、生活，防止突发事件或次生公共卫生事件的发生；帮助当地的医疗、疾病控制和卫生监督机构的重建与工作恢复。

6. 总结 对事件的总结、反思与应对措施效果的评价，对医疗卫生应急救援体系进行调整。总结对伤员、居民和救援人员的心理支持和心理干预工作。

（三）医疗卫生应急救援的工作内容

（1）在突发公共事件尚未发生之前，做好监测、预测、预报，预防突发公共事件发生；制定预案并实施监控，判断突发公共事件发生的可能性，采取有效的化解、缓和措施；加强对公众的危机教育，做好应急准备、群众动员和物资调配工作。

（2）突发公共事件一旦发生，做好医疗卫生紧急救援，迅速、有效控制事态发展；做好发生传染病、中毒、衍生伤害的危险性估计；启动和落实各项应急救援措施，协助对现场可疑生物或化学危险源的处理及清除；回应民众愿望，满足社会需求，减少突发公共事件对社会的冲击。

（3）对应急救治突发事件中的受伤害者，使他们获得及时、正确的急救、治疗和照料，减少伤亡；对现场应急救援人员实施卫生防护及安全保障；做好尸体处理的卫生指导。

（4）在传染病突发公共卫生事件发生时，执行《国家突发公共卫生事件应急预案》和《突发公共卫生事件应急条例》的有关规定，划定控制区域，落实疫情控制措施，管理流动人口，实施交通卫生检疫，开展群防群治，维护社会稳定；对传染病患者、疑似患者、病原携带者及其密切接触者进行追踪调查，查明传播链，并向相关地方疾病预防控制机构通报情况。

（5）灾后重建，尽快恢复正常生活秩序，重建服务体系；组织对事件全过程的评估；最大限度地对抗突发事件的后果，把损失降到最低程度；严防事态再燃或引发衍生灾害；做好居民和救援人员心理

咨询和心理治疗工作，并评估突发公共事件对社会心理精神状况的影响。

（四）医疗卫生应急救援的基础工作

1. 应急预案　制定医疗卫生应急救援的应急预案是首要的应急措施。

2. 群测、群防、群控　以健康促进为主导，以社会人群为基础的群测、群防、群控的网络系统是应对突发公共事件的根本措施。

3. 社区诊断　收集社区的基本资料，描述社区的社会经济、人文情况和主要公共卫生问题，存在的危险因素、脆弱因素与隐患，对突发公共事件的应急能力，医疗救治网络及其反应能力（速度与水平），有关人员的政策水平与管理能力，以及社区居民的安全知识水平、观念、态度、行为和心理承受力等。

4. 隐患与脆弱性评估

（1）隐患的评估：目的是评价某一事件（客体）对社区公众（主本）造成潜在危害的可能性。例如，某地发生登革热流行的潜在危险性有多大，在哪些情况下危险程度会增大，会不会酿成登革热暴发或流行，流行强度的预测和发患者数的估测，医疗机构（力量）能不能承受与处理这么大数量的传染患者，怎么预防流行或登革热暴发，如何减少传播、减少患者、减少死亡，等等。

（2）脆弱性评估：目的是评价某一区域或人群（主体）对某一可能发生事件（客体）的耐受程度。脆弱性评估用来甄别与发现脆弱社区和脆弱人群（如集体食堂和餐厅是食物中毒的脆弱社区，老年人是火灾的脆弱人群，儿童是溺水的脆弱人群，外来人口是传染病的易感人群）；估计突发公共事件一旦发生，该社区/人群受影响的程度。

（刘晓艳）

第六节　自然灾害的紧急救援

自然灾害由自然的、人们难以抗拒的巨大动力引起，因而对人类社会所造成的危害往往是触目惊心的。自 20 世纪 80 年代以来，自然灾害发生频繁，危害日益严重。我国幅员辽阔，地理气候条件复杂，是世界上受自然灾害影响最为严重的国家之一，灾害种类多，发生频率高，给人民生命财产造成严重损失。因此，应急救援工作在自然灾害中尤为重要，对减灾起到积极的作用。

一、自然灾害应急救援的特点

（一）应急救援任务繁重

灾害常常发生在人们预料之外，可瞬间造成大量人员伤亡，救援工作难度大。卫生救援工作不局限于医疗卫生部门单一救援组织，而应与军民联合实施救援。美国 1984 年成立国家灾难医学系统的经验值得我们借鉴，该系统是美国卫生部、国防部、各医疗机构、各州和私人的联合救援组织，主要任务是专门成立救灾医疗队，把不能在当地治疗的伤员转送其他地区，收容灾难伤员。在伤员多、卫生救援力量不足的情况下，启动该系统可提高卫生救援能力。

（二）伤病种类多样，伤情严重、紧急

对灾害伤员抢救要及时，救治技术要全面，组织指挥要高效。

（三）灾区破坏严重，卫生救援工作困难

灾害不但造成众多伤亡，而且对各种建筑物破坏严重。房屋倒塌，道路桥梁破坏，水电中断，卫生设施损毁，使伤员医疗救护、转送、物资供应、救援人员生活等都遇到很大困难。这需要救援人员具备适应这些特殊环境的心理素质和身体素质。

（四）灾害后疾病发生和流行因素增加

卫生救援的主要工作是落实做好卫生防疫工作：积极开展预防接种，落实卫生防疫措施，切断传染

病三个流行环节。

（五）灾后卫生机构损失严重

卫生救援组织应扶持灾区做好恢复和重建工作。

二、自然灾害救援组织体制

自然灾害卫生救援组织体制是灾难伤员医疗和转送工作的组织形式及其基本制度，包括救治机构的设置、救治任务和救治范围的区分。灾害卫生救援体制以分级救治，把负担灾害伤员救治的医疗卫生机构按技术的高低和措施的复杂程度分成不同等级，并按从低级到高级的梯次配置，把伤员的整个治疗过程从时间距离上分开，伤员在转送过程中，通过这些救治机构得到逐步完善的治疗。这种救治与转送结合的分级救治过程，是灾害伤员救治的基本组织形式。卫生救援分为三级：第一级为现场抢救，第二级为早期治疗，第三级为专科治疗。

三、主要自然灾害的应急救援

（一）地震救援

地震是最严重的自然灾害之一，大地震往往在极短的时间内给人类以毁灭性的打击。地震发生后的救援工作主要有以下三方面：

1. 第一线救援工作

（1）现场救援：①组织群众，自救互救，转送危重伤员。②尽快挖掘被埋压伤员，并减少继发性损伤。③对救出的伤员迅速处理，以维持其生命。④对伤员进行分类，根据伤情轻重组织转送。

（2）挖掘伤员：①迅速有效地判断伤员的位置。②采用正确的挖掘方法。③争取时间挖掘伤员。

在保持呼吸道通畅的前提下，对伤员进行止血、包扎、固定、搬运等紧急处理后，送伤员到各级医疗机构进一步治疗。

2. 医疗站的展开工作　对危重伤员进行必要的紧急手术，完成分级治疗中的初步处理，保障各类伤员安全后转送。其主要任务包括：

（1）接受现场救护处理后送来的伤员，或未经处理直接送来的伤员。

（2）收治的伤员按伤情轻重分别处理。

（3）开展紧急手术。

（4）抗休克治疗，尽早输液、输血。

（5）尽早使用抗生素。

（6）留治两周内能治愈的轻伤员或不能转送的危重伤员。

（7）转送伤员到抗震医院接受确定性治疗。

（8）参加灾区的卫生防疫工作。

3. 抗震医院的工作　接收急救和医疗站初步处理后的大批伤员，抗震医院可建在灾区附近，由外援医疗队和当地医院组成。其主要任务包括：

（1）确定治疗方案，进行确定性治疗。

（2）重点抢救危重伤员。

（3）对所有伤员进行复诊，避免漏诊、误诊。

（4）安排伤病员的进一步转送和康复出院。

（5）加强卫生宣传，开展卫生防疫工作。

（二）洪水救援

洪涝灾害是常见的自然灾害，其所造成的危害具有范围大、伤员多的特点，因此救援工作必须迅速、果断、有效。

1. 建立救援组织

（1）第一线救援组织：依靠当地干部、民兵、驻军和广大群众自救互救，以及卫生机构的现场抢救。主要任务是寻找受困和受伤人员，对危重伤员及时进行就地救治并转送。

（2）第二线救援组织：由灾区或附近卫生机构派出医疗小组，对伤员进一步救治。其主要任务是对第一线转来的危重伤员继续抢救，完成一些必要的紧急手术；对一线转来的重伤员进行复查，进一步处理后进行分类、转送或留治。

（3）第三线救援组织：由区、县医院，医学院校、各部门、各企业的医院，省、市医院和专科医院等组成。主要任务是分工负责现场转送来的所有伤员。

2. 自救互救

（1）洪涝灾害发生时，保持镇定和头脑清醒，尽快离开危险区域，有组织地撤离到高坡或山地上。

（2）被洪水围困或落水，必须尽可能保留身体的能量和保暖。

（3）在等待救援时，互相扶持和鼓励。

3. 卫生防疫工作

（1）选择水源，检验水质，实行饮水消毒。

（2）搞好饮食卫生，防止食物中毒和肠道传染病流行。

（3）大力消灭蚊蝇。

（4）做好尸体打捞、搬运和掩埋的卫生防护工作。

（5）搞好临时环境卫生。

（6）建立疫情报告制度。

（三）台风救援

台风的救援主要是对砸伤、压伤、摔伤、淹溺、外伤、出血、骨折等进行抢救。

1. 机械性损伤的急救处理

（1）胸部损伤，呼吸困难的处理：用厚棉垫压在浮动的胸壁处，并用胶布固定。

（2）颅脑伤的处理：进行脱水治疗，限制输液量等防止脑水肿；颅内有血肿者尽快开颅减压。

（3）腹部内脏伤的处理：可疑者尽早剖腹探查。

（4）多发伤骨科处理：骨折固定或依伤情进行手术。

2. 卫生防疫工作

（1）及时组织修复被破坏的水源，对饮用水进行净化和消毒，并采用合适的供水方式，认真做好水质检验。

（2）搞好饮食卫生，做好救灾食品的卫生监督，以防止食物中毒和预防胃肠道传染病流行。

（3）动员一切力量，采取各种方法消灭蚊蝇及其滋生源，以预防各类传染病的发生。

（4）做好散布、暴露的人、畜尸体的收集、搬运和掩埋等卫生防护工作。

（5）搞好环境卫生，选择合适地点，就地取材，建立应急临时公厕、垃圾坑和污水坑，定期喷洒杀虫剂，发动群众，建立卫生公约并教育群众自觉遵守。

（6）建立疫情报告制度。

（刘晓艳）

第七节　重大生产事故的应急救援

据国际劳工组织统计，全球每年发生伤亡事故约 2.5 亿起，大约造成 110 万人死亡，造成经济损失相当于全球 GDP 的 4%。无情的事实告诉人们，总结应急救援成功经验与失败教训，研究、探索、改进其理论和实践，具有极为重要的作用。应急救援，是在应急响应过程中，为消除、减少事故、事件危害，防止事故、事件扩大或恶化，最大限度地降低事故、事件造成的损失或危害而采取的救援措施或行动。应急救援是防范事故灾难、减少事故损失的关键一环，在全国安全生产和应急管理工作的总体布局中地位重要，受到党和国家的高度重视。《中华人民共和国突发事件应对法》和《国家突发公共事件总体应急预案》，都把安全生产以及事故灾难的应急处置作为重要内容之一。我国组建了国家安全生产应急救援指挥中心，相继建立了矿山、危化品和消防、海上搜救、铁路、民航、电力、核工业、旅游、特种设备等专业应急救援机构。由国家级救援基地、地方骨干救援队伍、企业救援队伍和社会力量共同构成的应急救援队伍初具规模，在事故抢险救灾、排除重大隐患等方面发挥了重要作用。

目前，我国正处在工业化加速发展阶段，处在事故的"易发期"，重、特大事故时有发生，安全生产以及应急救援工作任务艰巨繁重，必须认清形势，增强政治责任感和历史使命感；保持清醒头脑，增强危机感和紧迫感，居安思危，更加扎实有效地做好工作。加强应急救援，提高防范处置重、特大事故灾害的能力，既是当前一项紧迫的工作，也是一项需要付出长期努力的艰巨任务。

一、事故应急救援系统简介

《中华人民共和国国民经济和社会发展第十一个五年规划纲要》把建设国家、省、市三级安全生产应急救援指挥中心和国家、区域、骨干应急救援体系列为公共服务重点工程。事故应急救援系统是指通过事前计划和应急措施，充分利用一切可能的力量，在事故发生后迅速控制事故的发展并尽可能排除事故，保护现场人员和场外人员的安全，将事故对人员、财产和环境造成的损失降至最低程度。

（一）事故应急救援管理的内涵（图11-1）

尽管重大事故的发生具有突发性和偶然性，但重大事故的应急救援管理不只限于事故发生后的应急救援行动。应急管理是对重大事故的全过程管理，贯穿于事故发生前、中、后的各个过程，充分体现了"预防为主，常备不懈"的应急思想。事故应急救援管理的内涵如图11-1所示，包括预防、准备、响应和恢复四个阶段。尽管在实际情况中，这些阶段往往是重叠的，但每一阶段都有自己单独的目标，而且每一阶段又是构筑在前一阶段的基础之上的，因而预防、准备、响应和恢复的相互关联，构成了重大事故应急管理的循环过程，体现了事故应急是一个动态的管理过程。

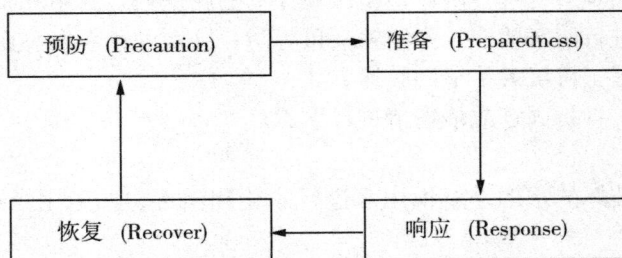

图11-1 事故应急救援管理的内涵

1. 预防 在应急救援管理中，预防有两层含义：一是事故的预防工作，即通过安全管理和安全技术等手段，尽可能地防止事故的发生，实现本质安全；二是在假定事故必然发生的前提下，通过预先采取的预防措施，达到降低事故的影响或后果的严重程度，如加大建筑物的安全距离、工厂选址的安全规划、减少危险物品的存量、设置防护墙以及开展公众教育等。从长远看，低成本、高效率的预防措施是减少事故损失的关键。简言之，事故应急管理的预防工作就是从安全管理和安全技术的角度出发采取一系列行动，从而消除隐患，防止紧急事件或事故发生。这主要包括制定安全法律法规、安全规划，强化安全管理措施、安全技术标准和规范，对员工、管理者及社区进行应急宣传与教育等。由于其着眼点比较长远，所以内容广泛。

2. 准备 应急准备是在事故发生前，为了应对可能发生的事故进行的准备，主要目标是建立事故的应急管理能力。应急准备是应急管理过程中一个极其关键的过程，指针对可能发生的事故，为迅速有效地开展应急行动而预先所做的各种准备，包括应急体系的建立、有关部门和人员职责的落实、预案的编制、应急队伍的建设、应急设备（施）与物资的准备和维护、预案的演练、与外部应急力量的衔接等，其目标是保持重大事故应急救援所需的应急能力。

3. 响应　应急响应是在事故发生后立即采取的应急与救援行动，包括事故的报警、人员的紧急疏散、急救与医疗、消防和工程抢险措施、信息收集与应急决策以及外部求援等。通过发挥预警、疏散、搜寻和营救以及提供避难所和医疗服务等紧急事务功能，达到使人员伤亡及财产损失减少到最小的目标，通过采取隔离、压制、转移等手段把事故的影响降到最低。事故响应快慢将直接影响事故最终的救援结果，这是事故应急救援的重要环节。

4. 恢复　恢复工作应在事故发生后立即进行，首先应使事故影响区域恢复到相对安全的基本状态，然后逐步恢复到正常状态。要求立即进行的恢复工作包括事故损失评估、原因调查、清理废墟等。在短期恢复工作中，应注意避免出现新的紧急情况。长期恢复包括厂区重建和受影响区域的重新规划和发展。在长期恢复工作中，应吸取事故和应急救援的经验教训，开展进一步的预防工作和减灾行动。

预备、响应和短期恢复工作，要求政府职能部门和企业之间进行协调与配合，共同应对事故情况下的应急行动。长期恢复和减灾工作则要求在安全生产计划、政策设计和采取降低风险的技术措施以及控制潜在事故的影响方面进行有效的工作。表11-3列举了事故应急管理四个阶段的内容和应对措施。

表11-3　事故应急管理四个阶段的内容与应对措施

阶段	内容与应对措施	阶段	内容与应对措施
预防 为预防、控制和消除事故对人类生命、财产和环境的伤害或损坏而提前所采取的行动	安全法律、法规、标准 灾害保险 安全信息系统 安全生产规划 风险分析与评价 现场勘察 建筑的安全间距 安全生产监测系统 安全生产教育 安全科学技术研究	响应 事故发生前及发生期间和发生后立即采取的行动。目的是保护生命，使国家、企业和个人的财产损失降到最低程度，使事故对环境的破坏降到最低程度，并有利于恢复	启动应急救援程序 启动应急救援中心 提供应急救援医疗保障 及时向有关部门报告事故 通过新闻媒介公布事故情况 疏散和避难 搜寻和营救
准备 事故发生前采取的行动。目的是应对事故发生，提升应急能力并推进有效的响应工作	国家安全生产政策 应急救援预案 应急通告与报警系统 应急医疗系统 应急培训、训练和演习 应急资源 事故互助援救协议 特殊保护计划 实施应急救援预案	恢复 通过努力，尽快使生产、生活状态恢复或尽快改善	清理废墟 评价损失 消毒、去污 保险赔付 应急援救预案复查 总结经验

需要注意的是，对事故的预防和准备是一项长久的工作。在事故尚未发生之前，即应急行动产生之前，预防和准备阶段可能会持续几年、几十年，甚至更长时间；当事故出现，应急救援进入恢复阶段时，新的事故应急救援管理工作就需要着手开展。

（二）事故应急救援的特点

应急工作涉及技术事故、自然灾害（引发）、城市生命线、重大工程、公共活动场所、公共交通、公共卫生和人为突发事件等公共安全领域，构成一个复杂的庞大系统，具有以下特点：

（1）不确定性和突发性。

（2）应急活动的复杂性。

（3）后果与影响易猝变、激化和放大。

灾难性的事故对社会具有极大的危害，而救援工作又涉及众多部门和多种救援队伍的协调配合，所以，事故应急救援也就不同于一般事故的处理，它成为一项社会性的系统工程，政府有关职能部门必须给予重视。目前，在我国大中城市以及化工、石油、建筑、矿山、冶金、电力等行业，已逐渐开始实施应急救援体系建设工作。

事故应急救援包括事故单位的自救和对事故单位以及事故单位周围危害区域的社会救援。其中工程救援和医疗救援是事故应急救援中最重要的两项基本救援任务。

二、事故应急救援的目的

事故应急救援是安全生产工作的重要内容。事故应急救援的目的总结起来有下面三个方面：

1. 降低事故危害　事故应急救援可以最大限度地降低事故造成的危害。重大事故发生后都会造成严重的人员伤亡和经济损失，事故应急救援通过一系列措施控制了事故的继续扩大，这是事故应急救援的出发点。

2. 指导事故预防　事故应急救援可以用来指导事故的预防。由于事故应急救援工作是在事故发生前就开始的，通过开展事故应急救援工作可以发现各种安全隐患，然后进行整改以消除该隐患，从而可以有效预防事故发生。

3. 提升安全素质　事故应急救援可以用来训练和提升企业和单位工作人员的安全素质。事故应急救援工作需要所有人员的参与，在编制预案以及演练过程中，所有人员对事故救援都有了进一步的认识，强化了安全意识，降低了事故发生的可能性。

三、事故应急救援的原则和任务

（一）事故应急救援工作的原则

事故应急救援工作是在以预防为主的前提下，贯彻统一指挥、分级负责、区域为主、单位自救和社会救援相结合的原则。其中预防工作是事故应急救援工作的基础，除了平时做好事故的预防工作，避免或减少事故的发生外，落实好救援工作的各项准备措施，做好预防准备，一旦发生事故就能及时实施救援。事故所具有的发生突然、扩散迅速、影响范围广的特点，决定了事故的应急救援行动必须迅速、准确、有效。因此，事故应急救援工作只能实行统一指挥下的分级负责制，以区域为主，并根据事故的发展情况，采取单位自救和社会救援相结合的形式，充分发挥事故单位及地区的优势和作用。

事故应急救援是一项涉及面广、专业性很强的工作，只依靠某一个部门是很难完成的，必须把各方面的力量组织起来，形成统一的救援指挥部，在指挥部的统一指挥下，安全、公安、消防、环保、卫生、质检等部门密切配合，协同作战，迅速、有效地组织和实施应急救援，尽可能地避免或减少损失。

（二）事故应急救援的任务

事故应急救援的基本任务包括下述四个方面：

1. 立即组织营救　立即组织营救即立即组织营救受害人员，组织撤离或者采取其他措施保护事故影响区域内的其他人员。抢救受害人员是事故应急救援的首要任务，在事故应急救援行动中，快速、有序、有效地实施现场急救与安全转送伤员是降低伤亡率、减少事故损失的关键。由于群众不具备相关的防护装备，所以要指导群众进行简单的个体防护，然后尽快组织群众撤离。在撤离过程中，应积极组织群众开展自救和互救工作。

2. 迅速控制事态　迅速控制事态即迅速控制危险源，并对事故造成的危害进行检验、监测，测定事故的危险、危害区域、性质及事故的严重程度。及时控制造成事故的危险源是事故应急救援工作的重要任务，只有及时控制住危险源，防止事故的继续扩展，才能及时有效地进行救援。特别是对发生在城市或人口稠密地区的化学事故，应尽快组织工程抢险队与事故单位技术人员一起及时控制事故继续扩展，这是减少人员伤亡和财产损失的重要手段。

3. 消除危害后果，清洁现场　针对事故对人体、动植物、土壤、水源、空气造成的现实危险和可能的危险、危害，迅速采取封闭、隔离、清洗、消毒等措施。对事故外溢的有毒有害物质和可能对人和环境继续造成危害的物质，应及时组织人员予以清除，对危险化学品事故造成的危险、危害进行监测、处置，防止对人的继续伤害和对环境的污染，直至符合国家安全、环保标准。

4. 查明原因，评估危害程度　事故发生后应及时调查分析事故的各种原因，明确事故的性质，初步评估事故的影响范围和危险程度，查明人员伤亡情况，为事故调查工作打好基础，也为防止再次出现同类事故提供宝贵的经验和教训。

四、事故应急救援系统的主要组成部分

当事故或灾害不可避免的时候，有效的应急救援行动是唯一可以抵御事故或灾害蔓延并减缓危害后果的有力措施。在事故或灾害发生前建立起完善的事故应急救援系统，并制订周密的救援计划十分重要。因为有了明确的任务和指引后，在事故发生时事故应急救援人员才能够按预先制订的事故应急救援预案采取及时有效的事故应急救援行动，并进行事故后的系统恢复和善后处理，最终达到拯救生命、保护财产、保护环境的目的。

（一）事故应急救援系统的组织机构

事故应急救援系统的组织机构是事故应急救援工作人力资源的基础，只有设立专门的组织机构，明确相关责任制才能有效开展事故的应急救援工作。

事故应急救援系统的组织机构包括5个方面：①应急指挥机构：是应急救援的中枢机构，负责协调应急组织各机构的运转和关系。②事故现场指挥机构：负责事故现场应急指挥工作、资源和人员的合理调配。③支持保障机构：提供应急所需的人力与物质资源的后方保障。④媒体机构：提供媒体报道、采访、新闻发布。⑤信息管理机构：负责信息管理、信息服务。

在事故应急救援期间，各机构要协调一致，形成整体合力，使事故应急救援工作能够快速、有序、高效地开展。

（二）事故应急救援预案

事故应急救援预案是为减少事故后果而预先制订的抢险救灾方案，是进行事故救援活动的行动指南。为了保证事故救援工作的正常运行，需要事先制订出应急救援计划（又称应急计划），用计划指导应急准备、训练和演习，乃至迅速高效的应急行动。

事故应急救援预案的编制主要依据生产过程中潜在的危险源和事故后果分析，主要内容包括：对可能造成人员伤亡、财产损失、环境破坏而又具有突发性的事故进行预测和评价；人力、物资、资金等资源的确定与准备；明确应急组织和人员的职责；设计行动战术和程序；制订训练和演习计划；制订专项应急计划；制定事故后清除和恢复程序。事故应急救援预案是整个事故应急救援工作的指南，具有重要意义。

（三）事故应急救援行动

事故应急救援行动是指发生重大紧急情况时所采取的营救遇险人员、疏散周边群众、减缓并控制事故发展趋势、清除危险源与净化环境等一系列的行动。事故应急救援行动需要人力资源、物资与设备、资金支持、个人防护装备等资源的支持和保障。

事故应急救援行动主要包括：现场初始评估、危险物质的探测、建立现场工作区域、确定重点保护区域、确定救援行动的优先原则、组织事故救援的后备队伍等。由于具体事故的复杂性，现场的事故应急救援工作不仅需要依据事故应急救援预案的指导开展工作，更需要根据现场的实际情况进行救援行动的决策，也即确定事故现场的应急行动方案。

（四）事故后的恢复

当事故基本得到控制后就要开始事故后的恢复工作。首先，要完成对事故现场的清洁和净化。对现场中接触污染的员工和应急队员必须进行清洁净化，如对化学品及放射性物质污染的清洁净化。净化的方法主要是稀释处理、物理去除、中和、吸附和隔离等。此外，还要考虑医疗前的净化、分类、处理以及评价污染对人类健康和周边环境的近期和远期伤害。设备的清洁也是应急行动的一个环节，在事故发生后要对被污染的仪器和设备进行清洁、整理。

在应急救援行动结束后必须对系统进行恢复，而且要尽快恢复最重要的部分，比如电力、通信、交

通等。恢复活动主要包括：现场警戒、事故现场的清洁、对受伤害人员提供救助、对破坏损失进行评价、保险赔偿、事故调查、重建。

（五）事故应急救援的训练和演习

事故应急救援的训练和演习是日常性工作。通过演练验证预案的科学性、操作性和可行性。演练时，指挥部及各组负责单位应做好演练过程中的有关记录，演练后要及时进行总结，发现问题并提出相应解决措施，及时对预案进行修改，确保事故发生时事故应急救援预案能得以实施和贯彻。应当将事故应急训练和演习看作事故应急救援工作的一部分或事故应急救援的继续。

事故应急救援训练和演习的主要目的包括：测试预案和程序的充分程度；测试紧急装置、设备及物质资源供应情况；提高现场内、外的应急部门的协调能力；判别和改正预案的缺陷；提高公众应急意识。训练和演习不仅可以检验事故应急救援队伍，同时能教育广大群众，增加其事故隐患意识，在可能发生的事故过程中最大限度地减少人员的伤亡和财产的损失。

五、事故应急救援系统组织机构的运作

各种事故得到积极、圆满的处理，首先有赖于事故应急救援系统内各个机构的协调合作。事故一旦发生，信息管理机构最先接收报警信息，并立刻通知应急指挥机构和事故现场指挥机构在最短时间内赶赴事故现场，投入事故应急救援工作，并对现场实施必要的交通管制。必要情况下，应急指挥机构需通知媒体和支持保障机构进入工作状态，并协调各机构的运作，保证整个事故应急救援行动能有序高效地进行。同时，事故指挥机构在现场开展应急的指挥工作，并保持与事故应急指挥机构的联系，支持保障机构负责提供、补充现场应急所需的人员和物资投入。同时，信息管理机构为其他各单位提供信息服务。这种应急救援运作能使各机构明确自己的职责，管理统一，从而满足事故应急救援快速、有效的需要。

要顺利完成事故救援任务，事故应急救援系统首先应明确系统的结构框架，通过设计和建立系统内五个方面的机构，努力实现机构的快速反应、整体行动、信息共享，尽可能提高事故应急救援的速度，缩短救援作业的时间，降低事故灾害后果。要明确当事故发生时系统如何进入有效的整体运作状态，在应急救援行动中注意动态调整应急救援行动，以完成最优化的应急救援组合。在该系统的建设中，应尽可能注意各机构优势和能力的协调，强调一体化管理，步调一致，行动迅速，配备训练有素的救援人员和必要的设备等，保证应急救援系统的有效运转，最终实现完成事故应急救援任务、减轻事故后果的目的。

六、事故应急救援的准备

事故应急救援准备工作主要包括事故应急救援的人员准备、资金、现场专用抢救机械车辆和防护器材装备等的落实，并制定切实可行的工作制度，使救援的各项工作达到规范化管理。

事故应急救援的人员准备：任何事故的第一时间任务都是抢救人员，事故现场救援人员在事故初发阶段以事故单位救援人员及所在镇（区）政府调动的救援力量为主；根据事故现场情况，需外部力量支援时，由现场指挥组提出要求，报指挥部办公室按规定程序联系驻军予以支持。

事故现场专用设备的准备：包括抢救用吊车、铲车、挖掘机等大型机械、客运、货运等运输车辆应明确专门机构负责协调解决。现场抢救专用防护器材由事故单位、矿山企业救护组织准备；现场医疗救护车辆、医务人员及药品由市卫生局负责协调解决；120应保证在接到事故人员伤亡报告后，迅速赶赴事故现场实施抢救，同时各医疗救护单位应做好救护准备。

事故应急救援工作涉及众多部门和多种救援队伍的协调配合，为有序实施事故救援，应建立起行之有效的事故应急救援网络体系。网络体系应包括事故救援的指挥体系，各救援部门的通信网络，以及与上级救援部门的联系网络。除此之外，还应与本区域的公安、消防、卫生、环保、交通等部门建立协调关系，以便协同作战。

另外，应建立事故应急救援的技术档案，对救援行动中可能涉及的毒物建立资料信息数据库。还要

建立事故应急救援专家库或专家联系名单，以便在救援过程中及时得到技术指导。

七、事故应急救援工作的展开

企业一旦发生事故，就应即刻实施应急程序，如需上级援助应同时报告当地县（市）或社区政府安全生产监督管理职能部门，根据预测的事故影响程度和范围以及需投入的应急人力、物力和财力，逐级启动事故应急预案。

在任何情况下都要对事故的发展和控制进行连续不断的监测，并将信息传送到社区级指挥中心。社区级事故应急指挥中心根据事故严重程度将核实后的信息逐级报送上级应急机构。社区级事故应急指挥中心可以向科研单位、地（市）或全国专家、数据库和实验室就事故所涉及危险物质的性能、事故控制措施等征求专家意见。

企业或社区级事故应急指挥中心应不断向上级机构报告事故控制的进展情况以及所做出的决定与采取的行动。后者对此进行审查、批准或提出替代对策。是否将事故应急处理移交上一级指挥中心，应由社区级指挥中心和上级政府机构共同做出决定。做出事故升级决定的依据是事故的规模、社区及企业能够提供的应急资源及事故发生的地点是否使社区范围外的地方处于危险之中。

八、事故后的恢复

任何事故都有发生、发展以及消亡的过程。当事故得到控制后，事故逐步走向消亡，事故应急救援工作进入最后一个环节——系统的恢复。

系统经过事故的破坏，处于一种临界的状态，所以系统恢复的首要工作是评价事故现场是否还存在危险、危害因素。由于存在二次事故的可能，所以事故后恢复阶段不能贸然派人进入事故现场，经过安全评估后，在确认安全的情况下才能够开始大规模的事故后恢复工作。

事故后恢复工作遵循的原则是确保安全，重点突出，先易后难。在事故后恢复阶段首先要确保人员在安全状态下工作，由于危险、危害因素在事故现场依然存在，事故现场环境比较恶劣，稍有不慎就可能再次发生事故，所以事故后恢复现场的安全工作必须重视人的安全。在恢复事故后现场的过程中要尽快恢复基本的工作条件，如照明、水、安全通道等基本条件必须最先恢复，这是后续工作的基础。有了基本的工作条件后才考虑对受损坏较少的系统进行恢复，按照先易后难的原则逐步恢复事故。

由于事故的影响，事故现场的善后恢复可能很快，也可能要持续相当长的时间，所以制订事故善后恢复计划对科学、合理、有效地恢复事故造成的损失有重要意义。

九、事故应急救援预案的编制

（一）应急预案的作用

事故应急预案在应急系统中起着关键作用，它明确了在突发事故发生之前、发生过程中以及刚刚结束之后，谁负责做什么、何时做，以及相应的策略和资源准备等。它是针对可能发生的重大事故及其影响和后果的严重程度，为应急准备和应急响应的各个方面所预先作出的详细安排，是开展及时、有序和有效事故应急救援工作的行动指南。事故应急预案在应急救援中的重要作用如下：

1. 明确应急救援范围和体系　应急预案明确了应急救援的范围和体系，使应急准备和应急管理不再是无据可依、无章可循，尤其是培训和演习工作的开展。

2. 利于及时响应　制定应急预案有利于作出及时的应急响应，降低事故的危害程度。

3. 成为重大事故应急基础　事故应急预案成为各类突发重大事故的应急基础。通过编制基本应急预案，可保证应急预案足够灵活，对那些事先无法预料到的突发事件或事故，也可以起到基本的应急指导作用，成为开展应急救援的"底线"。在此基础上，可以针对特定危害编制专项应急预案，有针对性地制定应急措施，进行专项应急准备和演习。

4. 便于协调　当发生超过应急能力的重大事故时，便于与上级应急部门的协调。

5. 其他　利于提高风险防范意识

（二）重大事故应急预案的层次

基于可能面临多种类型的突发重大事故或灾害，为保证各种类型预案之间的整体协调性和层次，并实现共性与个性、通用性与特殊性的结合，对应急预案合理地划分层次，是将各种类型应急预案有机组合在一起的有效方法。应急预案可分为3个层次：

1. 综合预案　综合预案相当于总体预案，从总体上阐述预案的应急方针和政策、应急组织结构及相应的职责、应急行动的总体思路等。通过综合预案，可以很清晰地了解应急管理组织体系、运行机制及预案的文件体系。更重要的是，综合预案可以作为应急救援工作的基础和"底线"，对那些没有预料的紧急情况也能起到一般的应急指导作用。

2. 专项预案　专项预案是针对某种具体的、特定类型的紧急情况，如危险物质泄漏、火灾、某一自然灾害等的应急而制定的。专项预案是在综合预案的基础上，充分考虑了某种特定危险的特点，对应急的形势、组织机构、应急活动等进行更具体的阐述，具有较强的针对性。

3. 现场预案　现场预案是在专项预案的基础上，根据具体情况而编制的。它是针对特定的具体场所（即以现场为目标），通常是该类型事故风险较大的场所、装置或重要防护区域等所制定的预案，如危险化学品事故专项预案下编制的某重大危险源的应急预案。现场应急预案的特点是针对某一具体场所的该类特殊危险及周边环境情况，在详细分析的基础上，对应急救援中的各个方面作出具体、周密而细致的安排，因而现场预案具有更强的针对性和对现场具体救援活动的指导性。

现场预案的一个特殊形式为单项预案。单项预案可以是针对一项大型公众聚集活动（如经济、文化、体育、民俗、娱乐等活动）或高风险的建设施工或维修活动（如人口高密度区建筑物的定向爆破、生命线施工维护等活动）而制订的临时性应急行动方案。这些活动一结束，预案的有效性也随之终结。单项预案主要是针对临时活动中可能出现的紧急情况，预先对相关应急机构的职责、任务和预防性措施作出的安排。

（刘晓艳）

第十二章

住院病案基础管理

第一节　住院病案的登记与管理

一、住院病案登记工作的概念及意义

住院病案登记工作是将有关病案的资料根据不同的目的和需要收集到一起，进行有选择的或提纲式的简记，使其成为系统的资料，便于应用和管理，它是住院病案信息管理中的一个必要的组成部分，是住院病案信息的二次开发，是住院病案信息管理的基础。做好住院病案登记工作有以下意义：

（1）住院患者登记是住院患者的明细表，便于了解每个病案号被分派给患者的情况，等于住院病案编号的总目录，掌握住院病案发展的动态。

（2）可明确患者是否已在医院建立有住院病案，避免住院病案号码的重复发放或将相同的号码发给不同的患者。保证住院病案信息管理系统的完整性，是进行系统编号管理的关键。

（3）住院患者的各种登记是统计的原始数据，完成住院患者有关的医疗统计。

（4）对病案信息进行二次加工的各种登记，为住院病案信息的开发利用提供了多途径查找检索的线索。

（5）了解各临床科室的住院情况。

以病案编号为序的住院病案登记是掌握住院病案发展的明细表，患者每次住院都要进行登记，以便掌握住院病案的流动情况。住院病案的多项登记往往能够解决一些其他资料检索时不能解决的问题，弥补其他工作的不足，它可以起到充实病案查找线索的作用。因而登记工作从一开始就要做到登记资料的完整、准确，从登记内容的安排和设计上产生出合理的效应。随着计算机在病案信息管理中的应用，繁琐的手工住院病案登记已逐步退出，取而代之的是通过计算机的简单操作即可完成涵盖病案信息的多种登记。

二、住院病案登记的要点

（一）第一次住院的患者

患者第一次到医院住院，应该作为一个新患者登记，但必须问清楚患者是否住过院，以证实是不是新住院患者，尽管患者认为未曾住过院，住院登记处的工作人员也应与病案科核对，确定是否真的没有建立过住院病案。

现在，住院登记处工作人员利用医院计算机 HIS 系统输入患者就诊卡号，就可直接了解患者是否第一次住院，或历次住院的基本信息。

如果患者没有建立过住院病案，就要收集患者的身份证明资料，记录在新的住院病案首页上，并给予登记号即病案号。在发出的登记号下登记患者的姓名以免今后发放重复号码。登记应包括以下内容：登记号（病案号）、患者姓名、登记日期、科别。例：

172842　林中　　男　　2008 年 10 月 8 日　　外科

医院计算机 HIS 系统对住院患者登记已程序化，内容详细、准确，计算机控制新住院病案号发放，解决了以往人工登记多点派发新住院病案号的混乱现象。利用激光打印住院病案首页基本信息取代了以往人工填写。

（二）有住院病案的患者

如果患者曾经住过院即已有住院病案，使用原病案号，通知病案科将原住院病案送达病室。并根据提供的信息核对住院患者姓名索引卡，记录所有信息变化情况。

计算机化管理住院患者姓名索引，已将以往的纸质资料全部输入微机便于查询、利用，便于随时记录变化情况。

需要说明的是患者就诊卡的使用，实际上患者第一次来院就诊时即有了 ID 号以及病案号，患者在办理住院登记时，只需核对就诊卡显示的患者基本信息，根据病案首页的项目做缺项补充，使用就诊卡原有的病案号。

（三）出院患者的病案处理

对于每日出院的病案，应根据要求按病案号的顺序分别记录于各种登记簿中。或计算机录入住院病案的各种登记记录，使资料更准确、更清楚，查找更快，存储更方便。

三、住院病案登记的种类

（一）住院病案登记

患者入院时，就应建立住院病案登记，以病案号为序，登记患者的身份证明资料等，患者出院补充登记有关出院的情况，并作为永久保存的资料。

1. 登记的内容

（1）必要项目：病案号、患者姓名、性别、年龄、身份证号码、入院日期、出院日期、科别、病室。

（2）其他项目：籍贯、职业、出院诊断、入院诊断、手术操作名称、治疗结果及切口愈合情况。

2. 登记的形式及作用

1）卡片式登记：一般适用于一号制管理的病案。患者建立了门诊病案仅有部分患者需要住院治疗，由于门诊病案的数量发展快，手工登记工作量很大，一般不做病案登记，患者住院则形成了登记号码的间断，实行一号制管理病案采用卡片式登记，可随时按病案号调整卡片的位置，满足住院病案登记依病案号的大小顺序排列的要求。

2）书本式登记：适用于按病案号次序连贯登记的两号集中制或两号分开制的住院病案。

（1）由于按患者住院先后编号登记，自然成为按患者住院日期进行登记，这就提供了按患者住院日期查找病案的线索。

（2）疾病诊断、手术名称、性别、年龄、职业等项目以及再次住院患者的登记，都可作为统计的原始资料，提供各项统计数据。

（3）由于患者住院登记的项目较全，可以从中查找出某一项需要的资料，而不必调用病案，因而可以省去很多人力，也可以减少病案的磨损。

（4）住院病案总目录的登记能准确掌握住院病案的全貌，显示病案的发展数字；可以了解住院患者的基本信息，如主要疾病诊断、治疗结果等。患者姓名索引是以患者姓名索取病案号码，进而查询病案资料；通过住院病案总登记，可从病案号了解该病案所属患者的姓名与基本情况。

3）计算机登记：HIS 系统从患者建卡就诊即录入了患者的基本信息，患者住院的有关信息设计高质量的计算机数据库即可完成各项登记，便于信息的加工和检索，同时可以充分发挥登记的作用和对资料的利用，全面地掌握病案整体情况。

从完善病案信息管理系统来讲，不论是门诊还是住院病案的建立，亦不论是一号制或两号制的病案管理，在建立病案时都应按号登记，以掌握病案号的分配、使用，整体及个体病案的发展情况。因为门诊患者多，病案发展快而对门诊病案号的分派不予登记，是管理上的缺陷。计算机系统化的应用则可完成被分派病案号的患者所有信息，避免上述管理问题。

（二）各科出院患者登记

各科出院患者登记是永久性的记录，是按患者出院时的科别及出院日期的先后登记的。

1. 主要项目　科别、病案号、患者姓名、性别、年龄、出院日期、入院日期、住院天数、出院诊断、手术名称、切口愈合情况、治疗结果等。

2. 各科出院患者登记的作用

（1）是查找病案的一个途径，可按出院日期或科别来查找所需的病案。

（2）可为病案讨论提供即时病案，或为检查某段时间的医疗情况提供所需的病案。

（3）帮助统计工作提供部分原始数据。

（4）核对检查完成及未完成病案，以掌握住院病案的归档情况。

（三）转科登记

1. 项目　除一般登记的必要项目外还应有入院日期、转出科别、转入科别、转科日期、疾病诊断。

2. 作用　主要作为统计的原始资料，也可作为提供查找病案的原始记录。

（四）诊断符合情况登记

1. 项目　必要的登记项目及入院日期、科别、入院诊断、出院日期、出院诊断、医师姓名等，亦可包括门诊诊断、术后诊断、病理诊断等。只记录经临床证实、检验检查证实误诊、漏诊等不符合的病例。

2. 作用　既是统计的原始资料又可作为病案管理的永久性资料。

（1）可以通过登记掌握出入院诊断的符合情况，了解医院、诊所及社区医疗单位的整体医疗水平或医师的诊断水平、业务能力。

（2）可帮助查找某一时期有误诊、漏诊情况的病案，以利开展病例讨论，总结经验教训，提高诊断水平和医疗质量。

（3）可作为考核、晋升医师职称时的参考依据。

据我国目前状况对于各种疾病的诊断符合率，没有提供界定的硬指标，鉴于此种情况作为信息资料的开发利用，对每份出院病案进行此项登记无实际意义。建议只登记经临床、手术或病理证实的误诊、漏诊的病例，更具实际意义。

（五）死亡与尸体病理检查登记

1. 项目　必要项目及死亡日期、科别、死亡诊断、尸检号、病理诊断等。

2. 作用　通过它可以掌握全部死亡和尸检病例的情况，从而：

（1）迅速准确地提供死亡和尸检的病案。

（2）作为统计的原始资料，可统计医院内某一时期的死亡及尸检情况。

（3）从中分析临床诊断与尸检病理诊断的符合率，了解医院、诊所的诊断水平。

（4）根据死亡病案，分析死亡原因，检查和分析医疗工作质量。

病案的登记虽然种类繁多，在用手工操作时要根据不同功能、作用重复抄录，如今医院 HIS 系统的建立，病案首页信息的全部录入通过不同的项目组合可达到随意检索的目的，提高了病案信息的利用率，极大地减轻了病案管理人员的工作负担。

（李振明）

第二节 病案内容排列

一、住院病案的形成

病案的形成是在患者首次与医疗部门接触开始，是医务人员对患者所做的咨询、问诊、检查、诊断、治疗和其他服务过程医疗信息的积累，这种积累使每个患者的医疗信息记录都具有一定的连贯性和连续性。

（一）住院病案的形成

从患者开始办理住院手续到出院的全部过程是医院内所有工作人员为患者服务的过程，是医务人员（医师、护士、实验室及其他医技科室的人员）、营养师、住院处及结账处、病案科的工作人员相互协作，整个过程产生了大量有价值的医疗信息，这些信息经过病案管理人员的整理、加工形成了住院病案。

1. 建立住院病案并分派病案号　患者在门诊就医经医师确定需住院治疗者，持医师所开具的住院证在住院处办理住院手续，住院处为其建立住院病案并分派一个住院病案号（适用于两号分开制的病案管理）后进入病房。如患者系再次住院，住院处须立即通知病案科将患者以前的病案送达病房。

2. 病房医师、护士的诊疗和护理记录　病房医师要连续详细地记载患者的发病、诊断、治疗及最后的结果，整个过程包括病程、诊查所见、治疗和各种检查结果；护士要记录有关护理观察和治疗计划及为患者所作的其他服务的资料。

3. 患者的治疗过程、最后诊断和出院记录　患者出院时，医师要在病程记录的下面记载患者出院时的状况、诊断、治疗及患者是否需要随诊；医师要写出院记录，展示评判治疗、支持诊断的全部资料，并记录最后结果以及出院后的注意事项；要在病案首页上记录主要诊断以及其他诊断和手术操作名称，转归情况，注意在病案首页上签名以示对病案资料负责。

4. 患者住院期间的所有资料返回病案科　患者在出院处办理好出院手续后，其在住院期间的所有资料都被送到病案科。

5. 病案的整理、装订和归档　病案管理人员将患者的所有资料按一定要求进行整理、装订后即形成了住院病案，并入病案库归档保存。

（二）一份完整病案的标准

一份完整的病案必须包括"按事情发生的先后顺序记录的充分资料以评判诊断，保证治疗及最后效果"。（Huffman）完整的医疗记录的标准是：

（1）有足够的资料证实已做出的诊断。

（2）叙述执行的是什么手术，为什么要做，做了什么，有什么发现，并详细叙述麻醉过程。

（3）叙述最后的诊断及外科手术操作。

（4）由治疗患者的医务工作者签名以证实无误。

（5）如果病案是逐步汇集的，应有足够的资料使其他医师或卫生工作人员能够接管对该患者的治疗（如交接班记录）。

（6）完整地收集患者所有医疗资料及相关资料。

（7）严格按照资料顺序的规定进行整理、装订。

（8）完成病历摘要、疾病和手术分类的编码和各种索引，满足了保存病案的目的。

（9）准确无误地归档。

二、病案的排列方式

作为病案工作者，必须始终重视患者资料的完整性和准确性，使之可随时用于患者的现在和将来的医疗。医疗记录的组织可以按患者资料来源或患者的问题进行。病案资料排列的原则，要以符合人们按时间发展的阅读习惯，能够迅速找到所需要资料的顺序排列。

（一）一体化病案（integrated medical records，IMR）

一体化病案是指所有的病案资料严格按照日期顺序排列，各种不同来源的资料混合排放在一起。

在一体化病案记录中，同一日期内的病史记录、体格检查记录之后可能排放着病程记录、护理记录、X 光报告、会诊记录或其他资料。每一次住院的资料在病案中用明显的标志分开。

采用一体化病案形式的优点是向使用者提供了一个按时间发展顺序表示的某一医疗事件的全貌。其缺点是几乎不可能进行同类信息的比较。例如：了解血糖水平的变化，检查记录放在病案中的不同位置，从而使查找和比较都很困难。信息一体化可有不同程度的实施，最常见的是一体化的病程记录，即所有病程记录按时间顺序排列，而其他资料另外排放。

（二）资料来源定向病案（source oriented medical records，SOMR）

资料来源定向病案是根据资料来源排列的病案，将不同来源的资料按同类资料集中在一起，再分别按时间顺序排列。如医师的记录、护士的记录、实验室检查资料等分别收集起来，按时间发展的先后顺序排列。我国的病案内容排列大都采取这种方法。

病案作为信息交流的工具，怎样能更有效地迅速地检索、提供资料，是发挥病案的价值并使其具有保存意义的关键。在许多情况下，病案内的资料不易检索、不能被有效地开发利用，这是因为医疗记录往往是随时性记录，是在入院记录、病史、病程记录、护士记录或 X 线和其他实验室报告中无组织地、凌乱地、分散地记录，而且通常又没有指明疾病情况或问题的标记，病案常常越来越厚，显得杂乱无章，致使重要资料的检索既困难又无可奈何，也为医务人员内部交流设置了障碍。

在国外许多专家认为，解决这个问题的最好办法就是要使病案结构化，又称"结构病案"，也有人称为表格病案。结构病案是指一种计划好的表格，其使用的语言与设计形式是统一的，所有用该表格的人都要遵循同一种形式，这种病案的构成能适用于所有情形。

结构病案很容易实行自动化的管理。随着目前医疗领域中计算机的使用不断增加，结构病案有利于实现使人工到自动化系统的转变。但是，完全性结构病案缺乏对个别问题进行描述的空间，因而使医务人员感觉很受格局的限制。

这说明，病案的结构化并非等于完全采用表格记录的方式，例如：病程记录往往需要进行描述，所需的记录空间要大，表格的限制将使记录受到影响而可能造成资料不全。因而，病案的结构化适用于"既定性信息"的记录，如病案首页等医疗表格。

（三）问题定向病案（problem oriented medical records，POMR）

1. 问题定向病案的概念　问题定向病案是根据问题记录排列的病案，是为满足各种标准而建立的一种结构病案的形式。问题定向病案是由劳伦斯·韦德（Lawrence Weed）博士于 20 世纪 50 年代后期首先设计的。这一概念要求医师在问题的总数和内部关系这方面研究患者所有的问题，分别地处理每个问题，并促使医师确定和处理每个问题的路径都很清楚，它可以在获得所有事实的基础上对此进行评价。

劳伦斯·韦德博士于 1969 年写出 Medical Records MedicaZEducatzon，and Patient Care 一书，他在序言中指出：要达到医疗效果，有两个必备的基本手段，即开发可能为所有的人提供医疗信息的交流系统；建立对患者问题和病情发展过程明确表述的系统。他认为过去的病历书写有如下欠缺：

（1）对患者不能充分发挥医务人员集体的综合效应（群体医疗 group medicine 作用）。

（2）对患者的资料、数据的收集和积累不完全，不恰当。

（3）缺乏对日常诊疗的检查、核对机制。

（4）资料难以综合高度分化的各专科的医疗情况。

问题定向病案和过去的诊疗记录有着根本的区别，过去的诊疗记录，是中世纪以来长期习惯使用的流水账式书写方式，是以医护人员为中心而撰写的备忘录，其内容是主观的、冗长的、罗列的、分散的；而问题定向病案是一种科学的综合记录，它对取得的信息进行归纳、分析，列出问题一览表。问题是从患者整体（社会的、心理的、医学的）中找到的，据此可以制定合理的医疗方案，其内容是提炼的、简明的、有说服力的，是一目了然的。

2. 问题定向病案的组成部分

1）数据库（基础资料，data base）：建立问题定向病案的第一步是建立一个综合的数据库。内容包括：患者的主诉、现病史、过去医疗史（既往史）、系统检查及体格检查的结果。

2）问题目录（problem list）：数据库一旦收集，应对资料进行评价并建立问题目录。每个问题对应一个编号。问题目录放在病案的前面，就如同一本书中的内容目录，即问题的编号名称像书中的章节、页号及题目一样。而在资料来源定向记录与问题定向病案记录之间概念上最大的不同就是问题目录。

（1）特征：问题定向病案记录是在填表者理解水平的基础上表达问题，问题目录不包括诊断印象，它是治疗计划中的一部分。

（2）"问题"的含义：问题这一术语，是指需要管理或有诊断意义的检查，即指任何影响个体健康生存及生活质量的情况，因而它可以是内科、外科、产科、社会的问题或精神病学问题等。

（3）问题目录的内容：在设计问题目录时，每个问题都要注上日期、编号、标题、活动问题、非活动问题、已解决的问题。活动性问题：是指患者目前存在的，影响健康的，需要解决的问题；非活动性问题：是指患者过去的一些重要的病史，手术史和过敏史以及本次住院期间已解决了的问题；活动性问题的列表标准：患者存在的活动性问题，一些需要继续观察治疗的情况及高度可能复发的疾病均作为活动问题列表的标准，活动性问题一旦解决，就应列到非活动性问题栏目中。记录活动性问题的方法：当病情不明确时，记录临床表现，一旦明确了诊断，就在其后画个箭头并随之填上诊断。

（4）问题目录的作用：登记了所有的问题；在以患者为整体的治疗过程中保持了资料的有效、全面和可靠；可用于本专业人员、患者及其他医务工作者进行交流；清楚地指明了问题的状况是活动的、非活动的，还是已经解决的；可作为医疗指导。

3）最初的计划（initial plan）：根据问题目录中所确定的问题，制定患者问题管理的最初计划，是使用问题定向病案进行计划医疗的第三个步骤。

（1）诊断性计划：是为了收集更多的资料而做的计划，如为辅助诊断需要做的实验检查计划等。

（2）治疗性计划：为患者治疗所做的计划。

（3）患者教育计划：计划告诉患者要为其做些什么。

4）病程记录（progress note）：这是问题定向病案记录的第四个步骤。病程记录必须是按问题编制，因为对每一问题都要分别处理，故每一问题一定要通过其编号及名称清楚地表示出来。病程记录可以是叙述性的，也可以是流程表式的。

叙述性记录又分为 SOAP 4 个项目，通常记录时先写日期，再以每个问题的编号和标题为引导。

——S（subjective data）：由患者直接提供的主观信息。如患者的主诉、症状、感受等。

——O（objective data）：由医师或护士获得的客观信息。

——A（assessment）：医师或护士的判断、分析和评价。

——P（plant）：对患者诊断、治疗的计划。

（1）病程记录的作用：病程记录的这种结构类型提高了医师处理每个问题的能力及决定问题的途径，可显示出医师思维过程的条理性；如果书写正确，可使每个参与医疗和质量评价的人，对每个问题的理解及所进行的管理都会很清楚，便于对患者的治疗及对医疗质量的评价。

（2）流程表（flow chart/sheet）：适用于处理复杂快速变化的问题，它是观察患者病程最适当的方式；用途：即可用于问题定向病案（POMR），也可用于资料来源定向病案（SOIR）；设计流程表的步骤：应首先确定使用流程表的具体临床科室，确定所需要监护患者的状况，确定提供最大关注时所需资料收集的监护频率，这通常都在表格的上端指出。使用流程表的临床状况通常决定监护频率。

流程表是病程记录的一种特殊表格，在得到批准后，方可放到病案中，没有必要一定要将其放入每一份问题定向或来源定向病案中。

5）出院摘要：完成病案的最后一步是准备出院摘要，在问题定向病案中，这项工作很容易做。医师在做问题定向病案的出院摘要时，可简要地总结已为患者解决了的特殊问题的治疗结果，并可着重介绍出院时没有解决的问题及简要地指出将来的诊断、治疗及教育计划。这一切均可从问题表上反映出来。

在结构式问题定向病案中，使用逻辑的显示系统是从数据库收集资料开始的。随后是问题目录，它可以帮助医师确定患者出现的问题，这一资料放在病案的前面，使负责治疗患者的每个医务人员都能知道患者的所有问题。从数据库和问题目录中，产生了治疗的最初计划及诊断性检查，即治疗患者的医师决定去做什么。然后是通过使用 SOAP 的方法记录问题，说明贯彻执行的情况。

3. 问题定向病案的作用　问题定向病案是一种很有用的交流工具，它可以使病案资料能明确地显示出来，并促进了医师与其他医务人员之间的交流。

正如前面提到的，结构病案在系统中促进了临床科研、教学与计算机的应用，完善了医疗评价的资料检索。它通过把患者看做是一个整体，而不是孤立的事件或情节，从而提高了医疗质量。

4. 问题定向病案的应用范围　这种结构式问题定向病案不是广泛使用的，特别是在那些较大且繁忙的医院不大适宜。它主要在一些小医院、诊所或初级卫生保健中心比较广泛地被使用。

5. 问题定向病案书写方式的主要优点

（1）书写的过程要求医师全面考虑和处理患者的所有问题。

（2）或多或少地迫使医师按问题的严重程度的顺序，去解释和处理患者的问题。

（3）使医师或其他人员在使用病案时，能够按照任何一个问题的进程了解患者的情况。

6. 病案人员的责任　不管病案是按问题定向还是来源定向进行组织，病案工作人员均应该帮助医师及其他医务工作人员准备结构合理的表格，以促进资料的收集，并且使他们很容易得到所有不同层次的资料。

三、出院病案排列次序

我国最常用的住院病案排列是按资料来源排列次序。各部分病案记录的编排应按照日期的先后顺序，但患者在治疗期间与其出院后的病案编排顺序几乎相反，特别是护理记录及医嘱部分是按日期倒排的次序排列。原因是患者治疗期间，医师所要参阅的是患者最近的病情及其医疗措施，故将最近的记录放在最上面。患者出院后病案装订成册是永久性的保存形式，故应按日期先后顺序编排。这里提出的病案内容的排列顺序并非绝对的标准，但它是根据"使用上的要求"这一原则进行编排的，这个"要求"是病案排列的目的，便于资料的参考和使用。

（一）出院病案一般可分为六个部分

（1）病案首页患者的鉴别资料。

（2）患者住院前的门诊记录。

（3）医疗部分：医师对疾病进行诊断、治疗所做的记录。

（4）检验记录各种检查化验的记录和报告单。

（5）护理记录：护理人员对患者的观察、处置、护理所做的各项记录。

（6）各种证明资料：如手术操作知情同意书、各种证明书等。

（二）住院期间病案的一般排列顺序

（1）体温单（按日期先后倒排）。

（2）医嘱记录单（按日期先后倒排）。

（3）入院记录，入院病历。

（4）诊断分析及诊疗计划。

（5）病程记录（按日期先后顺排），包括计划治疗内容。遇有手术时，尚须填写下列记录单：手术前讨论记录单；麻醉访视记录单；麻醉记录单（按病程记录次序顺排）；手术记录单（按病程记录次序顺排）；手术室护理记录单；手术物品清点单；手术后记录（即手术后病程记录，排在该次手术记录后；如再有手术，应按先后顺序接在后面），出院或死亡记录。

（6）特殊病情及特殊治疗记录单（按日期先后顺排）。

（7）会诊记录单（按会诊日期先后顺排）。

（8）X线透视及摄片检查报告单（按检查日期先后顺排）。

（9）病理检查报告单（按检查日期先后顺排）。

（10）特殊检查报告单（如心电图、超声、放射性核素、CT、磁共振等，按检验日期先后顺排）。

（11）检验记录单（按页码次序顺排）。

（12）检验报告单（按报告日期顺排，自上而下，浮贴于专用纸左边）。

（13）中医处方记录单。

（14）特别护理记录单（正在进行特别护理时放在特护夹内）。

（15）病案首页。

（16）住院证。

（17）门诊病案。

（18）上次住院病案或其他医院记录。

（三）出院病案的一般排列顺序

（1）目录页（包括诊断、手术、出入院日期等，一次住院者可以省略，该部分内容由病案科填写）。

（2）住院病案首页。

（3）患者住院前的门诊记录。

（4）入院记录、入院病历包括：患者一般情况、主诉、现病史、既往史、个人史、婚育史、月经史、家族史、体格检查、专科情况、辅助检查、初步诊断、拟诊讨论。

（5）病程记录（均按日期先后排列）包括：首次病程记录、日常病程记录、上级查房记录、疑难病例讨论记录、交接班记录、转科记录、阶段小结、抢救记录、有创诊疗操作记录、会诊记录、术前记录、术前讨论记录、麻醉术前访视记录、麻醉记录、手术记录、手术安全核查记录、手术清点记录、术后首次病程记录、麻醉术后访视记录、出院记录或死亡记录、死亡讨论记录、其他一切有关病程进展的记录。

（6）治疗图表。

（7）治疗计划。

（8）X线报告。

（9）各种特殊检查报告（心、脑、肾等）。

（10）血尿便痰常规检查登记单。

（11）各种化验回报。

（12）病理检查回报。

（13）特别护理记录。

（14）体温脉搏图表。

（15）医嘱单。

（16）新生儿病历。

（17）入院证、病危通知书、领尸单等。

（18）手术操作知情同意书、输血治疗知情同意书、特殊检查和治疗知情同意书。

（19）护士病案（如患者死亡护理记录、液体出入量记录等）。

（20）随诊或追查记录。

（21）来往信件（有关患者治疗情况的材料）、证明书。

（22）尸体病理检查报告。

（王守岗）

第三节　住院病案信息的收集与整理

一、住院病案信息的基本内容

病案信息管理人员必须了解病案所包含的内容。住院病案保存了医务人员对患者进行医疗的有关信息，它准确地记录了诊疗的事实，起到支持诊断、评判治疗效果的作月。因此病案信息管理人员在收集与整理住院病案时，首先必须清楚地知道病案的基本内容。

（一）患者鉴别信息（即患者身份证明资料）

病案必须包括足够的信息用于鉴别患者的病案。如：病案号、患者姓名、性别、出生年月、年龄、民族、国籍、工作单位、家庭住址、籍贯、身份证号码、就诊卡号等。

（二）患者的病史信息

记录患者的主诉、现病史、既往病史、个人史及婚育史，以及家族的疾病史。

（三）有关的体格检查信息

记录一些与本次病情有关的身体检查及常规的体格检查情况。通常指：呼吸系统（肺）、循环系统（心脏、血压）、消化系统（肝、脾）、神经系统的叩、听、触、扪的检查记录等。

（四）病程记录

记录患者病情的发生、发展及转归过程。住院患者的病程信息在时间上往往具有连续性和连贯性。门诊病案则只有在患者再次就诊时才有记录，因此其能否连贯记录取决于患者的就诊情况。

（五）诊断及治疗医嘱

诊断及治疗医嘱包括医师的会诊记录（会诊指当患者在治疗过程中疑有其他科的病情时，请其他科或其他医院的医师共同对该患者的病情做出诊断和治疗的活动过程）、拟诊讨论记录、治疗计划、所施治疗方法的医嘱（医嘱指医师为患者的检查及治疗给予护士的指示记录，医嘱分为口头医嘱、临时医嘱、长期医嘱）。门诊病案的医嘱记录形式与住院病案不同，它只被简单地记录于当日诊疗记录中，不作为病案整理的内容。

（六）患者知情同意书

知情同意书通常用于住院患者或急诊留诊观察的患者。它包括患者病重、病危通知书（此通知书是下达给患者家属的，为一式两份，患者家属及院方各执一份）；医疗操作、手术同意书（凡进行具有一定危险性或对患者可能造成一定不良影响的操作时，需征得患者或患者家属或授权人的签字同意方能进行）。患者知情同意书具有一定的法律作用。

（七）临床观察记录

临床观察记录是医师及护士对住院患者或急诊留诊观察的患者病情观察的记录。如患者体温单、护理单、特别护理记录等等。

（八）操作及实验室检查报告

如临床所做的腰椎穿刺（抽取脑脊液）、骨穿（骨髓穿刺）、活组织检查、内镜检查等的报告单；各种生化检验如血、尿、便常规报告单；影像学检查如 X 线、CT 扫描、磁共振、超声波检查等报告单；心电图、脑电图、肌电图检查报告单等。

（九）医疗结束时的结论

患者住院期间的医疗结束时，通常要有出院记录，其内容包括最后的诊断、治疗后的结果及治疗的主要过程（内容简明扼要）、对患者出院后的建议等。

（十）病案的特殊标志

不论是住院病案还是门诊病案，有些重要的医疗信息需要使用特殊的标志，以便迅速引起使用者的注意。例如：青霉素过敏、装有心脏起搏器或肾透析的患者等，这些信息应在病案首页以特殊的标志显示出来。如果这些内容出现在病案资料的其他地方，应使用色标以表示这是使用者需注意的特殊和重要的资料。病案管理者在整理病案时，有提醒医师对重要问题或事件等信息的遗漏应及时补充的义务，并按有关规定做出明显的标志。

二、出院病案的回收

出院病案能否及时回收，关系到医疗机构各类统计报表的生成、病案数字化储存、临床医师借阅、患者复印资料等工作的顺利进行。国家卫生行政部门要求医疗机构产生的某些信息、数据及时上报。因此出院病案在规定时限内及时收回是非常重要的一项工作。

病案管理人员应在患者出院后的 24 小时之内将所有出院病案全部收回，因此这项工作每天都要履行。收集出院病案可依据各病房出院患者日报表进行核收，但由于某种原因医师未能完成病案记录，导致个别病案不能按时收回。因此对未能按时收回的病案，应有记录。在收取出院病案时应注意收取患者住院前送达病房的门（急）诊或住院病案，以及滞后的检验检查报告单（即患者已经出院这些检验检查报告单才送回到病房或出院处），这样才能保证病案信息资料的完整性。

有些地区和单位将出院病案回收的时间定为患者出院后 3 天或 7 天，有些单位每月月底回收一次，甚至未经病案科收回，病案即从病房被取走，这不是好的工作作风，也是长期困扰病案管理人员的难题。国家规定患者出院 24 小时完成出院记录，实际上决定患者出院时医师就应完成出院记录，形成"今日事，今日毕"良好的工作习惯。延迟 3 天或 7 天才去完成应于患者出院当日就应完成的工作，延迟数日追补记录，未能建立一个良好的工作秩序，难免出现误差。将患者出院数天的病案共同滞留于病房容易造成资料的混乱、丢失，不利于病案的安全管理，给病案统计工作带来的是多方面影响。有关国家统计报表的数据不能及时上报，患者复印病历、医保费用理赔、其他参考查询病案资料均不能及时提供；病案的整理、编码、质量监控、归档都不能按时完成。作为病案管理者要勇于坚持原则，督促医院领导和医务人员按规定于患者出院 24 小时内收回病案。

三、出院病案的整理

（一）出院病案的整理

出院病案的整理工作是将各方面的资料收集起来，按照一定的组织系统及要求加以编排整理，在整理过程中进行病案资料质和量的分析，并检查病案内的各个组成部分，以确保资料的完整性、准确性，使病案的组织统一化，内容系统化，便于使用时能较快地找到所需要的资料。

出院病案的整理是一项极细致的工作，不只是单纯的排序、装订。病案管理人员要负责对病案的书写质量做出鉴别分析，促使医务人员提供完整的病案记录。每份住院病案的内容都比较复杂，包含有各种不同的记录，各种疾病的常规检查亦各不相同，患者签署的知情同意书则是赋予医师行医的职权，这些记录都是医师对患者实施正确诊疗的依据。有些病案则是今后医疗、教学、科研及法律方面的重要资料，病案管理人员在每日整理分析病案时，必须认真检查各项记录是否完整。根据《病历书写基本规范》要求，每册出院病案其所涉及的项目必须填写完整；每种疾病的常规检查和必要的特殊检查一定要齐全；所有手术操作中切除的组织必须有病理学检查报告；每项记录表单必须有患者的姓名、病案号、日期以及医师签字。这样才能保证病案信息的准确性、完整性。既为患者的继续医疗提供了有效的医疗资料，也能很好地保护患者、医护人员及医疗机构的法律权益。因此对出院病案的整理在质和量上都有较高的要求，这就要求病案管理者具备一定的基础医学和临床医学知识，对正确的病案记录有详细的了解，能够根据病案记录分析病案内容的完整性，并按要求整理出合格的病案。

（二）任务

（1）每天上午到各病房收集前一日（24 小时内）出院患者的病案及住院前的老病案，同时送达患者在门诊时的检查检验回报单。

（2）按照整理要求及出院病案内容排列顺序的规定做好整理、编序、装订工作。

（3）负责有关病案的出院及分科登记工作。

（4）负责督促有关医师及时完成病案记录。

（5）负责对出院病案书写质量的检查，发现问题及时反馈有关科室医师或向领导反映，保证病案记录的完整性。

（6）负责住院病案完成后病历页码的标注。

（三）要求

（1）按时收回或签收出院病案，应注意收回老病案，个别未能按时收回的病案应有记录，并提示医师按规定的时限及时送交病案科，或在短时间内再次前往病房收取。

（2）整理出院病案必须逐页检查姓名、病案号；检查病案书写的字迹是否清晰、工整、易认；检查各种必要的检验检查报告是否齐全，并及时追索未回的报告，对已有报告的粘贴不合乎要求的应重新粘贴；每页记录的右上角应书写页码。

（3）检查各项记录是否完整，发现记录不全、有书写差错者，应及时通知有关医师补写或重写，保证病案资料准确与完整。

（4）及时准确地做好出院病案的各种登记，字迹应工整、易认，不准潦草，且必须用钢笔书写。登记出院日期必须将年、月、日注明，不准只写月、日不记年份。

（5）使用病案全程计算机网络化管理时，应及时录入患者出院的信息，保证各项登记完整，便于查阅和检索。

（6）病案装订时应以左边和底边为准，将所有记录页对齐，如用线绳装订应勒紧，使之平整。

（四）出院病案整理工作流程

（1）在患者出院前一天，病房经治医师将出院病案、门诊病案、出院证明、诊断证明和出院后用药处方等填写并签字后，由总务护士或护士长将病案按规定顺序整理后，放入固定地点，病案应在患者出院后24小时内由病案管理人员回收至病案科。每月至少由主治医师主持召开一次出院病案讨论会，总结检查病案书写质量和各种记录是否齐全，补充完善后由主治医师签字、归档，出院病案讨论会是一次很好的临床带教活动，科主任应同时参加。

（2）一切诊治结果报告，如病理检查报告及病理图片、特种治疗的报告单各种检查检验单等，均应及时归入病案。

（3）病案科对出院病案必须按规定次序排列，对各项记录应再次检查、整理。

（4）将整理好的病案，加盖封面、封底或封袋，并在封面显著位置盖印或以墨水正楷书写病案号码、姓名、入院及出院日期，然后装订、标注页码。死亡患者的门诊病案应附于住院病案的后面。

（5）病案科于每月月底清点出院病案份数，如有缺少应及时查找归挡。

（6）已装订的病案，在住院病案总目录（出入院患者总登记本）上将出院日期、转归情况等逐项进行登记，并进行疾病和手术操作分类编目，死亡患者应进行死亡登记或死亡患者编目。

（7）编目完毕的病案，应及时按病案号顺序排列归档。

（8）收到病区用毕退回的其他医院病案，应及时在病案收发本上登记，然后挂号寄还原医院。

四、各种检查、检验报告的管理

（一）检查、检验报告管理的意义

医疗事业的不断发展，使现代医疗工作中各种检查、检验手段成为证实疾病诊断、肯定治疗方法不可缺少的辅助医疗工作，其对科研、教学尤有重要意义。现代临床实验室的检查方法日趋完善复杂，其中有许多检查对于寻找病因、病灶的定性、定位、确定诊断及治疗方法具有重大的意义。随着工业和科学的不断发展，医疗仪器设备日益精密复杂，临床医学、科学研究日益广泛地使用各种器械、特殊装置对人体某一系统或器官的功能状态进行检查测定，这对了解病变的部位、范围、性质和程度，疾病的诊断，特别是对一些疾病的早期诊断、预防与治疗都有极大的意义。目前，各种实验检查项目有数千种之多，各种医疗器械检查的功能测定的项目，据不完全统计也有上千项。而这些检查、检验设备并非临床医师一人所能操作，因此每项检查、检验都必须由医师为患者开出申请单，经过实验室为患者检查、检验后，再将结果回报给医师，但大部分结果由于其滞后性而回到病案科后才被归入到病案内。各种检验回报和特殊检查记录都是病案资料的重要组成部分，也是病案管理中对病案内容质量检查的一项重点，做好了检查、检验回报的管理才能保证病案资料的完整性。如果病案管理人员未把检验检查结果正确地归入到病案内会使医师的诊断失去重要的科学依据，影响对患者疾病的处理，尤其是使病案资料的价值受到了很大的损失。因此，对这项工作应进行严密的科学管理。

（二）检查、检验报告管理的任务

（1）负责整理、查找、粘贴各种检查、检验回报单，并将粘贴好报告单的病案归档。

（2）负责错号报告单的查对工作。

（3）保存暂时无法归档的报告单。

（三）检查、检验报告管理的方法

1. 建立签收制度　对一些比较重要的报告单应建立签收制度，加强实验室人员和病案管理人员双方的责任感，减少或杜绝差错。

（1）指定专人负责签收各种检查、检验报告单。

（2）确定需要重点签收的检查、检验报告项目。如：病理检验报告、核医学检查报告等一些特殊检查项目。

（3）做好签收登记：准确清楚地记录签收的检查、检验报告的项目、数量、科别、日期、签收者的姓名。

（4）若患者正在住院期间应及时将检查、检验报告单送至病房。

2. 进行系统的整理对各种检查、检验报告单的规格要求如下

（1）与病案记录页纸张大小相等，如心电图、脑电图、病理检查等报告单。

（2）为病案记录页的1/2，如X线透视、超声波检查、骨髓检查等报告单。

（3）为病案记录页的1/4，是使用最多的一种，如化验室的血、尿、便检查报告单。

（4）极少数报告单的纸张大小不一、不合规格，如一些医疗仪器自动打印的结果单，不是过小就是大于病案记录页。对大大小小的检查、检验报告单，每天必须加以整理，使之整齐地贴放在病案内。

3. 整理要求

（1）在查找病案及贴放装订报告单的过程中，必须逐一核对病案号、患者姓名，防止发生差错。

（2）住院患者的一切检查、检验报告单要按照住院病案整理顺序统一集中贴放、装订。

（3）所有小张化验单粘贴时要注意保持整齐，采用叠瓦式的粘贴，并使每张化验单的上边露出空白以供填写化验项目及结果、日期等，便于医师查找翻阅。

（4）对住院患者的化验单，要求主管医师将检查项目、结果、日期填写在报告单的上方空白处，且阴性结果用蓝色墨水填写，阳性结果用红色墨水注明。

（5）各类报告单一律沿表格用纸的左边粘贴，装订一律以病案的左边、底边为齐。若报告单的纸张过大，在不损伤记录的情况下予以剪贴，以便保持整齐。

（四）检查、检验报告管理的要求

（1）对于每日回收的患者的检查、检验报告单，应及时、全部放入病案内并整理粘贴。

（2）粘贴时应按检查日期及病案内容的排列顺序贴放。要求不错贴，不订错排列顺序。

（3）如果未查到病案的检查检验报告单，应在当日查对各登记簿及病案示踪记录，查明病案去向。

（4）在查对错号报告单时，要细致分析其错号的原因，可根据患者姓名索引查对并纠正报告单错误的病案号，核对病案记录中是否有此项检查，准确地将报告单归入病案内。

（5）对未能归档的报告单，必须保持按病案号码顺序排好，以备查找。

（6）对无法查对的差错报告单，应保存起来按时呈送医院领导，并按要求定期统计各种报告单因病案号码或姓名差错而无法归档的错误率，提供领导者参考，便于领导及时掌握情况，便于改进工作。切不可将无法归档的报告单弃之，否则当事人将要承担法律责任。

（7）对于患者的特殊检查、检验报告单要及时归档，防止丢失，稍有疏忽将造成医疗资料的损失，影响患者的继续医疗以及医保患者费用的理赔，甚至造成不必要的医疗纠纷，使患者、医院和医务人员的利益受到损害。

（8）病案管理人员应认识此项工作的重要性。要熟悉业务，具有高度的责任心，与各实验室相互配合，本着对患者及医疗信息负责的态度完成任务。

（赵兴锋）

第四节　住院病案的编目与检索

病案具有广泛的知识内容，是一座蕴藏着丰富医学知识的宝藏，病案管理人员对其进行整理加工以及编制各种索引，是打开宝藏的钥匙，利用病案的人员可以根据不同的需要和使用目的，检索到需要的病案资料。病案管理人员对病案信息开发建立的索引有：患者姓名索引、疾病分类索引、手术操作分类索引、医师索引、随诊索引等。

一、疾病分类与手术操作分类索引

疾病分类和手术操作分类编目，是病案信息科学管理中的一项基本工作，是把病案首页上医师所填写的疾病诊断和手术操作或有关健康问题，用国际标准予以分类编码建成索引，以备日后科研、教学、查询、统计分析、检索之用。国家规定国标《疾病分类与代码（国际疾病分类 ICD－10）》，手术操作分类 ICD－9－CM－3 作为我国疾病分类和手术操作分类的标准。疾病分类涉及临床所有学科，需要掌握医学知识和相关知识，必须接受专业培训的才能胜任。特别是综合医院各专业学科齐全，接受诊治患者的病种广泛，更需要具备较强的知识。况且分类规则复杂、规定繁多，编码时必须查阅病案，非一般工作人员所能胜任。如果未经专业培训或单纯使用计算机程序编码，则必然产生分类编码的错误。国外从事疾病分类编码工作的人员必须经过专业培训，参加专业协会的考试持证上岗。如：美国的注册卫生信息技术员（registered health information technician，RHIT）可以从事编码工作。1992 年美国专门设立了疾病分类资格认证考试，如编码专业证书（certified coding specialist，CCS）；编码专业证书—医师为主（certified coding specialist－physician based，CCSP）（如：开业医师、专科诊所编码人员）、编码助理证书（certified coding associate，CCA），只有通过资格考试，测验及格发给证书，才能上岗。我国台湾病历管理协会近些年也在举办疾病分类人员资格考试。中国医院协会病案管理专业委员会自 2005 年以来开展的国际疾病分类编码技术资格认证考试，截止到 2010 年底全国已有 990 人通过考试，促进了编码准确率的提升，为编码人员持证上岗做准备。有些地区的医保局已经规定，编码人员没有通过认证的医院不得接受医保患者。

原卫生部规定 1987 年在我国使用国际疾病分类（ICD－9）进行病案首页的疾病分类编码、住院患者疾病分类统计和居民病伤死亡原因分类统计。目前我国病案的疾病编码使用的是国际疾病分类 ICD－10（第 2 版）；手术操作分类使用 2008 版的 ICD－9－CM－3。

1. 编码和索引制作方法

（1）以国际疾病分类作为编目的指导书籍，按规则进行分类编码。

（2）索引以疾病分类各章节的编码顺序排列。

（3）审核每份病案诊断名称、手术操作名称书写是否完整符合要求。

（4）主要诊断与主要手术操作选择是否正确。

（5）按编码查找要求准确分类确定编码。

（6）注意随时查阅病案。

（7）手工操作多采用卡片式编制索引，设备有卡片柜、导卡、索引卡。

当前信息技术的飞速发展，病案信息管理工作许多项目已被电子化所取代，更适用于疾病分类和手术操作索引，医院已普遍在 HIS 系统中用计算机操作编制疾病分类和手术操作索引。计算机操作给工作带来许多方便，提高了工作效率，然而在工作中切不可粗心大意、简单从事。编码人员一定要随时查阅、分析病案内容，做好分类编码工作。更不可在分类编码时，只按医师书写的诊断，而不加审查，完全照搬；不使用 ICD 书籍查码、核对，完全按计算机字库编码，必然产生编码的错误，这已被各地多年实践所证实。

2. ICD 编码技能水平考试的必要性　1998 年，国务院发出《关于建立城镇职工，居民基本医疗保险制度的决定》以来，国家为了有效控制过度医疗，节约医疗资源，减轻患者负担，各地卫生领导部门纷纷出台制定按病种管理付费的方法。为规范病种的管理借鉴国际上相关诊断分组（DRGs）的管理方法，规范疾病病种管理的诊断治疗，给予准确的国际疾病分类编码，作为医疗保险单位对医疗费用理赔的依据。然而这一决定执行得并不理想，未能达到预期效果。究其原因是疾病编码的误差给医疗费用理赔核算造成困难。

世界卫生组织 1981 年在北京协和医院设立疾病分类合作中心，原卫生部、国家质量监督检验检疫总局将国际疾病分类定为我国的《疾病分类与代码》的国家标准。原卫生部制定下发了住院患者疾病分类统计表、居民病伤死亡原因统计表；全国统一使用的病案首页，规定要将病案首页的疾病诊断和手术操作按照国际疾病分类（ICD）进行编码，20 多年的使用情况并不乐观。以北京市对 21 家三级和二级医院 16 个病种 17 万余册病案疾病分类编码检查，平均错误率在 23%，其他地区的编码错误率约在30% 或更高。

经过专业培训在我国使用多年的 ICD，为什么编码错误率居高不下，通过参加编码技能水平考试人员的情况分析如下：

（1）疾病和手术操作的发展：疾病分类和手术操作分类随着科学与时代的发展也在不断的发展，1993 年 ICD－9 向 ICD－10 的转换，2005 年根据医学发展 WHO 对 ICD－10 进行修订更换了第 2 版，手术操作近年来飞跃发展增加了许多新方法。随着分类规则的变更和新的疾病、手术不断出现及版本的更迭，人们必须随时学习新知识，掌握新规则，但基层单位很难及时派出人员参加学习更新知识。

（2）人员更换病案队伍不稳定：不少医院院长对于病案信息管理认识偏差，不认为病案信息管理是个专业，将 1～2 年内即将退休的医护人员未加培训安排做病案管理和疾病编码，人员更迭频繁，一些地区卫生局的同志反映有的单位 5 年内病案编码人员换了 3 名；有些单位医院院长认为有了计算机编码库，不批准学员购买必备的 ICD－10 工具书。

（3）认识错误不了解国际疾病分类：误认为计算机疾病编码库完全可以代替 ICD 编码，现有的 ICD 编码库多为计算机开发人员按照工具书编制，但 ICD－10 的应用规定有许多的编码规则，原卫生部和世界卫生组织对于主要诊断的选择又有许多规定，计算机编码库不能体现替代规则的应用，一些同志将一些诊断挂靠在名称类似的项目下；加之疾病情况是千变万化的，最终还需要编码人员参阅病案进行分析取得正确的编码。一味地依赖计算机编码库，自以为编码正确，不理解、不掌握 ICD－10 的理论和原则，不加分析是编码错误的主要原因之一。一些未能通过考试的同志，踌躇满志满以为可以通过考试，拿到试卷大为诧异，不会编码，发现自己使用 ICD－10 原版书籍的编码技能接近于零。

（4）知识匮乏：ICD－10 融入了很多知识是一个知识性很强的专业，涉及医学知识、临床知识和编码规则理论。国际疾病分类与临床工作紧密结合，但是在医学教育中却没有这门课程，医师不了解 ICD 对于诊断书写的要求、主要诊断选择规则不清楚，而编码人员要面对所有临床科室的疾病诊断进行分类编码，知识匮乏常常造成分类编码的错误。

3. 疾病分类编码是医保费用理赔的依据　按病种管理医疗付费以来，由于屡屡出现疾病编码错误，广西柳州市医疗保险中心 2005 年在处理医疗费用的理赔达到了非常困难的境地，患者、医院、医保中心都不满意，为解决这一难题，柳州市医保中心从解决编码的准确性入手，邀请中国医院协会病案管理专业委员会进行疾病分类 ICD – 10 的培训。

（1）组织全区 51 家医院，医院院长、医师、编码员进行 IGD – 10 基础知识培训，包括疾病主要诊断的选择、疾病和手术操作名称规范书写。

（2）加强医院数据的一致性。整理与规范疾病和手术编码数据库，全市统一使用。

（3）在提高编码人员编码水平的基础上进行编码技能水平考试，要求各医院必须配备有考试合格的人员从事疾病编码，否则，医院不能接受医疗保险患者。

2008 年 4 月柳州市医保中心，邀请病案管理专业委员会进行疾病与手术分类编码检查，通过对 2007 年 5 365 份病案编码质量检查，结果表明医院配有通过水平考试的编码员分类编码错误率很低。编码员没有通过系统学习，疾病分类编码库没有及时维护的医院，编码错误率可达 50% 以上。几年间柳州市经过 5 次举办培训，大大提高了疾病和手术分类的编码水平。北京市医疗保险事务管理中心也将编码人员水平考试列为医院考核的重点。

自 2005 年 8 月—2010 年 11 月，病案管理专业委员会多次举办 ICD 培训班，各地相约在 15 个省市（包括北京）进行了 31 次编码技能水平考试，先后有 2 063 人次参加考试，经过答卷测试有 990 人考试及格，得到合格证书，通过率 47.99%。但还应理智的认识，通过考试的同志大多数只是刚刚踏过门槛，对于深入掌握 ICD – 10 的理论、分类编码的原则以及难于分类编码的诊断还有欠缺，还需要不断加强学习，掌握更多的医学知识和疾病、手术最新的进展情况提高编码水平，为医改作贡献。为了巩固成绩不断提高编码人员水平，病案管理专业委员会在《中国病案》杂志设立继续教育测验栏目，要求考试及格人员按期答卷，每两年注册一次，每年达到继续教育 20 学分准予注册，否则资格被自动解除。

当前疾病分类和手术操作分类正在关系着国家的医疗改革的开展，关系着城镇社会医疗保险、新型农村合作医疗的开展，2010 年医疗工作试点开展的临床路径，都需要得到疾病分类编码的支持，国家医疗卫生统计数据也需要准确的分类编码。随着我国收费体制按项目收费走向按病种收费的改变，各方面对疾病分类和手术分类及其编码的准确性要求更高，病案管理专业成为"患者 – 医疗单位 – 医疗付费"之间的桥梁，需要更多的高素质的人员。病案管理专业委员会在中国医院协会的领导下，适时地开展了 ICD – 10 编码技能水平考试，培养锻炼了一批具有较高能力的疾病分类编码人员，疾病分类的编码水平确有提高，适应了国家医疗改革之需，中国医院协会给予编码技能水平考试的支持实为医改之需，明智之举，得到各方面支持和认可。

二、医师索引

医师索引主要来源于病案，由病案科将每个医师医疗工作的情况进行分类登记、收集整理而成。这是考核全部医务人员医疗工作业绩、医疗质量、专业素质、进行梯队建设的重要信息资料，其他部门无可取代，也是病案管理部门具有行政管理职能的体现。

1. 内容　医师索引主要包括：医师姓名、工号或代码、职称、科别，日期、接诊患者的病案号、手术患者的病案号、备注等。

2. 作用　医师索引主要用于医师的工作量统计，包括接诊门诊患者数、治疗住院患者数、参与手术数等，可为考评医师业绩、医疗质量、业务水平、职称晋升提供依据。

三、患者职业索引

患者职业索引的目的在于研究疾病防治与患者所从事工作的关系。许多疾病与大自然、工作环境、有害物质接触、空气污染等关系密切；人们从事的工作、工种与接触的环境有害物质直接影响人们的健康，如接触粉尘作业、化工作业、射线接触的工作人员皆为易感人群。职业索引可为职业病的防治、流行病学研究及其他科学研究提供信息。

患者职业索引信息主要来源于病案首页内容，因此要保证索引数据准确，病案首页患者职业的采集必须详细、准确，不能只是简单填写干部、工人等，应该填写具体职业，如清洁工、电工、化工厂工人、教师、会计、护士等，通过职业了解其与疾病的关系。

患者职业索引以各种职业建卡，登记罹患的疾病及该患者的病案号。

四、患者来源索引

通过患者来源了解医院的工作及服务范围，主要是外地与本地患者来源情况，外地患者越多，说明医院医疗质量越高，声誉越好。结合患者的疾病谱可了解地区的疾病发生情况，对多发病、流行病进行重点的调查防治，防止疫情蔓延。对此，卫生行政部门对医院患者的来源情况非常关注。

患者来源信息也是通过病案首页信息获得，因此病案首页中患者户口所在地信息需要填写详细、准确。以地区名称建卡，登记该地区就诊患者的病案号。

病案资料各种索引的编制，通过完善的医院计算机病案首页信息系统进行信息组合均可完成，替代了原有大量的手工操作，病案信息的电子化是病案管理发展的必由之路。

（熊　威）

第五节　随诊管理

医院的随诊工作是医疗信息收集的前伸与后展，是完整收集医疗信息的必要步骤，是一项与医院的医疗、教学、科研活动密切相关的重要工作。它弥补了患者到医院前的健康信息和患者出院后的疗效信息收集不足的状况，对医疗、科研、教学工作有重要的支持作用。

随着医疗制度改革的深入，基本医疗、社区医疗的建立为患者的医疗创造了更为良好的医疗环境，也为医院开展便捷的随诊工作提供了一条好的途径。

一、概述

（一）随诊的概念

医院根据医疗、科研、教学、管理的需要，与接受治疗和出院后的患者保持联系或预约患者定期来医院复查，对患者的疾病疗效、发展情况继续进行追踪观察所做的工作称作随诊（follow up）。传统的随诊方法是医务人员到患者家中访视或发函调查了解病情，追访医疗服务效果、给予健康指导，故又称为随访。简单地说，随诊是医院在患者结束医院内的诊治工作之后，继续对患者追踪、查访的活动。

（二）随诊工作的目的

1. 随诊　医院开展随诊是医院医疗、科研、教学、管理活动中一项重要的工作。限于条件的限制，在医院诊疗期间医师们主要关心患者诊断治疗的现阶段情况，以前的病史作为医疗的参考。出院后患者的情况只能通过随诊来了解，通过患者的书面反映或来院检查，给予其健康指导。开展随诊工作可以使医师获得患者的全面信息，通过对随诊资料的总结分析，达到如下目的：

（1）对患者进行继续医疗和恢复健康给予指导。

（2）验证医师的诊疗方法是否正确、恰当，总结医疗经验，避免或减少今后的误诊、漏诊，提高医疗水平。

（3）观察患者的健康状况及近期、远期的治疗效果，研究发病原因，追踪病情变化。

（4）探索疾病发生、发展的规律，提高医疗质量和发展医学科学、保障人民健康。

（5）改善工作和服务措施，加强医疗质量管理，更好地为患者服务。

2. 病案信息管理随诊　根据医学科学的发展规律，病案信息管理人员协助医师全面、系统地收集患者信息，使医师们掌握各种疾病发生、发展和消失的规律，达到提高医疗质量和发展医学科学的目的。病案信息管理随诊工作的目标是：

（1）建立科学的随诊管理体系，能够准确地建立随诊目标（患者）的各种可靠联系方式，提示随诊时间、内容及相关事项。

（2）及时、准确、完整、安全地获取患者有关的康复信息。

（3）及时、准确、完整、安全地传递医师对患者的指导和约诊信息。

（4）协助医师整理、统计、分析随诊资料。

（5）为管理部门收集、整理、提供随诊资料。

随诊是一项不可忽视的工作，是医院全面质量管理的重要环节。一份完整的病案应该包括随诊记录，有了随诊才能对各种疾病的诊治形成一个连续、完整的过程。患者通常在发病期来医院就诊、检查和治疗，这只是某种疾病发生过程的一个阶段。在这一阶段中，医师对其进行了比较全面的检查、诊断和治疗，有的患者痊愈了，有的病情好转了，有的患者则疗效不明显甚至病情恶化，在此阶段的诊治过程中，医师对该疾病的发生、发展以及患者接受治疗的效果能够有准确的了解，并全部记录在病案中。但是对患者治疗后的远期疗效、病情变化、发展趋势及原因等，医师则需要通过对患者的随诊获得相关信息，在随诊的过程中了解患者出院后的病情变化，并对疾病的治疗给予必要的指导和建议，或约请患者按期来院复诊。例如：一位癌症患者经确诊后，回到当地进行放射治疗，一段时间后医院通过随诊了解到患者出现了放疗并发症的早期症状，及时给予指导，减轻了患者的痛苦，控制了放疗并发症的发展，并为放疗并发症的预防方法积累了资料。不仅如此，当患者治疗中断或查出病情而患者没有来医院的情况下，为了使患者及时得到诊治，可以通过随诊工作及时通知患者到医院诊治，从而达到保障人民健康的目的，由此可见医院随诊工作的必要性及其重要性。

总之，随诊工作首先是为了患者的利益，在为患者做好服务的前提下通过随诊实现病案资料的完整，为进行科研、教学积累资料，为了医学科学的发展需要，不断提高医疗水平，医院应重视和发展这项工作。

二、随诊工作的种类

（一）医疗保健性随诊

医疗保健性随诊是对特定的群体进行有关保健项目的观察和访问，了解他们的健康状况，掌握发病、患病和死亡的情况。一般多采用定期健康检查的方法，如对员工的定期检查或进行家访和信访，以取得随诊资料。

社区居民在社区医疗中心建立医疗保健系统，对本地区居民的健康和疾病情况进行登记，并定期进行体格检查，对有关医疗保健项目进行观察访问，从而了解本地区居民健康和发病情况，掌握本地区某一疾病的发病率和病死率。这些都属于医疗保健性随诊。

（二）预防保健性随诊

某些工种的工作人员长期接触有害物质，处在有害环境中。对这些职工定期进行健康检查、监测和长期随诊，以了解他们的健康、发病和患病情况。如对于从事放射线、粉尘工作以及化工作业的职工，通过定期随诊，进行流行病学调查，对致病因素提出预防性措施和改善工作环境的建议，以达到消除病因的目的。

（三）研究性随诊

当患者结束医院内诊断治疗后，为了证实诊断和观察疗效，需要对出院患者进一步了解，称为研究性随诊。这也是医院开展随诊工作的常见出发点。研究性随诊又可分为：

1. 诊断性随诊　一般多用于医院的医技科室，主要目的在于对诊断报告做进一步的核实，以辨明诊断的正确程度。活动开展过程中，对医疗技术部门的检查报告单与临床病案记录进行核查、核实诊断的正确程度，必要时邀请患者来院复查，总结经验教训，改善检验技术，以提高诊断水平。

2. 疗效观察性随诊　疗效观察性随诊是指患者在结束医院内诊断治疗后，医院继续对其病情的发展进行追踪观察，以了解患者的治疗效果特别是远期疗效和疾病的发展趋势，通过随诊取得患者治疗后的信息资料，供临床总结分析。

三、随诊方法

医院患者治疗后随诊的范围应根据医院的医疗、科研、教学和管理任务而定。综合性医院科别多，病种复杂，涉及面广，进行全面随诊工作量大，既无必要又有一定的困难。因此可根据医院工作的重点，结合各科专题选择性确定随诊病种的范围，没有必要对所有患者进行随诊。专科医院的随诊可选择与专科疾病有关的病种列入随诊范围。

（一）常规随诊

常规随诊又称定期随诊，是医院和临床科室根据医疗、科研、教学、管理需要，事先确定对某些患者或某些疾病患者进行长时间或限定时间的定期随诊。随诊管理人员凡遇到规定的病例都要建立随诊登记，按规定对患者进行随诊，称为常规随诊。

常规随诊的范围可根据医院医疗、科研的重点，由医院和临床科室确定对某一病例进行随诊，随诊时间和间隔随诊的期限由临床医师决定。对某些罕见的病例、疑难病例、慢性病或肿瘤等疾病也可终生随诊，以了解疾病的全过程及患者的生存时间。

1. 常规随诊的工作方法　现代的随诊操作一般都是使用计算机协助，可以利用计算机信息共享的功能，节省信息采集时间，提高信息的准确性和一致性。另外，由于计算机的功能强大，可以设定一些条件，自动提醒需要随诊的患者、时间及内容。甚至可以通过计算机自动向患者的电子信箱发放随诊函。由于计算机的逻辑操作基于手工操作，因此为了更清楚地说明操作方法，仍采用手工的方式进行说明。

随诊操作首先是由随诊组负责制定常规随诊卡片和随诊年月活动卡片。

（1）随诊卡片使用方法：每个确定随诊的病例，需填写一张常规随诊卡片；将卡片按病种及特殊治疗项目等进行分类；设置随诊病种的指引卡，将各种疾病的随诊卡区别存放于指引卡后；各种疾病随诊卡片按病案号顺序排列，置于卡片柜中。

（2）随诊年月活动卡：每个确定随诊的病例填写一张随诊年月卡片，以保证按期随诊。各种疾病的随诊年月活动卡片，按照准备进行随诊的年、月时间顺序放于卡片柜中。

2. 操作顺序

（1）根据随诊年月活动卡，按期进行随诊。

（2）区分随诊病例是本地患者还是外埠患者。

（3）对本地患者，通知其按期来医院门诊复查；给外埠患者发随诊调查表进行信访或通讯咨询。

（4）将随诊日期及结果，简明扼要地记录于常规随诊卡片上以及病案内随诊记录中。

（5）抽出随诊活动卡片，记录本次随诊日期，并将卡片移置于下一次应随诊的年月活动卡片档案内待用。

每次进行随诊前，随诊人员应调阅病案，如发现患者已在近期来医院门诊复查或已寄来信件，并且情况已符合随诊内容要求者，可以将其计算为一次随诊，即不必再次发信或通知患者来院复查，避免造成人力、物力上的浪费，给患者带来不便。

（二）专题随诊

专题随诊又称临时随诊，是指在指定的时间内对某一题目或所选定的病例进行一定范围内一次性的普遍随诊，并限期完成。其特点是对随诊的时间性要求强。医院工作中经常开展的专题随诊有行政专题随诊和医疗专题随诊（随访）。

1. 行政专题随诊　医院为加强医疗行政管理，了解患者对医疗服务的满意度，经常征询患者对医院医疗服务的意见而开展行政随诊。如：对某一时期内来本院就诊的患者进行调查，了解其对医院、社区、医疗保健部门内医务工作者的意见，对医疗、保健方面的要求，以便有针对性地制定有关管理条例，并以此作为对医疗工作评价、改善医疗作风和医疗条件的依据。开展行政专题随诊及随诊资料的使用者通常为医疗行政部门，如医院的医务处（科）、院长办公室、门诊办公室、营养部等，或卫生行政部门。随诊调查的对象可以是患者或患者家属，常限于本市、本地区的患者。

2. 医疗专题随诊　医疗专题随诊主要是医院的临床科室和医技科室，为某项临床工作总结或科研课题调查进行的随诊。通过随诊调查了解某种疾病的临床诊断技术和治疗效果，患者的愈后和远期疗效，某种手术、药物疗效观察以及医技科室检查实验诊断报告的准确率，以此总结经验或进行某项专题研究。

开展医疗专题随诊的主要对象是在医疗单位接受诊疗的本地患者及外埠患者，必要时可通过患者的家属或亲友进行随访。进行专题随诊必须做好下列工作：

（1）有关科室应向随诊组提供本次随诊的目的，随诊范围、对象和期限。

（2）提出随诊的科室要与随诊组共同设计好专题随诊表，表格内容应切题明确，文字通俗易懂，便于被调查者填写，使之利于收集整理。

（3）随诊组所执行的专题随诊，应经有关领导审批同意后方可开展工作。

四、随诊的方式

医院开展随诊的方式有五种：请患者来医院门诊随诊；通过填写调查表开展信访随诊；对来院检查有困难的患者进行家访随诊；对多次信访无反馈者委托当地机构或医疗组织代随诊；电话及电子邮件进行随诊。

（一）门诊随诊

门诊随诊是约请患者到医院门诊就诊，随诊组通过门诊就诊记录获取随诊资料，这种方法适用于居住在本地区且有条件来医院门诊进行复查的患者。

门诊随诊的患者数量大，特别是综合性医院设有很多专科、专病的科室及门诊。心血管病、肿瘤病、妇产科、口腔科、整形外科等专科医院几乎对所有接受治疗的患者都要进行随诊，随着时日的延长，随诊的病例数量亦随之增长。不论是专科、专病门诊，还是专科医院，门诊随诊过程要完成两个任务：对来院随诊的患者了解其康复的情况，在门诊进行检查、治疗，指导患者的健康生活；还要为每位被邀到医院门诊随诊的患者做好随诊记录。

门诊随诊需注意做好以下工作：

（1）随诊组要有计划地通知随诊的患者，按预约时间到医院指定的门诊复查，并规定医师记录随诊情况。

（2）随诊组对预约随诊患者的病案进行调阅检查，以了解患者的随诊情况，若发现患者没有按期来院随诊，要主动再次函请患者，以达到门诊随诊的目的。

（3）医院的医疗任务较重，为保证门诊随诊工作的顺利开展，各临床科室应每周安排固定时间指定专人接待被邀的随诊患者，并做好随诊记录。

（4）医院要为来院随诊的患者提供方便的就诊条件，如挂号室、病案科、门诊服务台等，给予患者就诊的便利。也可考虑给予约请来院随诊的患者免收挂号费的优惠。

（二）信访随诊

信访是随诊最常使用的传统方法。信访的调查内容应由申请随诊者设定，由表格委员会审核并协助设计印刷。

1. 信访随诊的对象

（1）接受治疗或出院后的外埠患者，不便于请他们来门诊复查。

（2）患者虽居住在本市，但不需要患者到医院复查，或因行动困难不便来医院检查者。

（3）因科研专题的需要，在短时期内总结某种疾病的资料所涉及的患者。

2. 信访对随诊工作的要求

（1）对常规随诊的信访患者，随诊组要坚持按时发信。

（2）患者不能按期寄回信访报告时，应反复发信，直至获得患者反馈的信息。

（3）在得不到患者或家属的反馈时，可通过其他渠道进一步了解患者的有关信息，应力求将随诊的失访率降到最低水平。

3. 开展信访随诊的方法

（1）某一课题在确定开展信访前，随诊人员需与课题组负责人制订随诊信函或随诊调查表，表格内容要切题明确，文字通俗易懂。寄发的调查表要字迹清晰地填写患者的姓名、病案号。

（2）随诊信中要礼貌地请患者或患者家属将随诊调查表清楚详细地填写，并嘱其及时寄回医院随诊组。

（3）随诊信件、随诊调查表（报告单），应装入专用信封寄出。并附回信的专用信封及邮票，尽量减轻患者的负担。

信访是随诊工作中十分重要的手段和方法，其收集的资料范围广，并可长期保持对患者的跟踪随诊，取得完整的病案信息资料，保证存贮病案的实用价值。

4. 开展信访随诊用品

（1）信封：需准备两种不同的信访专用信封，一种是寄给患者信件用的印有医院名称的信封。另一种是供患者寄回随诊调查表的专用信封，在信封上印好医院的名称、详细地址、邮政编码。

（2）信访调查表：其中包括住院患者随诊登记表；发给患者的随诊信函；请患者填写的随诊调查报告单；发给患者家属的表示慰问哀悼的信函；发给委托单位代随诊的信函。

（3）请患者复信的邮票。

随诊调查报告的设计要求，设计上：随诊调查表的设计要突出调查重点，简明扼要，由各临床科室的主任医师依照不同病种及诊治的特点，以口语化的问题形式列出，以利患者填写；文字上：所涉及的文字内容，应避免使用医学术语，力求深入浅出，通俗易懂，便于患者理解，使之能够尽可能地填写完整、准确。保证随诊调查报告的质量和随诊资料的使用价值。每个调查表都必须印有医院名称、患者姓名、病案号的项目。

5. 信访随诊工作操作常规　在医院随诊工作中主要是采用信访随诊方法。随着时间的推移，随诊病例的日益增多，信访随诊的工作量不断加大，为了有序地做好信访工作需要制定工作常规。

（1）按随诊年月做活动卡的登记，以约定的随诊日期排列，将到期需信访的病案取出。

（2）按病案号、患者姓名、通讯地址详细填写在随诊信函的表格及信封，然后寄出。

（3）对已通知但未做出反应的患者，或随诊被退回者，应再详查随诊记录，并再次发信。

（4）反复发信未能奏效者，可向患者的工作单位、居住地区的居民委员会和公安派出所查询，或与患者在其他治疗的医疗部门联系，最大限度地争取获得患者的信息。

（5）在随诊时了解患者已故，在不明其死因和死亡日期的情况下，应及时向患者家属发出慰问哀悼信和病故调查表，以便进一步了解情况。

（6）注意分析死亡原因是否与原所患病有关，以便在进行随诊统计时区别计算。

（7）要将死亡患者的随诊卡片抽出另存，病案封面及随诊记录中明显标记患者死亡，以示停止随诊，防止因工作误差造成人力、物力上的浪费及给患者家属增添痛苦。

（8）对患者寄回的信函或调查表要在随诊卡片上登记，患者的回函请负责随诊的医师阅后归入病案内保存。将随诊年月活动卡片移至下次随诊时间栏内。

（三）家访随诊

家访随诊是由随诊人员、医师或由随诊组的人员及医师联合到患者家中，深入了解患者治疗后疗效、目前患者的健康状况等，进行笔录或填写表格，以取得患者随诊的信息资料。特别是社区医疗工作的开展，社区医务人员深入患者家中进行医疗保健，对患者所患疾病按期随诊访视，它体现了国家和医务人员对患者的照顾与关怀。医院可利用社区医疗中心搭建信息沟通的平台开展随诊，提高随诊的成功率。

1. 适合家访随诊的条件

（1）居住在本市，有医疗需要但又行走不便的患者。

（2）由于某种特殊原因，接受医院门诊随诊及信访随诊均有困难的患者。

2. 对患者进行家访随诊的意义

（1）可直接深入、全面地了解患者的病情及其他健康状况，并及时给予指导，帮助患者解除病痛。

（2）可以大大地降低随诊失访率，体现社会对患者的关怀，给患者以温暖，是随诊中不可忽视的一种方式。

（四）委托当地机构（或医疗组织）代随诊

对随诊失访的患者采用委托当地机构（或医疗组织）代随诊，这是一种信访的特殊方式，以人文关怀构建和谐社会的观念企盼找到失访者。随着改革开放社会经济的发展，城市改造、居民搬迁、人口流动加剧，患者原有住址变更，用原址寄发的随诊调查表往往不能到达患者手中，为减少随诊的失访率，求助于与患者有关的单位，获得新的线索后再寄发随诊信件。

采用代随诊办法的条件是：经信访随诊方式反复发信后，始终得不到答复而又无法进行家访者。

可以协助医院代随诊的机构有：

（1）患者的工作单位。

（2）工厂、企事业等单位的医务室、医务所等。

（3）患者居住地的当地的医疗机构（如患者的合同医院、保健所、社区医疗单位等）。

（4）患者居住地的街道办事处。

（5）患者居住地的公安局派出所等。

请求有关机构协助进行代随诊与信访随诊方式类似。除要求委托的机构代为填写一份随诊的表格外，还必须给受委托机构写一封措辞礼貌的协助随诊邀请函，从而达到随诊的目的。

（五）电话、电子信件随诊

近年来，随着通讯现代化的发展电信设备已经普及，利用电话及电子信件随诊，更有利于工作的开展，通过电话可迅速、直接与患者交谈，缩短了医患之间的距离，使患者感到更亲切，能更加清晰地了解患者的情况写出随诊记录。但电话随诊容易出现信息传递误差，甚至不够尊重患者，因此与患者联系时应谨慎。

对拥有现代通信设备的患者更容易通过电子邮件了解患者的现状。利用现代化的电子通信设施进行随诊，不论是在本市还是在外地，都能够从患者那里迅速取得随诊信息，从而减轻工作和经济负担。由于电子邮件随访具有方便、快捷以及信息传递准确率高的特点，因此它将成为随诊工作的发展方向。

为了利用现代化通信设备开展随诊工作，医院应为随诊组配备专用电话和电子计算机并接通宽带网，以便向患者进行调查获得随诊资料。患者在办理住院登记时，病案管理人员需注意收集患者的联系电话、电子信箱等信息。

五、随诊的组织工作

随诊组织的建立不限于有研究教学任务的医院，所有医院均应建立随诊组织。做好患者随诊不但有利于医疗、教学、科研、管理等以提高医疗服务质量，而且还有利于建立和谐的医患关系，增强患者对医院的信任度，提高医院在医疗市场中的竞争力。随诊工作必须得到医院领导的重视和支持，配备足够的人员与必备的物资；同时也必须得到临床医疗科室和其他医疗技术科室的密切配合协作，有关人员负起责任才能很好地开展工作。因此随诊的组织工作格外重要。

（一）医院对开展随诊的责任

1. 组织协调　随诊工作的开展涉及医院内很多部门，医院应做好组织协调工作，制定随诊工作制度并检查监督执行情况。

2. 相关费用的支付　随诊工作特别是信访需要较多的经费，无论是信访、家访、电话、电子邮件随诊还是随诊信息系统的开发，物资所需费用均应由医院负责，以保证随诊工作的顺利开展，而不应增加患者的经济负担。

（二）对临床医师的要求及责任

随诊工作在医院内的主要服务对象是临床科室的医师，为临床收集患者愈后的各种信息，通过对患者信息的总结分析，不断提高医疗诊断水平，从而更好地为患者服务。

1. 患者入院时　要求临床医师应具备随诊工作的基本知识，在患者入院后询问病史和记录病历时，应注意核对随诊记录，必要时应增加一些可供随诊联系的患者亲友及通讯处，为今后的随诊工作做好准备。

2. 患者出院时　根据情况填写随诊计划，即填写病案首页随诊计划中的各项内容（随诊的时间等），以便随诊组的工作人员按要求做好随诊计划和工作安排。

3. 患者随诊时　开展随诊工作的临床科室，应有指定医师负责患者的门诊随诊，并做好随诊记录，而且每周有固定的随诊时间。

4. 尊重患者的意见　患者是否同意随诊，需要征求患者的意见，必要时要做患者的工作，以得到他们的支持和理解。

（三）住院处对开展随诊工作的责任

住院处是收集患者随诊信息的前沿，住院处的工作人员也应具备随诊工作的知识，在为患者办理入院登记手续时，应负责请患者或家属填写住院随诊登记表并给予填写指导，以保证内容填写准确齐全，字迹清晰。

（四）病案管理人员的责任

随诊是病案管理工作的组成部分之一，随诊记录可使原有的病案信息更加全面完整，每个病案管理人员要认识随诊在病案管理中的重要作用，应与医院内有关单位建立良好的协作关系。同时从关心患者、爱护患者出发开展随诊工作，与患者建立良好的友谊，完满地获得患者的随诊信息。

1. 建立病案时　患者在门诊建立病案时，应注意将病案首页中患者身份证明的各项内容填写齐全、准确、清楚，这是进行随诊工作的基础资料，以利今后开展随诊工作。

2. 收到随诊信件时　对于患者反馈的随诊信件和调查表，都要按时归入病案。

3. 对外接触时　由于随诊工作需要对外接触，因此病案科应以"随诊组"的名义与患者及有关部门联系，这样开展工作比较方便。

（五）随诊工作人员的职责与要求

1. 确定随诊病种和随诊方式　随诊组要负责对医疗、教学、科研和管理所需要的病例进行随访，根据医疗、教学、科研和管理的要求确定随诊病种、病例和随诊方式。

2. 建立各项随诊登记　准确记录通讯地址、随诊日期、随诊方式以及患者反应。

3. 制定调查表　根据病种随访重点的要求，与科研人员商定并印出问卷表格，按时寄给患者，请其答复并寄回，患者的答复文件，应转交有关医师阅后及时归入病案内存档。

4. 及时掌握工作动态　要与各科负责随诊工作的医师、部门保持联系，掌握各科的工作动态。

六、随诊资料的应用

医疗技术水平的提高在于医疗实践经验的积累和经验的不断总结。经验总结应以临床实践全过程的科学资料为主要依据。而随诊工作恰恰提供了患者接受治疗及出院后的情况资料，经过长期随诊，可以掌握患者诊疗后的病情变化及远期疗效，并且通过对随诊资料的分析总结，提高资料的科学性，从而获得更为全面、可靠的资料。特别是对提高医疗水平有较重要的参考意义。

（一）随诊资料的应用

1. 医院行政部门　医院行政部门可以通过随诊调查患者对医院医疗服务的意见，根据收集的资料进行总结，有针对性地制定相关管理条例，改善医院管理，评价医疗工作，改善医疗作风和医疗条件。

2. 临床科室　临床科室通过对随诊资料进行分析总结，不断提高疾病的诊断和治疗水平，更好地为患者服务。下面就两种疾病的随诊情况，说明随诊资料的应用效果。

例一：某医院外科利用病案总结 26 年（1949—1975 年）1 250 例胃癌的临床手术治疗的手术类型和患者的生存率，对其中的 1 080 例手术患者做了随诊，共访到 803 例，随访率为 76.9%，其中做了切除手术的患者 703 例，访到 578 例，随访率82.2%，通过对两种不同手术类型的随诊分析，得出如下结果：

1）胃癌姑息手术后的生存率

（1）仅进行剖腹探查术的病例，平均生存时间为 6.2 个月。

（2）进行短路手术的病例，平均生存时间为 7.2 个月。

（3）姑息性胃切除术的病例，平均生存时间为 16.4 个月。

2）根治性胃切除术的随访病例统计结果：5 年生存率为 35.7%，10 年生存率为 31.0%，15 年生存率为 22.0%，20 年生存率为 21.4%，25 年生存率为 11.0%。根据上述随诊病例分析，并以胃切除术后生存期 20 年的病例进行统计，结果说明：癌肿的大小，手术类型坛与生存率有相关性。

（1）远侧切除术的愈后较好：往往在肿瘤较小的情况下，手术切除的范围较大，切除的部位距肿瘤相对较远，因此愈后效果较好。

（2）附加脏器的切除术愈后效果次之：往往是因为肿瘤细胞已转移到其他脏器，在可能的情况下，将转移的肿瘤与脏器一起切除；而肿瘤细胞已有转移者，愈后不太好。

（3）近侧切除术的愈后居第三位：由于癌肿已经较大，不可能行远侧切除术，其愈后很差。

（4）全胃切除术的愈后最差：由于癌肿几乎占据了整个胃，只好将胃全部切除，此时人的正常生理功能已完全破坏，因此全胃切除术的愈后是最差的。

例二：某医院对 1956—1973 年 719 例食管癌手术切除后的患者进行了长期随诊，经统计分析得出以下结论：

1）从食管癌切除术的远期生存率，说明该疗法的效果

（1）随诊 3 年，生存率为 37.8%。

（2）随诊 5 年，生存率为 29.4%。

（3）随诊 10 年，生存率为 20.8%。

2）分析不同阶段的食管癌外科治疗，得出治疗的进展情况。根据手术年份的随诊，将前 10 年（1956—1965 年）和后 8 年（1966—1973 年）分为两个阶段，并进行远期生存率的统计对比，得出以下结论：

后一阶段的 3 年生存率为 52.6%，5 年生存率为 43.2%，分别比前一阶段的生存率高。后一阶段生存率提高的原因与近年食管防治知识的普及、患者就医早、手术切除范围广等因素有关。

3）统计分析影响食管癌远期生存率的因素，并将其资料作为改进今后治疗工作的依据。例如：

（1）随诊统计表明：癌瘤部位低者，其手术效果较高位者为佳。

（2）食管癌的长度与手术切除后生存率有相对关系，癌瘤越短，远期生存率越高，随诊发现肿瘤 3cm 以内者远期生存率最高。因此在选择患者，估计效果方面，以食管下段小的癌瘤手术效果最为理想；食管上段或较长的食管癌手术效果欠佳，以采取放射治疗为宜。

（3）癌瘤侵犯食管壁的深度与手术切除后的生存率有重要关系。癌变局限于食管肌层内的随诊生存率明显高于癌变累及全层并向外侵犯者。

（4）食管癌没有淋巴结转移是决定手术愈后的重要因素之一。无淋巴结转移者的远期生存率高 2～3 倍，差别极其悬殊。

（5）食管切除断端无癌细胞残留与有癌细胞残留的差别显著，断端无癌细胞残留者的随诊远期生存率比有癌细胞残留者约高 1 倍。说明了手术范围尽可能扩大以及手术彻底的必要性。

4）随诊死因分析说明：中、晚期食管癌切除后的死亡原因绝大多数与食管癌本身有关。经过长期随诊已知死亡且死因明确者有 358 例。其中死于癌复发者 104 例，占 29.1%；死于癌转移者 216 例，占60.3%；二者合计占 89.4%；38 例死于其他原因者，仅占 10.06%。

上述的随诊结论说明患者早期治疗的必要性、重要性。说明随诊在医疗科学方面的重要作用，说明用随诊方式观察出院患者远期疗效以及各阶段的客观规律的重要意义，因此做好随诊工作，不断提高随诊率以获得全面的科学资料，是做好临床医疗、教学、科研、管理以及提高医学科学水平的基础。

（二）随诊统计

各种信息资料只有通过统计分析才能说明事物的发展情况，随诊统计不但能为医疗、教学、科研、管理提供重要数据和分析调研结果，也是检验随诊工作本身质量的依据。

1. 反映随诊工作的统计　随诊工作统计是对随诊组工作数量与质量进行评价的依据。随诊工作数量的统计包括：某时期内常规随诊例数、专题随诊例数、家访随诊例数、接待来访例数、摘写病例摘要例数和处理患者信件例数等。随诊工作质量的统计主要是对随诊率的高低进行评价。

2. 疾病随诊的统计指标　疾病随诊情况统计是对疾病经过某种方法治疗后远期疗效评价的重要依据。只有长期随诊观察某种疾病的疗效，才能获得不同时期患者生存率的信息资料，从疾病疗效生存率的统计分析，对治疗方法的远期疗效作出不同的评价。

（周　丽）

第十三章

病案信息管理

第一节　病案管理发展的历史

一、国内病案管理发展回顾

医学发展的历史与病案发展历史的轨迹是齐头并进的，有了医学便有病案。远古时代医药传说有"神农尝百草、伏羲制九针"，根据传说，伏羲属海岱民族（又称泰族），是东夷人的祖先，所处时代约为旧石器时代中晚期（生活在距今 4 000—10 000 年前）。伏羲曾教民众结网，从事渔猎畜牧，因此，将其视为原始畜牧业时期的代表。伏羲使用画八卦的方法记事，这比结绳记事有了较大的进步。伏羲还尝试百药，创制了九针，从那时起，人们开始用针具治病。在远古时期，除传说外，由于尚无文字，所以反映医学发展的遗迹是石刻，或刻录在山洞石壁、石柱上，或刻录在墓门、墓壁上。

我国的医学档案起源于何时，尚未清楚。已知我国最早的医学文字记录可追溯到 3 500 年前的商代。根据考古，商王朝后期都城遗址，位于河南省安阳市西北郊洹河两岸，又名殷墟，面积约 24 平方公里。据文献记载，自盘庚迁都于此至纣王（帝辛）亡国，整个商代后期以此为都，共经 8 代 12 王、273 年，其年代约在公元前 14 世纪末至公元前 11 世纪。在 1899 年清光绪 25 年，在河南安阳出土了大量的甲骨文，出土的商代甲骨文记录了打仗、祭祀、出巡、狩猎、疾病等情况。

较甲骨文晚些时候的是简版，单一竹片为"简"，多片编连为"策"。单一木片为"牍"，较为狭的版叫"木简"，许多版、牍相连为"函"。我国先后在湖南长沙，湖北江陵、云梦，山东临沂，西北敦煌、武威等地发现了大量的秦、汉简册档案。2001 年，考古学还发现 1 200 多块战国时期的简牍，破译了许多千古之谜。1977 年在安徽阜阳双古堆第二代汝阴侯夏侯灶墓出土了一批汉简。夏侯灶卒于汉文帝前元十五（公元前 165）年，故《万物》的竹简抄本年代，在西汉初年。据竹简"出现的'越符离'等春秋时期才有的地名"，考证《万物》的撰写时代，可能是战国初期或春秋时代。《万物》记载的药物种类有 71 种，其中：玉石部 5 种，草部 23 种，木部 5 种，兽部 11 种，禽部 4 种，鱼部 11 种，果部 4 种，米谷部 4 种，菜部 4 种。此外，还有"莫盗""鼠享""大发""石卦"等待考。《万物》记载药物治疗的疾病，初步统计有病名 31 种，包括内、外、五官和神经等各科疾病。《万物》所记载的病证，如寒热、烦心、心痛、气臾、鼓胀、瘘、痤、折、痿、痛、耳、惑、睡、梦噩、失眠、健忘等，皆流传后世，其中有的至今仍被沿用。

帛是丝织品，作为书写材料，几乎与简册同时并行。1973 年 12 月长沙马王堆 3 号西汉墓出土，约 29 件 12 万字，该墓入葬时间为汉文帝十二年。根据书体、避讳字和帛书上出现的纪年内容，专家推定为秦末至西汉初抄写。有古医书《足臂十一脉灸经》《阴阳十一脉灸经》甲本、《脉法》《阴阳脉死候》《五十二病方》《却谷食气》《阴阳十一脉灸经》乙本、《导引图》《养生方》《杂疗方》和《胎产书》等，为迄今发现的较古医书。我国最早的病案记录是公元前 200 年西汉时的淳于意，《史记·扁鹊仓公列传》记录了他写的病案 25 例，称为诊籍。宋朝以后的医学家们，如宋朝的许可知，明朝的薛立斋，清朝的叶天士等收集本人和他人医疗的医案编印成册，如《叶天士医案》。其中以明朝江瓘父子所著

— 199 —

《名医类案》，清朝魏之琇所著《续名医类案》将历代名医验案收集书内，内容较广，病类丰富。一些病案附有编者按语，指出要点，对我国的医学发展起了良好的作用。

纸张产生于西汉，至东晋才逐步代替竹木材料。纸张病案至今仍为医疗记录的主要教体。在第二次世界大战中，缩影技术得到了发展，以后这种技术还应用到病案，成为新的教体。我国在病案中使用缩影胶片、胶卷是在 20 世纪 80 年代初期。20 世纪 90 年代的中期，开始以光盘作为医学记录载体，同时部分医学记录也采用了电子形式。

国内病案管理的历史可以追溯到商朝，从殷墟出土的大量甲骨文医疗记录。如此大量的甲骨文，必定有一定的排列顺序和管理方法。存于中国历史档案馆皇室的大量宫廷医案，它也必定需要适当的管理，但具体的方法尚未见报道。

我国现代医院的历史可以追溯到 19 世纪初，大都是西方传教士来华建立的。一般认为现代病案管理是以北京协和医院 1921 年建立病案室为起点，虽然北京协和医院的前身——北京施医院的医疗记录是 1861 年开始的，但当时没有专职的管理人员，只是简单的汇集，没有索引和管理。中国还有其他早于 1921 年建立的医院，也都是有记录，没有管理。

北京协和医院于 1921 年建立，从此翻开了现代病案管理的篇章。在 1921 年，北京协和医院的病案室便形成了相当完善的管理系统，建立有患者姓名索引系统、疾病分类系统、手术分类系统、病案编号系统、患者入院和出院登记等。1922 年 3 月建立了医院病案委员会（clinical records committee），推动了北京协和医院病案工作的发展建设。

二、国外病案管理发展回顾

国外的医疗记录历史同中国一样久远，最早也可追溯到旧石器时代。在西班牙旧石器时代山洞的墙壁上，发现一环钻和手指截断的侧面图，这大约在公元前 25 000 年所作。

传说同样也是记录历史的一种方法。传说古埃及时代的透特（有四个不同的外文名称 Thot、Thoth、Anthothis、Althothis）是医学之神和文字的创造者。他被描述为人身朱鹭鸟头，他撰写了近 40 本书，其中有 6 本是医书，涉及人体、疾病、疗病的器械和药物，以及眼病。这些书应为当地僧侣所著，由于透特是文字之父，所以僧侣们请他指正，这些书也归功于他。在埃及历史上，另一个半神半人的医学家是 Imhotep，他生活在金字塔时代（公元前 2900 年）。

Imhotep 被认为是 Edwin Smith 纸草（纸莎草 Cyperus papyrus 制成的纸）的作者，纸草是在 19 世纪由 Edwin Smith 发现的。纸草是公元前 1600 年抄写的，长 15 英尺，宽 13 英寸，两面共记录了 48 例外科病历。每一病历的书写都有固定格式：标题（描述疾病情况）、检查、诊断和治疗。对每一病例，他都指出要或不要进行治疗。

在现代医院病案管理的历史上，世界上公认的第一个病案室是在美国波士顿的麻省综合医院（Massachusetts General Hospital，Boston，Massachusetts）。该院建院于 1821 年的 9 月 3 日，自建院日起，就保存了完整的临床记录，并对所有病历进行编目。但直至 1893 年才意识到需要将编目转为卡片目录。于是，他们请来了图书管理员协助做这项整理工作，用打字的方法将 1870 至 1893 年的编目资料用卡片做编目索引。以后的三年间，他们的卡片索引一直是由一位图书管理员协助做。到了 1897 年底，该院正式聘用了一位图书管理员专职从事病案管理工作，编制卡片索引也就成为她的一部分工作。因此，人类的第一个医院病案室就被认为是建于 1897 年。第一位病案管理员是 Mrs Grace Whiting Myers，她是北美病案管理协会的第一任主席和美国病案协会的荣誉主席（1859—1957）。

（杨　琼）

第二节 病案信息管理工作的基本范畴

一、收集

病案资料的收集是病案信息管理工作的第一步，也是基础工作。在这一过程中一定要掌握收集资料的源头。对于门诊病案，资料源头通常始于建卡中心或挂号室。因此，建卡中心和挂号室应当作为病案科的一部分，这有利于工作流程的顺畅。

建卡中心是近年来出现的部门，它的职责是为每一位就诊患者建立一张就诊卡。就诊卡可分为一般磁卡和 IC 卡。IC 卡又可分为接触式和非接触式。就诊卡一般含有患者的 ID（identity 身份）信息，可以唯一标识患者。就诊卡号一般不是病案号，但应当与病案号建立关联。就诊卡可存放也可不存放钱，医院各科室之间的业务可以通过就诊卡建立联系，也就是所谓的一卡通。

挂号室与病案工作有密切关系。患者挂号后，患者挂号的科别、病案号应立即送到病案科，以便迅速将病案送到相应的临床科室。预约挂号的信息要准确地提交给病案科，不应让患者自己去病案科取病案。

门诊病案的第二个收集信息处是新建病案处。对于每一个需要建立医院病案的患者，这是患者基础个人资料的最佳收集处所，基础个人资料包括：姓名、性别、年龄、身份证号、地址、工作单位和电话等等，这些信息是建立患者姓名索引和病案首页的原始资料。门诊病案的其他资料是医师记录及各种检验报告。由于检验报告一般都是后送到病案科室，因此及时、准确地将这些资料归入相应患者的病案中极为关键，他们是医师对患者执行医疗计划的依据。

对于住院病案，工作流程应始于住院登记。住院登记工作在住院登记处，由于住院登记处涉及财务收费，所以一般归属财务处领导。住院登记处是收集患者身份证明等基本信息的最佳处所之一。这些信息将用于建立患者姓名索引，作为病案首页的原始资料，而且其入院诊断等信息也是今后统计比较的资料。住院病案信息的收集要注意资料的完整性，医师一般比较注重医疗过程及医疗结果，而常常会忽略粘贴甚至丢失记录、化验报告等内容。

无论是门诊还是住院资料的收集，都将涉及病案表格。进入病案的所有医疗表格，都应经过病案表格委员会审核，其最重要的常务工作人员就是病案人员。或者说，所有医疗表格的设计、制订，应通过表格委员会的认可，在印刷之前还必须由病案科审核。表格设计和审核是病案科工作内容之一。

病案资料的收集包括一切与患者个人有关的主诉、病程记录、医疗操作记录、护理记录、检查化验报告、签字文件和随诊信件等等。

二、病理

病案整理是指病案管理人员将收回的纷乱的病案资料进行审核、整理，检查病案资料的完整性，按一定的顺序排列，将小纸张的记录粘贴，形成卷宗。门诊病案的整理主要将记录按日期的先后顺序排放、粘贴。住院病案的整理则分为三种排列方式：其一是一体化病案（integrated medical record，IMR），即将病案记录完全按日期先后顺序排放；第二种是按资料来源排列的病案（source oriented medical record，SOMR）；第三种为按问题排列的病案（problem oriented medical record，POMR）。第一种方法不利于资料的比较，因而现在不再使用；第二种是目前普遍使用的方法；第三种则是应提倡的方法。在发达国家，按问题排列的病案主要用于教学医院中。在我国的社区医疗记录中可见这种管理模式。按问题排列的病案有结构化的特征，适用于教学医院，有利于电子病案的记录。

病案整理过程包括资料的装订，一般是书本式装订（左装订），应避免上装订方式。

三、加工

加工是将资料中的重要内容转换为信息，一般是围绕着目标而设计需要收集的信息内容，手工加工的手段一般是采用索引形式，这种方式的信息深度提炼有一定困难。电子加工手段通常是采用数据库形式。对于数据可以进行统计、分析和比较，还可以提示监测信息。如需要对随访病案的信息进行加工，凡是符合条件的疾病就可以通过计算机的提示进行所需信息的摘录。同样，对于向患者、医师反馈的信息，可以提示信息反馈时间等等。

目前我国病案信息管理的加工主要是对病案首页内容的加工，几乎所有的医院都将病案首页信息全部录入计算机，其中的疾病诊断采用 ICD－10 编码，手术操作采用 ICD－9－CM－3 编码。病案首页内容的加工只是对病案基本信息的提炼，对于随访信息、某些专题研究信息的加工只有个别医疗机构在做，而且加工方法还处于初级阶段。

加工还应包括将病案资料的载体由纸张转化为缩影胶片、光盘甚至录入到计算机硬盘。电子病案是未来的发展方向，目前尚未有成功的范例，只是将病案部分地电子化而已。欧美国家在 20 世纪 50，年代开始采用缩微方式保存病案，随着科学技术的发展，以后又应用了缩微数码技术，现在重点在于发展电子病案。电子病案是信息加工的最佳基础，其优点还包括可以降低医疗费用和提高医疗安全。因此，电子病案成为世界关注的和开发的重点。2004 年，美国总统布什签署命令建立国家卫生信息协调办公室，提出 10 年内在全美范围内将病案信息电子化。法国全球最大的民用计算机工程是投入 60 亿英镑（90 亿美元）用于电子病案项目。目前，由于计算机的广泛普及，医院越来越多的设备是数码设备，使病案电子化的运行提到了议事日程。而历史病案的电子化则主要采用影像扫描方案。由于单纯缩微方法不利于计算机的检索，以及设备的专用性过强，一般医院都不采用，一些已采用缩微保存病案的医院为了使其在网络上运行，则将其转为电子方式。缩微数码方式因其需要双重维护，一般医院也不采用。

四、保管

保管是指病案入库的管理。对病案库的环境有一定的要求，如：病案库的温度、湿度、防尘、防火、防虫害、防鼠和防光等。

病案保管一定要采用科学的管理方法，如科学的病案排列系统、病案编号系统、病案示踪系统。而且还应当有好的管理制度，如病案借阅规定、防火和防盗措施等。

在病案管理方法中，没有最好的病案管理体系，系统、流程的合理及适用就是最好的。要保障病案及时回收入库，要能说清病案的去向，要随时保证病案处于可用、可及的状态。病案的保管应视各医院的条件、环境、病案流通量诸因素，决定管理体系的采用。较为理想的病案保管体系是：

单一编号＋尾号排列＋颜色编码＋条形码

单一编码可以保证病案的唯一性，可以使医师一次性、不会遗漏地获得患者全部资料。尾号排列可以加快纸质病案的检索、归档速度，最大限度减少病案移架情况，而且可以避免工作区域发生人员拥挤。颜色编码可以减少病案归档的错误率，即使发生错误也可在最短的时间内给予纠正。条形码则可以有效地控制病案去向。

五、质量控制

质量控制是病案科的一项重要工作，它通过查找质量缺陷，分析造成缺陷的原因，最终达到弥补缺陷的目的（提高服务效果、降低成本、增加效益等等）。

病案质量控制包括病案管理质量与病案内容质量管理两部分。病案管理质量控制是指对病案信息管理工作的各个流程进行质量检查、评估，例如：出院病案的回收率、门诊病案的当日回库率、疾病分类编码的准确率等。通常，对病案记录的缺项检查也包括在管理质量控制的范畴；病案内容质量控制主要是通过病案书写质量检查，从格式和医疗合理性等各方面进行监控。监控包括环节质量监控和终末质量监控，它是医疗质量监控的重要手段之一。病案管理质量监控一般由受过病案信息管理专业培训的人员来完成，病案内容质量监控需要有良好医学背景的人员来完成。

在发达国家，早期的医疗质量监控是通过对医师的资格认证、对医师某项医疗准入的授权以及通过同行检查（peer review）方式来实施质量控制。而如今的医疗质量监控是通过对设备及工作方法的标准化来获得保障。因此，现在的医疗质量监控必须采用传统与现代相结合的方法。由于病案在一定程度上反映医疗效果及工作流程、工作效率的情况，因此病案已成为医疗质量监控的资料来源之一。病案质量控制通常采用如下步骤：制定标准、执行标准、检查执行情况和反馈。目前病案的质量控制主要还是终末质量控制，而目标管理、科学的质量控制体系尚未建立，质量控制方法也亟待提高。

六、服务

病案只有使用，才能体现其价值。使用病案的人员除医师外，其他医务人员、医院管理人员、律师、患者及家属、医疗保险部门等都需要使用。越是近期建立的病案，使用频率越高。越是有价值的病案（特殊疾病、特殊人员），使用频率越高。保管好病案的目的是为了更好地利用，因此，病案信息管理人员不得以任何理由来限制病案的合理、合法利用。医疗机构也应当为病案的利用提供人力、物力保障，包括适当的空间和设备。

病案信息作用的具体体现是利用而不是看管。因此，服务是病案信息管理的一个重要环节。服务分为两类：一类是被动性服务，是根据用户需求提供信息或病案，如：提供门诊、急诊或住院医疗所需要的病案；另一类是主动性服务，如：主动向医务人员通报所存储的病种信息、管理信息，协助医务人员及医院管理人员设计研究方案，利用专业数据库查询研究数据，以及摘录数据、随诊患者和处理数据等。

近年来，在病案资料的社会性利用方面有了较大的发展，首先是患者流动性大，需要持医疗文件转诊；其次是医保部门审核时，需要患者提供病案复印件。这些使用都获得法律法规允许，病案科应提供服务。

（孙祖莹）

第三节　病案信息管理专业教育

一、国内病案信息管理教育发展史

我国现代病案管理始于1921年北京协和医院病案室。在漫长的岁月里，都是以师带徒的形式培养病案管理人员，没有专业教育。1963—1965年，北京协和医院采用了护校3年级学生到病案室接受系统病案专业教育的形式，培养了12名学生并充实到科室工作中。1985年，北京市崇文区卫生学校举办了第一个正规专业教育的病案管理中专班，学生均为已工作的各类人员，学制2.5年。之后，全国病案中等专业教育的发展如雨后春笋，至今曾有40余所院校开设该专业，学制为3～4年。1993年，病案管理专业列入《中华人民共和国普通中等专业学校专业目录》。全国第一个医学信息管理大专班于2000年在首都医科大学燕京医学院（原北京市医学高等专科学校）开办，随后又有江苏、湖北等几个省先后设立了卫生信息管理专业大专班。2002年首都医科大学在北京市崇文区卫生学校开办病案信息管理成人大专教育，2005年北京大学医学网络学院与北京市崇文区卫生学校联合开办卫生信息管理专科升本科教育。在一些大学的本科教育中也设置了病案信息管理课程，如武汉华中科技大学同济医学院医药卫生管理学院医学信息学系、中南大学湘雅医学院医药信息学系等。中国医科大学的本科信息管理与信息系统专业，其专业的重点虽然为图书情报，但其他课程基本与病案信息管理专业需求相同。

病案信息管理的非正规教育始于20世纪30年代，中央医院等单位即派人到北京协和医院进修学习。20世纪50年代，北京协和医院王贤星教授为全军军区总医院、全国铁路中心医院培训病案人员。1964年国家原卫生部举办的第一个全国病案信息管理培训班由北京大学人民医院李铭主任举办和授课。1981年原卫生部委托北京协和医院病案科为全国举办一期病案信息管理学习班。从此，病案专业培训班在深度和广度方面不断发展。目前全国每年举办数十个专业学习班及学术讲座。20世纪90年代中期，病案培训班成为继续教育的内容之一，参加者被授予继续教育学分，包括一级学分（部级）和二级学分（其他级别）。晋升中、高级职称的人员要求每年有继续教育学分25分。

二、国外病案信息管理教育发展史

美国于 1935 年在四所大型医院中开展了病案管理专业教育。其中 Minnesota 州的圣·玛丽（St. Mar）医院由于是学院的附属医院，因而成为第一所授予病案学士学位的单位。1994 年的统计表明，大约有 230 所大学或学院培养卫生信息管理人员，其中约 50 所授学士学位，180 所院校可授予副学士学位（相当于我国的大专毕业文凭）。

世界上，除了美国和澳大利亚有正规的学校教育外，加拿大、印度、以色列、新西兰、英国、德国、韩国等国家也有相应的病案管理教育。美国和澳大利亚还设有硕士和博士教育。

继续教育是知识更新的必要措施。每一个专业人员无论学历多高，职称多高，都有接受继续教育的必要性。美国的病案专业人员分为注册病案管理员（registered record administrator）和注册病案管理技术员（registered record technician）。根据美国卫生信息管理学会的要求，自 1975 年开始病案专业人员每年要分别接受 15 个和 10 个学时的继续教育，否则将取消资格。

由于电子病案的迅猛发展，某些发达国家已经认识到病案专业教育的迫切性。美国卫生信息学会提出，2005 年以后病案专业的硕士教育要作为病案的基础教育，鼓励病案工作者重返学校学习。

（胡光云）

参考文献

［1］刘效仿. 医院 6S 管理实战攻略. 北京：中国中医药出版社，2017.

［2］何晓俐，赵淑珍. 现代综合医院门诊管理手册. 北京：人民卫生出版社，2016.

［3］许崇伟，郭石林，邓光璞，吴剑鹏. 景惠医院管理书系：中国医院投资与运营实务. 广州：广东人民出版社，2014.

［4］王玉琦. 医院管理学：教学科研管理分册. 北京：人民卫生出版社，2011.

［5］曹荣桂. 医院管理学：概论分册. 北京：人民卫生出版社，2011.

［6］徐元元，田立启，侯常敏，操礼庆. 医院经济运行精细化管理. 北京：企业管理出版社，2014.

［7］韦铁民. 医院精细化管理实践. 第 2 版. 北京：中国医药科技出版社，2017.

［8］黄洁夫. 中国医院协会医院管理指南（2016 年版）. 北京：人民卫生出版社，2016.

［9］高兴花. 医院感染管理知识精讲精练. 上海：上海交通大学出版社，2014.

［10］刘晓勤. 医院管理学：后勤管理分册. 第 2 版. 北京：人民卫生出版社，2013.

［11］周俊峰，孙凯. 医院管理手册. 北京：人民卫生出版社，2016.

［12］刘爱民. 病案信息学. 北京：人民卫生出版社，2016.

［13］克瑞莎·泰勒. 医疗革命：大数据与分析如何改变医疗模式. 北京：机械工业出版社，2016.

［14］易利华. 医院管理精粹. 北京：人民卫生出版社，2016.

［15］范关荣. 医院质量管理：制度与规程. 北京：世界图书出版公司，2014.

［16］许崇伟. 超越竞争：医院经营管理案例启示. 广州：广东人民出版社，2016.

［17］荣惠英. 医院医疗保险管理. 北京：人民卫生出版社，2015.

［18］许玉华. 医院医疗质量标准化管理手册. 北京：人民卫生出版社，2017.

［19］魏晋才. 医院绩效管理. 第 2 版. 北京：人民卫生出版社，2017.

［20］李晓松. 卫生统计学. 第 8 版. 北京：人民卫生出版社，2017.

［21］王韬. 医院信息化建设. 北京：电子工业出版社，2017.

［22］张英. 从理念到执行：医院中层管理干部实用技能训练教程. 广东：广东人民出版社，2015.

［23］黄明安. 医院管理学. 北京：中国中医药出版社，2011.

［24］周凤鸣. 医院管理学：医院文化分册. 北京：人民卫生出版社，2011.

［25］易利华. 医院精益管理链. 北京：中国协和医科大学出版社，2014.

［26］朱玉媛，周耀林. 人事档案管理原理与方法. 武汉：武汉大学出版社，2011.